中医临床必读丛书

医方集解

清·汪　昂　撰
苏　礼　焦振廉
任娟莉　张琳叶　整理
胡　玲　周　晶

人民卫生出版社

图书在版编目(CIP)数据

医方集解/清・汪昂撰　苏礼等整理．—北京：人民卫生出版社，2006.6
（中医临床必读丛书）
ISBN 978-7-117-07611-1

Ⅰ．医…　Ⅱ．①汪…②苏…　Ⅲ．方剂-汇编-中国-清代
Ⅳ．R289.349

中国版本图书馆 CIP 数据核字（2006）第 044393 号

门户网：www.pmph.com	出版物查询、网上书店
卫人网：www.ipmph.com	护士、医师、药师、中医师、卫生资格考试培训

中医临床必读丛书
医方集解

撰　　者： 清・汪昂
整　　理： 苏礼　等
出版发行： 人民卫生出版社（中继线 010-59780011）
地　　址： 北京市朝阳区潘家园南里 19 号
邮　　编： 100021
E - mail： pmph @ pmph.com
购书热线： 010-59787592　010-59787584　010-65264830
印　　刷： 北京铭成印刷有限公司
经　　销： 新华书店
开　　本： 850×1168　1/32　　**印张：** 14.5
字　　数： 278 千字
版　　次： 2006 年 6 月第 1 版　2024 年 12 月第 1 版第 21 次印刷
标准书号： ISBN 978-7-117-07611-1/R・7612
定　　价： 25.00 元

出版者的话

中医要发展创新，提高临床疗效是必由之路。而提高临床疗效的捷径，就是继承前人宝贵的诊疗理论和丰富的临床经验。古今大凡著名医家，无不是在熟读古籍，继承前人经验的基础上而成为一代宗师的。厚积薄发，由博返约，是读书成才的必然过程。步入21世纪，中医的发展与创新仍然离不开继承，而继承的第一步必须是熟读中医古籍，奠定基础。这好比万丈高楼，筑基必坚；参天大树，扎根必深。

为了在新世纪进一步发展中医，提高中医临床疗效水平，针对目前中医现状，国家中医药管理局启动了“优秀中医临床人才研修项目”。该计划首批精选培养名中医200名左右，期望在新世纪再培养一大批中医临床大家，为我国人民的医疗保健再做贡献。做临床，必读古籍；做名医，更需要熟悉古籍并能灵活应用。为了适应中医临床人才培养计划，我们从“优秀中医临床人才研修项目”必读书目中先期精选了中医各科必读的20种予以整理出版，后51种相继出版发行，《中医临床必读丛书》的出版渐臻完备。本丛书共71种，所选精当，涵盖面广，多为历代医家推崇，尊为必读经典著作，在中医学发展的长河中，占有重要的学术地位。

本次整理突出了以下特点：①力求原文准确，每种医籍均由各科专家遴选精善底本，加以严谨校勘，为读者提供精确的原文。②原则上只收原文，不作校记和注释，旨在使读者在研习之中渐得旨趣，体悟真谛。③每书撰写了导读，介绍该书的作者生平、成书背景、学术特点，及对临床的指导意义以及如何学习运用等内容，提要钩玄，以启迪读者。为便于读者检索，书后附以索引。

期望本丛书的出版，能真正起到读古籍，筑根基，做临床，提疗效的作用，有助于中医临床人才的培养和成长，以推动我国中医药事业的发展与创新。

一、经典著作

《黄帝内经素问》
《灵枢经》
《伤寒论》
《金匮要略》
《温病条辨》
《温热经纬》

二、通用著作

《素问玄机原病式》
《素问病机气宜保命集》
《儒门事亲》
《脾胃论》
《兰室秘藏》
《格致余论》
《丹溪心法》
《景岳全书》
《医贯》
《理虚元鉴》
《慎柔五书》
《医宗金鉴》
《石室秘录》
《杂病源流犀烛》
《类证治裁》
《医林改错》
《血证论》
《本草备要》
《医方集解》
《名医类案》
《医学衷中参西录》

三、各科著作

（一）内科

《金匮钩玄》
《秘传证治要诀及类方》
《医宗必读》
《医学心悟》
《证治汇补》
《医门法律》
《张氏医通》
《张聿青医案》

《临证指南医案》

《症因脉治》

《医学入门》

《医醇賸义》

（二）外科

《外科证治全生集》

《外科发挥》

《疡科心得集》

《外科精义》

（三）妇科

《妇人大全良方》

《女科经纶》

《傅青主女科》

《竹林寺女科秘传》

《济阴纲目》

（四）儿科

《小儿药证直诀》

《活幼心书》

《幼科发挥》

《幼幼集成》

（五）眼科

《秘传眼科龙木论》

《审视瑶函》

《银海精微》

《目经大成》

《眼科金镜》

（六）耳鼻喉科

《重楼玉钥》

《口齿类要》

《喉科秘诀》

（七）针灸科

《针灸甲乙经》

《针灸大成》

《针灸聚英》

（八）骨伤科

《永类钤方》

《仙授理伤续继秘方》

《世医得效方》

《正体类要》

《伤科汇纂》

《厘正按摩要术》

（九）养生

《遵生八笺》

《老老恒言》

人民卫生出版社

2006年5月

序

中医药学是具有中国特色的生命科学，是科学与人文融合得比较好的学科，在人才培养方面，只要遵循中医药学自身发展的规律，只要把中医理论知识的深厚积淀与临床经验的活用有机的结合起来，就能培养出优秀的中医临床人才。

近百余年西学东渐，再加上当今市场经济价值取向的作用，使得一些中医师诊治疾病，常以西药打头阵，中药作陪衬，不论病情是否需要，一概是中药加西药。更有甚者不切脉、不辨证，凡遇炎症均以解毒消炎处理，如此失去了中医理论对诊疗实践的指导，则不可能培养出合格的中医临床人才。对此，中医学界许多有识之士颇感忧虑而痛心疾首。中医中药人才的培养，从国家社会的需求出发，应该在多种模式多个层面展开。当务之急是创造良好的育人环境。要倡导求真求异，学术民主的学风。国家中医药管理局设立了培育名医的研修项目，首先是参师襄诊，拜名师制订好读书计划，因人因材施教，务求实效。论其共性则需重视“悟性”的提高，医理与易理相通，重视易经相关理论的学习；还有文献学、逻辑学，生命科学原理与生物信息学等知识的学习运用。“悟性”主要体现在联系临床，提高思想思考思辨的能力，破解疑难病例获取疗效。再者是熟读一本临证案头书，研修项目精选的书目可以任选，作为读经典医籍研修晋阶保底的基本功。第二是诊疗环境，我建议城市与乡村、医院与诊所、病房与门诊可以兼顾，总以多临证多研讨为主。若参师三五位以上，年诊千例以上，必有上乘学问。第三是求真务实，“读经典做临床”关键在“做”字上苦下功夫，敢于置疑而后验证、诠释进而创新，诠证创新自然寓于继承之中。

中医治学当溯本求源，古为今用，继承是基础，创新是归宿，认真继承中医经典理论与临床诊疗经验，做到中医不能丢，进而才是中医现代化的实施。厚积薄发、厚今薄古为治学常理。所谓勤求古训、融汇新知，即是运用科学的临床思维方法，将理论与实践紧密联系，以显著的疗效、诠释、求证前贤的理论，寓继承之中求创新发展，从理论层面阐发古人前贤之未备，以推进中医学科的进步。

综观古往今来贤哲名医均是熟谙经典，勤于临证，发遑古义，创立新说者。通常所言的“学术思想”应是高层次的成就，是锲而不舍长期坚持“读经典做临床”在取得若干鲜活的诊疗经验的基础上，应是学术闪光点凝聚提炼出的精华。笔者以弘扬中医学学科的学术思想为已任而决不敢言自己有什么学术思想，因为学术思想一定要具备有创新思维与创新成果，当然是在继承为基础上的创新；学术思想必有理论内涵指导临床实践，能以提高防治水平；再者学术思想不应是一病一证一法一方的诊治经验与心得体会。如金元大家刘完素著有《素问玄机原病式》，自述“法之与术，悉出《内经》之玄机”，于刻苦钻研运气学说之后，倡“六气皆从火化”，阐发火热症证脉治，创立脏腑六气病机、玄府气液理论。其学术思想至今仍能指导温热、瘟疫的防治。非典型传染性肺炎(SARS)流行时，运用玄府气液理论分析证候病机，确立治则治法，遣药组方获取疗效，应对突发公共卫生事件造福群众。毋庸置疑刘完素是“读经典做临床”的楷模，而学习历史，凡成中医大家名师者基本如此，即使当今名医具有卓越学术思想者，亦无例外，因为经典医籍所提供的科学原理至今仍是维护健康防治疾病的准则，至今仍葆其青春，因此“读经典做临床”具有重要的现实意义。

值得指出，培养临床中坚骨干人才，造就学科领军人物是当务之急。在需要强化“读经典做临床”的同时，以唯物主义史观学习易经易道易图，与文、史、哲，逻辑学交叉渗透融合，提高“悟性”指导诊疗工作。面对新世纪东学西渐是另一股潮流，国外学者研究老聃、孔丘、朱熹、沈括之学，以应对技术高速发展与理论相对滞后的矛盾日趋突出的现状。譬如老聃是中国宇宙论的开拓者，惠施则注重宇宙中一般事物的观察。他解释宇宙为总包一切之“大一”与极微无内之“小一”构成，大而无外小而无内，大一寓有小一，小一中又涵有大一，两者相兼容而为用。如此见解不仅对中医学术研究具有指导作用，对宏观生物学与分子生物学的链接，纳入到系统复杂科学的领域至关重要。近日有学者撰文讨论自我感受的主观症状对医学的贡献和医师参照的意义；有学者从分子水平寻求直接调节整体功能的物质，而突破靶细胞的发病机制；有医生运用助阳化气，通利小便的方药能同时改善胃肠症状治疗幽门螺杆菌引起的胃炎，还有医生使用中成药治疗老年良性前列腺增生，运用非线性方法，优化观察指标，不把增生前列腺的直径作为惟一的“金”指标，用综合量表评价疗效而获得认许，这就是中医的思维，要坚定地走中国人自己的路。

人民卫生出版社为了落实国家中医药管理局设立的培育名医的研修项目，先从研修项目中精选20种古典医籍予以出版，余下50余种陆续刊行，为我们学习提供了便利条件，只要我们“博学之，审问之，慎思之，明辩之，笃行之”，就会学有所得、学有所长、学有所进、学有所成。治经典之学要落脚临床，实实在在去“做”，切忌坐而论道，应端正学风，尊重参师，教学相长，使自己成为中医界骨干人才。名医不是自封的，需要同行认可，而社会认可更为重要。让我们互相勉励，为中国中医名医战略实施取得实效多做有益的工作。

王永炎

2005年7月5日

导读

《医方集解》是一部综合性的中医方剂学著作，系清代名医汪昂所撰，书成于清康熙二十一年（1682）。《医方集解》博采广搜古今诸家名方，汇集众说详加注释，选方切于实用，文字通俗简明，流传甚广，影响甚大，是一部简明实用的中医历代名方专著。《中国医籍通考》曾赞云："是书既出，遂为后世方剂学之圭臬，清、民医家，无不人手一册。"《医方集解》是从事中医教学、科研，特别是中医高等院校的学生以及中医临床诊疗工作者必读的中医古籍之一，以简体通行本的形式，重新整理出版《医方集解》一书，对于我们今天进一步继承、发扬历代先贤在中医方剂学方面的学术思想，学习、掌握历代医家遣方用药的成果和经验，开发新一代中医治疗技术和制剂，不断提高临床诊疗水平，具有相当重要的现实意义。

一、《医方集解》与作者

《医方集解》的作者汪昂（1615～1694）系清代著名医家，字讱庵，安徽休宁人。汪氏早年业儒，三十余岁时弃举子业而潜心医学，前后凡四十余年，撰有《医方集解》、《本草备要》、《汤头歌诀》、《本草易读》等。其中《医方集解》乃仿照宋代名医陈言《三因极一病证方论》及明代名医吴鹤皋《医方考》编撰体例而成，内容简明扼要，文字浅显易懂，深为后世学医者所喜读。

《医方集解》全书共分三卷，以正方及附方的形式选录古今临床常用方剂700余首，其中正方388首。全书按方剂的功用性质分为补养、涌吐、发表、攻里、表里、和解、理气、理血、祛风、祛寒、清暑、利湿、润燥、泻火、除痰、消导、收涩、杀虫、明目、痈疡、经产等21类。每方除列述方名、说明主治、介绍组成及附方加减之外，并引录各家学说阐明方义。书后附有提供仓促救急之用的"急救良方"及养生参考的"勿药元诠"。

《医方集解》内容详备，选方切于实用，深受历代医家的喜爱。从公元1682年初刊到1959年200余年间，《医方集解》的各种刊本、重刊本、石印本、排印本约就有80余种之多，可见其流传之广。《医方集解》现存版本中影响较大者有清康熙二十一年（1682）宏道堂刊本、日本享保十一年（1726）浪华得中堂训点吉野屋博文堂藏版、清乾隆五年（1740）绣谷胡氏松云草堂刊本、清道光二十五年（1845）瓶花书屋刻本、清光绪十三年（1887）苏州扫叶山房重刻本等。

二、《医方集解》的主要学术特点及其对临床的指导意义

《医方集解》集中展示了历代名医名方的精华，同时也反映了汪讱庵先生在中医方剂学研究方面的思路和方法，具有鲜明的学术特点。

1. 勤求博采，兼收诸家之长

汪氏尝博览诸家经史及历代医籍，在学术思想上主张勤求博采，兼收诸家之长。汪氏对医圣张仲景的经方极为推崇，认为"方之祖始于仲景，后人触类扩而充之，不可计殚，然皆不能越仲景之范围。"《医方集解》中，特别注重对仲景经方的选

录，全书21门中，大多数门类都以仲景经方为首选。发表之剂所收18首正方中，经方就占了6首。同时，汪氏也注意对历代医家方剂研究的成果的吸收和利用，宋代陈无择的《三因极一病证方论》、明代吴鹤皋的《医方考》，都是其编辑《医方集解》的范本。

2. 注重实用，尊古而不非今

《医方集解》选方，以“诸书所共取，人世所常用”为宗旨，用药以简明专一、正中和平为首选，即使有一二攻坚泻热的“厉剂”，也必须是病情所必需者。对于药味幽僻，采制艰难，及所治属奇症怪病，以及未经后人实践验证的古方、药味庞杂超过20味者，则概不选录，总之以简明实用为原则。这就保证了《医方集解》所载之方，大多是用药平实、疗效确实，临床上用得上、用得起的好方。汪氏尊古而不非今，对于后世医家所创制的新方，只要理论上有一二新意，实践上证明有效，也多方采撷，加以选录。诸如《局方》之藿香正气散、李东垣的益气聪明汤、罗谦甫的秦艽鳖甲散、邵应节的七宝美髯丹等等，至今仍是广大临床医生的习用方。

3. 独抒己见，按语别出心裁

汪氏认为，古今方书，至为繁多，然立法制方、药性配伍、制剂方义，鲜有发明，不便于医者理解其制方之原理，更好地掌握和运用。因而在《医方集解》每首医方之下，专列集解一节，选择诸家方论，专题加以评说。汪氏的集解，简明扼要，切中肯綮，有助于读者掌握制方用方的真谛。如大补阴丸方（黄柏、知母、熟地黄、败龟版）集解云：“此足少阴药也。四者皆滋阴补肾之药，补水即所以降火，所谓壮水之主，以助阳光是也。加猪脊髓者，取其能通肾命，以骨入骨，以髓补髓也。”短短的几句话，把大补阴丸的方义阐述得清清楚楚、明明白白。除一般的正面的评述之外，汪氏还以“昂按”的形式，对有关方剂中特别需要说明的问题独抒己见。汪氏的按语，大多注重反思，别出心裁，对于读者正确理解方义，同样具有重要的价值。

《医方集解》汇集了我国历代名医在方剂学研究方面的主要学术成就和临床经验，对于当代中医方剂学学术理论的发展以及临床诊疗水平的提高，具有相当重要的参考乃至指导意义。

三、如何学习和应用《医方集解》

1. 全面学习，重点掌握

《医方集解》作为一部中医临床人才必读的方剂学专著，需要全面系统地进行学习，并在全面学习的基础上重点掌握。全书所载700余首方剂中，388首正方应当是需要着重掌握的要点。而每首方剂中，其主治、来源、适应证、药味组成、炮制方法、方义和附方，都是需要全面学习的内容。利用歌诀帮助记忆，一直被认为是学习中医方剂的一条捷径。汪氏曾编有《汤头歌诀》一部，可以参考使用。如果方便的话，在全面学习、重点掌握的基础上，自编一套《医方集解》歌诀，以便应用，也是一件十分有意义的事。

2. 旁搜博采，由博反约

《医方集解》是一部理、法、方、药紧密结合，辨证论治相互贯通的方书。“虽名方解，然而病源脉候、脏腑经络、药性治法，罔不必备。”所以有人总结“此书之长，在于辨证论方。”汪氏的辨证论方，上自《黄帝内经》、《伤寒论》之旨，下逮金元四大家诸贤之论，汇集数十家方剂研究之精髓，并参与己见，博观约取，从而达到了裁议精当、融会贯通的境地。借鉴汪氏旁搜博采，由博反约的方法学习《医方集解》，应当是把握《医方集解》精神实质的一条重要途径。

3. 验证临床，发展创新

理论联系实际，注重临床实用，是《医方集解》的最主要的编撰特色。学习《医方集解》的主要目的，就是要正确把握中医基本方剂的制方规律、药性方义、应用要点，发展创新中医的方剂理论，提高中医的临床疗效。学习应用前人的方剂，重要的是学习其方法，把握其规律，紧密结合临床脉证，巧加化裁，灵活运用。切忌胶柱鼓瑟，不知变通，“拘执死方以治活病”，以致贻误病情，“误世殃人”。此外，近代以来，乃至当代，中医方剂应用和研究的成果不断涌现，《医方集解》中所涉及方剂的文献研究、临床研究、实验研究、剂改研究的报道数以万计，这些都需要及时了解和借鉴，从而不断促进中医方剂学的创新和发展。

需要指出的是，中医方剂博大精深，《医方集解》中所载，毕竟只是各科各门的代表方而已。个别医方的选录与评按，也还存在有不尽妥当或不合时宜的内容。为了最大限度地保存《医方集解》底本的原貌，在这次校订整理过程中，对其中不尽符合现代要求的内容，一律未作改动。读者在学习和应用的过程中，应注意加以鉴别和摒除。

苏 礼

2006 年 4 月

整理说明

《医方集解》是一部简明实用的中医方剂学专著，系我国清代著名医家汪昂搜罗古今名方，精心整理编撰而成，书成于清康熙二十一年（1682）。

《医方集解》全书共分3卷，21门，载正方380余首，附方300余首。汪氏于每门之下，首述该门方剂功用、适应证及其所治病症的病因、病机，至每方之中，先分析本方主治病症及此症的临床表现，次述本方药物组成及每味中药的用法、药性、制方之理以及加减，嗣后详论附方。该书的优点在于“辨证论方”，“虽名方解，然而病源脉候、脏腑经络、药性治法，罔不毕备”，因而受到后世的重视，流传很广。

据统计，现存《医方集解》的各类版本约八十余种。其中初刊本为清康熙二十一年（1682）宏道堂、三槐堂等刊本，此后复刻本及石印本极多，其中清道光二十五年（1845）瓶花书屋刻本和清光绪五年（1887）苏州扫叶山房刻本流传较广，日本享保十一年（1726）浪华得中堂刻本刻工精良，建国后有上海科学技术出版社排印本。

整理并重新出版《医方集解》一书，推出符合时代要求，适合临床工作者需要的《医方集解》新的版本，对于发展中医学术，提高中医临床诊疗水平，具有重要的现实意义。

在这次点校整理过程中，我们主要做了以下几项工作：

1. 选本 根据刊刻较早、内容完整、校印较精、错误较少的选本原则，选择清康熙二十一年壬戌（1682）刊本为底本，清道光二十五年（1845）瓶花书屋刻本及清光绪十三年（1879）苏州扫叶山房刻本为主校本，日本享保丙午浪华得中堂刻本及清光绪十三年丁亥（1887）鸿文书局石印本等为参校本。

2. 正字 凡底本中可以对应为简化字的繁体字皆改用简化字，个别不能对应为简化字的繁体字酌与保留。

凡文中的完全异体字一应改为相应的正体字，部分异体字及通用字，视具体情况采用相对通行的字体。

凡文中的通假字一般予以保留，个别生僻者酌情改用本字。

凡文中的古体字一般改为相应的今体字；其已习见者酌予沿用。

3. 段落与标点 依照原文文义划分段落。

依据文意与医理，对原文进行标点。标点符号的使用按照现代汉语标点符号使用规范进行。标点符号以句号、逗号为主，一般少用问号、惊叹号。

4. 校勘 凡底本脱、讹、衍、倒之处，均据校本详加校勘，并予改正，不出校记；凡底本正确而校本有误者，不加校勘，不出校记；凡底本目录与正文标题不一致者，据正文及校本予以改正；凡底本右药、右方之“右”，悉改为“上”。为了最大限度的保持底本的原貌，对原著中不尽符合现代要求的文字，未予改动。

5. 其他

（1）原书中的药名与现代使用不合者，依据《中药大辞典》和高等中医药院校《中药学》教材酌予规范。药名的规范仅限于字数及发音皆同者，如旋复花→旋覆花、白芨→白及、龟板→龟版、黄耆→黄芪、栝楼→瓜蒌等。

（2）凡文中小字夹注，使用小号字体接排于正文大字之后。

凡眉批，根据其所对应的正文文义，用小号字体排于正文中相应位置。

（3）删去原书各卷前的书名及卷名。

（4）编制方剂索引，以便检索。

本书的点校整理工作，得到陕西省中医药研究院院长刘少明研究员等领导和专家的大力支持。焦振廉研究员、任娟莉研究员、张琳叶、胡玲、周晶等同仁的鼎力协助、辛勤工作，保证了此项工作能在较短的时间顺利完成，谨此并致谢意。

叙 文

孔子曰：能近取譬，可谓仁之方也已。夫仁为心性之学，尚不可以无方，况于百家众艺，可以无方而能善此乎？诸艺之中，医为尤重，以其为生人之司命，而圣人之所必慎者也。窃尝思之，凡病必有证，证者证也，有斯病必形斯候者也。证必有脉，脉者，脏腑经络寒热虚实所由分也，有与证相符者，有与证不相符者，必参验确而后可施治者也。察脉辨证，而方立焉。方者，定不可易之名，有是病者必主是药，非可移游彼此，用之为尝试者也。方之祖始于仲景，后人触类扩而充之，不可计殚，然皆不能越仲景之范围。盖前人作法，后人因焉。创始者难为力，后起者易为功。取古人已验之成规而斟酌用之，为效不既易乎？然而执方医病，而病不能瘳，甚或反以杀人者，又何以说焉？则以脉候未辨，药性未明，惑于似而反失其真，知有方而不知方之解故也。方之有解，始于陈无择。无择慨仲景之书后人罕识，爰取《伤寒论》而训诂之，诠证释方，使观者有所循入，诚哉仲景之功臣，而后觉之先导矣。厥后名贤辈出，谓当踵事增华，析微阐奥，使古方时方大明于世，宁不愉快？夫何著方者日益多，注方者不再见，岂金针不度欤？抑工于医者未必工于文，词不能达意，遂置而不讲欤？迄明，始有吴鹤皋集《医方考》，文义清疏，同人脍炙，是以梨枣再易，岂为空谷足音，故见之而易喜欤？然吴氏但一家之言，其于致远钩深，或未彻尽。兹特博采广搜，网罗群书，精穷奥蕴，或同或异，各存所见，以备参稽，使探宝者不止一藏，尝鼎者不仅一脔，庶几病者观之，得以印证，用者据之，不致径庭，宁非卫生之一助欤？或曰：善师者不陈，得鱼者忘筌。运用之妙，在于一心，何以方为？余曰：般倕不弃规矩，师旷不废六律。夫《易》之为书，变动不居，然亦有变易不易二义，故曰蓍之德圆而神，卦之德方以智。夫卦诚方矣，岂方智之中遂无圆神之妙也哉？吾愿读吾书者，取是方而圆用之，斯真为得方之解也已。

康熙壬戌岁阳月休宁讱庵汪昂题于延禧堂

凡例

一、古今方书，至为繁多，然于方前第注治某病某病，而未尝发明受病之因及病在某经某络也。一方之中，第注用某药某药，亦未尝发明药之气味功能，入某经某络，所以能治某病之故也。方书徒设，庸医浅术，视之懵如，乃拘执死方以治活病，其不至于误世殃人者几希矣。及宋陈无择，始将仲景之书先释病情，次明药性，使观者知其绪端，渐得解会，其嘉惠后人之心，可谓切至。而世犹以循文训释讥之，不知仲景之书文浅义深，至为难读，其良法奥旨，虽非陈氏所能彻尽，然不读陈氏之训解，又安能入仲景之门庭乎？自陈氏而后，历年数百，竟未有继踵而释方书者，即如《金匮玉函》犹然晦昧，又况《千金》、《外台》以及后贤之制剂也哉？及明兴，始有吴鹤皋之《医方考》，分病列方，词旨明爽，海内盛行。兹仿陈氏、吴氏遗意而扩充之，采辑古方，先详受病之由，次解用药之意，而又博采硕论名言，分别宜用忌用，惟求义朗，不厌词繁，颇竭苦心，不知有当世好否也。

二、《医方考》因病分门，病分二十门，方凡七百首。然每证不过数方，嫌于方少，一方而二三见，又觉解多。如五积散、逍遥散，皆未入选，不无阙略。兹集门分二十有一，正方三百有奇，附方之数过之，虽未足以尽医疗之目，苟能触类引伸，而医疗之大法用之亦已不穷矣。

三、本集所载，皆中正和平，诸书所共取，人世所常用之方，即间有一二厉剂，亦攻坚泻热所必需者，犹然布帛菽粟之味也。至于药味幽僻，采治艰难，及治奇证怪病者，概不选录。又方虽出自古人，而非今人所常用者，亦不选录。

四、古人立方，分量多而药味寡，譬如劲兵，专走一路，则足以破垒擒王矣。后世无前人之朗识，分两减而药味渐多，譬犹广设攻围，以庶几于一遇也。然品类太繁，攻治必杂，能无宜于此而不宜于彼者乎？兹集药过二十味以上者，概不选录。

五、仲景《伤寒论》，前人印定眼目，自陈无择而外，鲜所发明。陶节庵虽著《伤寒六书》，参合后贤之治法，尽更仲景之方名，究未尝有片言只字发挥仲景一证一方者，又变前法，不复分经论治。仲景之书奥渺难穷，节庵之书显浅易读，世人奉为蓍蔡，故识见愈卑猥也。近世如方中行、喻嘉言、程郊倩辈，各著伤寒论辨，虽有偏驳，未能尽合经意，然间有一二新义为从前所未发者，故多录之，不敢重古而非今也。

六、仲景伤寒诸方，为古今方书之祖，故注释尤加详悉，观者幸勿以其繁而厌之。

七、正方之后，系以附方，一则篇章省约，一则便于披寻，且以示前人用药加减之法也。

八、时丁衰晚，洞垣窥脏之技，世不再睹，而村间市井稍能诵《药性》读《回春》者，辄尔悬壶，草菅人命，恬不为怪。古云学医人费，岂不信然？余窃悯之，故著《本草备要》一书，字笺句释，使知药品有性情，施用有宜忌。复著是集，辨证论方，使知受病有原因，治疗有轨则。庶几平居读之，可使心理开明，临病考之，不致攻补误用，脱遇庸劣之手，既可据证以校方，设处穷僻之乡，不难检方以用药，岂非卫生之善道，笥箧之要编也乎？高明之家以为然否？

九、医书浩瀚，泛览为难，岐黄之家，尚艰博涉，文墨之士，奚暇旁通？若非篇章简要，词理通明，则智士不乐披寻，浅人复难解了，读方不得其解，治疗安所取裁？是用裒合诸家，会集众说，由博返约，用便搜求，实从前未有之书，亦医林不可不有之书也。第昂藏书既寡，见闻不多，集中采用不满数十家，又恐注释太繁，观者易倦，其中篇章漫衍不能尽录者，不得不稍为删节，非敢轻肆，以限于尺幅也。然出自某人某书，必仍存其名集。至于古今相沿之语，相袭之方，不知始自何人而不可废者，皆采录之。或文法未畅者，亦僭为删润。间有窃附鄙见者，必加“昂按”二字。至每方之正解，有全用昔人者，有出自心裁者，然作述相半，未敢师心自用也。

十、古人治疗，识见高明而用意深远，其处方用药，多有非后人所易测识者有上病下取、下病上取者，有阴病治阳、阳病治阴者，又有隔二、隔三之治者，况余不业岐黄，又学无师授，寡见鲜闻，尤称固陋，安能尽洞古人立方之本意哉？今姑就方书所载及愚心所通晓者，采辑成书。至于古方不得其解者尚多，不敢妄加逆臆，以取罪先贤，贻误后世也。

十一、《纲目》、《准绳》二书，多有采用前人而不著其名氏者，不能推原所自，则以《纲目》曰、《准绳》曰三字概之。

十二、集中所分门类，盖以治病之道当治于未病，故先补养；及既受病，则有汗吐下三法，故次发表、涌吐、攻里；若表证未除，里证复急者，当表里交治，故次发表攻里；又有病在半表半里及在表而不宜汗、在里而不宜下者，法当和解，故次和解；然人之一身，以气血为主，故次理气理血；若受病之因，多本于六淫，故次风寒暑湿燥火；古云百病皆由痰起，故次除痰；若饮食不节，能致积滞，故次消导；又滑则气脱，故次收涩；虫能作病，故次杀虫。至于眼目、痈疡、妇人，各有专科，然兹集所以便用，故每科略取数方，以备采择。末附救急良方，以应仓卒。再附《勿药元诠》于卷终，使知谨疾摄生之要，无非欲跻斯世于仁寿而已。

十三、本集虽名方解，然而病源脉候、脏腑经络、药性治法，罔不毕备，诚医学之全书、岐黄之捷径也。读者倘能细心玩索，自有深造逢源之妙，若厌其繁多而倦于披阅，则作者之苦心无以表见于世矣。

十四、服药节度，有食前食后之分，古今相传，罔敢或异，愚意窃谓不然。凡人饮食入腹，皆受纳于胃中，胃气散精于脾，脾复传精于肺，肺主治节，然后分布于五脏六腑，是胃乃人身分金之炉也，未有药不入胃而能即至于六经者也。况肺为华盖，叶皆下垂，以受饮食之薰蒸。药入胃脘，疾趋而下，安能停止？若有停留，则为哽为噎矣，未闻心药饮至心间而即可入心，肺药饮至肺间而即能入肺者也。若上膈之药食后服之，胃中先为别食所填塞，须待前食化完，方能及后药，是欲速而反缓矣。且经脉在肉理之中，药之糟粕如何能到？其到者不过气味耳。若云上膈之药须令在上，下膈之药须令在下，则治头之药必须入头，治足之药必须入足乎？此理之显明易见者。但此法相传已久，集中一仍其旧，不敢擅改，然不能无疑，附记于此，以质明者。

十五、十二经络；手太阴肺，手少阴心，手厥阴心包，手太阳小肠，手少阳三焦，手阳明大肠，足太阴脾，足少阴肾，足厥阴肝，足太阳膀胱，足少阳胆，足阳明胃。附此以备查考。

讱庵汪昂识

目录

补养之剂

补者，补其所不足也；养者，栽培之，将护之，使得生遂条达而不受戕贼之患也。人之气禀罕得其平，有偏于阳而阴不足者，有偏于阴而阳不足者，故必假药以滋助之，而又须优游安舒，假之岁月，使气血归于和平，乃能形神俱茂，而疾病不生也。经曰：圣人不治已病治未病，不治已乱治未乱。夫病已成而后药之，乱已成而后治之，譬犹渴而穿井，斗而铸兵，不亦晚乎？故先补养。然补养非旦夕可效，故以丸剂居前，汤剂居后。

六味地黄丸 补真阴，除百病。钱氏仲阳因仲景八味丸减去桂、附，以治小儿。以小儿纯阳，故减桂、附，今用通治大小证。

治肝肾不足，真阴亏损，精血枯竭，憔悴羸弱，腰痛足酸，自汗盗汗，水泛为痰仲景曰：气虚有痰，宜肾气丸补而逐之。丹溪曰：久病阴火上升，津液生痰不生血，宜补血以制相火，其痰自除，发热咳嗽肾虚则移热于肺而咳嗽，按之至骨，其热烙手，骨困不任，为肾热，头晕目眩《直指方》云：淫欲过度，肾气不能归元，此气虚头晕也；吐衄崩漏，脾不摄血，致血妄行，此血虚头晕，耳鸣耳聋，遗精便血，消渴淋沥，失血失音，舌燥喉痛，虚火牙痛，足跟作痛，下部疮疡等证。诸证皆由肾水不足，虚火上炎所致。详注分见各门。

地黄砂仁酒拌，九蒸九晒，八两　山茱肉酒润　山药各四两　茯苓乳拌　丹皮　泽泻各三两　蜜丸，空心盐汤下，冬酒下。钱氏加减法：血虚阴衰，熟地为君；精滑头昏，山茱为君；小便或多或少，或赤或白，茯苓为君；小便淋沥，泽泻为君；心虚火盛及有瘀血，丹皮为君；脾胃虚弱，皮肤干涩，山药为君。言为君者，其分用八两，地黄只用臣分两。

此足少阴、厥阴药也。熟地滋阴补肾，生血生精，山茱温肝逐风，涩精秘气；牡丹泻君相之伏火，凉血退蒸李时珍曰：伏火即阴火也，阴火即相火也。世人专以黄柏治相火，不知丹皮之功更胜也。丹者南方火色，牡而非牝，属阳，故能入肾泻阴火，退无汗之骨蒸，山药清虚热于肺脾，补脾固肾能涩精；茯苓渗脾中湿热，而通肾交心，泽泻泻膀胱水邪，而聪耳明目解见后注。六经备治而功专肾肝，寒燥不偏而补兼气血，苟能常服，其功未易殚述也。或谓：肾气丸为补水之剂，以熟地大补精血故也。不知精血足则真阳自生，况山药、茱萸皆能涩精固气，气者火也，水中之火，乃为真阳。此剂水火兼补，不寒不燥，至平淡，至神奇也。或曰：肾气丸实补肝药也，肾为肝母，子虚则补母之义，古云肝肾之病同一治也。昂按：肾气丸，熟地温而丹皮凉，山药涩而茯苓渗，山茱收而泽泻泻，补肾而兼补脾，有补而必有泻，相和相济，以成平补之功，乃平淡之神奇，所以为古今不易之良方也。即有加减，不过一二味，极三四味而止。今人多拣本草补药，任意加入，有补无泻，且客倍于主，责成不专，而六味之功反退处于虚位，失制方之本旨矣，此后世庸师之误也。李士材曰：用此方者，有四失：地黄非怀庆则力薄，蒸晒非九次则不熟；或疑地黄之滞而减之，则君主弱，或恶泽泻之泻而减之，则使力薄。故归咎于药之无功，毋乃愚乎？按泽泻，《本经》云聪耳明目，为其能渗下焦之湿热也。湿热既除，则清气上行，故能养五脏，起阴气，补虚损，止头旋，有聪耳明目之功，是以古方用之。今人多以昏目疑之，盖服之太多，则肾水过利而目昏。若古方配合，多寡适宜，未易增减也。

本方煎服，名六味地黄汤，治同赵养葵作《医贯》，专用此汤大剂治病。且云即以伤寒口渴言之，邪热入于胃腑，消耗津液，故渴，恐胃汁干，急下之以存津液；其次者，但云欲饮水者，不可不与，不可多与，别无治法。纵有治者，徒知以芩、连、栀、柏、麦冬、五味、花粉，甚则石膏、知母，此皆有形之水以沃无形之火，安能滋肾肝之真阴乎？若以六味地黄大剂服之，其渴立愈，何至传至少阴而成燥实坚之证乎？昂按：以地黄汤治伤寒，亦赵氏之创见也。本方加附子、肉桂各一两，名桂附八味丸崔氏，治相火不足，虚羸少气，王冰所谓益火之原以消阴翳也，尺脉弱者宜之李士材曰：肾有两枚，皆属于水，初无水火之别。《仙经》曰：两肾一般无二样，中间一点是阳精。两肾中间穴名命门，相火所居也。一阳生于二阴之间，所以成乎坎而位于北也。李时珍曰：命门为藏精系胞之物，其体非脂非肉，白膜裹之，在脊骨第七节两肾中央，系著于脊，下通二肾，上通心肺，贯脑，为生命之原，相火之主，精气之府，人物皆有之，生人生物，皆由此出。《内经》所谓七节之旁，中有小心是也。以相火能代心君行事，故曰小心。昂按：男女媾精，皆禀此命火以结胎，人之穷通寿夭，皆根于此，乃先天无形之火，所以主云为而应万事，蒸糟粕而化精微者也。无此真阳之火，则神机减息，生气消亡矣。惟附子、肉桂能入肾命之间而补之，故加入六味丸中，为补火之剂。有肾虚火不归经，大热烦渴，目赤唇裂，舌上生刺，喉如烟火，足心如烙，脉洪大无伦，按之微弱者，宜十全大补汤吞八味丸。或问：燥热如此，复投桂、附，不以火济火乎？曰：心包相火附于命门，男以藏精，女以系胞，因嗜欲竭之，火无所附，故厥而上炎，且火从肾出，是水中之火也。火可以水折，水中之火不可以水折。桂、附与火同气而味辛，能开腠理，致津液，通气道，据其窟宅而招之，同气相求，火必下降矣。然则桂、附者固治相火之正药欤？八味丸用泽泻，寇宗奭谓其接引桂、附归就肾经，李时珍曰：非接引也，茯苓、泽泻皆取其泻膀胱之邪气也。古人用补药必兼泻邪，邪去则补药得力，一阖一辟，此乃玄妙。后世不知此理，专一于补，必致偏胜之害矣。汉武帝病消渴，曾服此丸。喻嘉言曰：下消之证，饮水一斗，小便亦一斗，故用此以折其水，使不顺趋。夫肾水下趋则消，肾水不上胜则渴，舍此安从治哉？《金匮》又用此方治脚气上入，少腹不仁，又治妇人转胞，小便不通，更其名为肾气丸，盖取收摄肾气归元之义。本方加黄柏、知母各二两，名知柏八味丸，治阴虚火动，骨痿髓枯，王冰所谓壮水之主以制阳光也，尺脉旺者宜之此以补天一所生之水也。朱丹溪曰：君火者，心火也，人火也，可以水灭，可以直折，黄连之属可以制之；相火者，天火也，龙雷之火也，阴火也，不可以水湿折之，当从其类而伏之，惟黄柏之属可以降之。按知柏八味丸与桂附八味丸寒热相反，而服之者皆能有功，缘人之气禀不同，故补阴补阳各有攸当，药者原为补偏救弊而设也。《医贯》曰：左尺脉虚细数者，是肾之真阴不足，宜六味丸以补阴；右尺脉沉细数者，是命之相火不足，宜八味丸以补阳。至于两尺微弱，是阴阳俱虚，宜十补丸。此皆滋先天化源。后世之补阴者率用知、柏，反戕脾胃，多致不起，不能无憾，故特表而出之。又曰：王节斋云：凡酒色过度，损伤肺肾真阴者，不可过服参、芪，服多者死，盖恐阳旺而阴消也。自此说行，而世之治阴虚咳嗽者，视参、芪如砒鸩，以知、柏为灵丹，使患此证者百无一生，良可悲也。盖病起房劳，真阴亏损，阴虚火上，故咳，当先以六味丸之类补其真阴，使水升火降，随以参、芪救肺之品补肾之母，使金水相生，则病易愈矣。世之用寒凉者，固不足齿，间有知用参、芪者，不知先壮水以制火，而遂投参、芪以补阳，反使阳火旺而金益受伤，此不知后先之著者也。本方加桂一两，名七味地黄丸，引无根之火降而归元。本方加五味三两，名都气丸，治劳嗽益肺之源，以生肾水。再加桂，亦治消渴。本方加五味二两，麦冬三两，名八仙长寿丸，再加紫河车一具，并治虚损劳热河车名混沌皮，本人之血气所生，故能大补气血。本方加杜仲姜炒、牛膝酒洗各二两，治肾虚腰膝酸痛。本方去泽泻，加益智仁三两盐酒炒，名去泽泻加益智仁丸，治小便频数益智辛热，涩精固气。本方用熟地二两，山药、山茱、丹皮、归尾、五味、柴胡各五钱，茯神、泽泻各二钱半，蜜丸，朱砂为衣，名益阴肾气丸即明目地黄丸。东垣，治肾虚目昏加柴胡者，所以升阳于上也。桂附八味丸加车前、牛膝，名肾气丸《金匮》，治蛊胀。别见湿门。

七宝美髯丹　补肝肾　邵应节

治气血不足，羸弱周痹，肾虚无子，消渴淋沥，遗精崩带，痈疮痔肿等证。周痹，周身痿痹也，由气血不足；无子，由肾冷精衰；消渴淋沥，由水不制火；遗精，由心肾不交；崩带疮痔，由营血不调。

何首乌大者，赤白各一斤，去皮，切片，黑豆拌，九蒸九晒　白茯苓乳拌　牛膝酒浸，同首乌第七次蒸至第九次　当归酒洗　枸杞酒浸　菟丝子酒浸，蒸，各半斤　破故纸黑芝麻拌炒，四两，净　蜜丸，盐汤或酒下。并忌铁器。

此足少阴、厥阴药也。何首乌涩精固气，补肝坚肾，为君；茯苓交心肾而渗脾湿，牛膝强筋骨而益下焦；当归辛温以养血，枸杞甘寒而补水；菟丝子益三阴而强卫气，补骨脂助命火而暖丹田。此皆固本之药，使荣卫调适，水火相交，则气血太和，而诸疾自已也。何首乌流传虽久，服者尚寡。明嘉靖间，方士邵应节进此方，世宗服之，连生皇子，遂盛行于世。昂按：地黄、何首乌皆君药也，故六味丸以地黄为君，七宝丹以何首乌为君，各有配合，未可同类而共施也。即有加减，当各依本方随病而施损益。今人多以何首乌加入地黄丸中，合两方为一方，是一药二君，安所适从乎？失制方之本旨矣。

还少丹　阴阳平补　杨氏

治脾肾虚寒，血气羸乏，不思饮食，发热盗汗，遗精白浊，肌体瘦弱，牙齿浮痛等证。肾为先天之根本，脾为后天之根本。二本有伤，则见上项诸证，故未老而先衰；二本即固，则老可还少矣。

熟地黄二两　山药　牛膝酒浸　枸杞酒浸，各两半　山茱肉　茯苓乳拌　杜仲姜汁炒断丝　远志去心　五味子炒　楮实酒蒸　小茴香炒　巴戟天酒浸　肉苁蓉酒浸，各一两　石菖蒲五钱　加枣肉蜜丸，盐汤或酒下。一方茯苓换茯神，加川续断，名打老儿丸。妇人年过百岁，打其老儿子，不肯服此丸。

此手足少阴、足太阴药也。两肾中间有命火，乃先天之真阳，人之日用云为，皆此火也。此火衰微，则无以薰蒸脾胃，饮食减少，而精气日衰矣。苁蓉、巴戟能入肾经血分，茴香能入肾经气分，同补命门相火之不足，火旺则土强，而脾能健运矣；熟地、枸杞补水之药，水足则有以济火而不亢不害矣；杜仲、牛膝补腰膝以助肾，茯苓、山药渗湿热以助脾；山茱、五味生肺液而固精，远志、菖蒲通心气以交肾遗精白浊由于心肾不交；大枣补气益血，润肺强脾，楮实助阳补虚，充肌壮骨。此水火平调、脾肾交补之剂也。

丹溪去楮实，更名滋阴大补丸。此阴阳平补之剂，而曰阴阳者，肾为阴脏也。

黑地黄丸　健脾补肾

治脾肾不足，房室虚损，形瘦无力，面色青黄。此脾肾两伤之证。亦治血虚久痔。气不摄血则妄行，湿热下流则成痔。洁古曰：此治血虚久痔之圣药。

苍术油浸　熟地黄各一斤　五味子半斤　干姜春冬一两，秋七钱，夏五钱　枣肉丸，米饮或酒下。

此足太阴、少阴药也。喻嘉言曰：此方以苍术为君，地黄为臣，五味为佐，干姜为使，治脾肾两脏之虚，而去脾湿，除肾燥，两擅其长，超超元箸。视后人之脾肾双补，药味庞杂者，相去不已远耶？

虎潜丸 补阴

治精血不足，筋骨痿弱，足不任地，及骨蒸劳热。肝主筋，血不足则筋痿，肾主骨，精不足则骨痿，故步履为艰也。人之一身，阳常有余，阴常不足，骨蒸劳热，本乎阴虚。

黄柏盐酒炒　知母盐酒炒　熟地黄各三两　虎胫骨酥炙，一两　龟版酥炙，四两　锁阳酒润　当归酒洗，各两半　牛膝酒蒸　白芍酒炒　陈皮盐水润，各二两　羯羊肉酒煮烂，捣丸，盐汤下。冬加干姜一两。丹溪加干姜、白术、茯苓、甘草、五味、菟丝、紫河车，名补益丸，治痿。一方加龙骨，名龙虎济阴丹，治遗泄。

此足少阴药也。黄柏、知母、熟地所以壮肾水而滋阴，当归、芍药、牛膝所以补肝虚而养血，牛膝又能引诸药下行以壮筋骨，盖肝肾同一治也；龟得阴气最厚，故以补阴而为君，虎得阴气最强，故以健骨而为佐，用胫骨者，虎虽死犹立不仆，其气力皆在前胫，故用以入足，从其类也；锁阳益精壮阳，养筋润燥；然数者皆血药，故又加陈皮以利气，加干姜以通阳；羊肉甘热属火而大补，亦以味补精、以形补形之义，使气血交通，阴阳相济也。名虎潜者，虎阴类，潜藏也。一名补阴丸，盖补阴所以称阳也。凡阳胜者不必泻阳，只补其阴以配阳，使水火均平，自无偏胜之患也。

天真丸 补气血

治一切亡血过多，形槁肢羸，饮食不进，肠胃滑泄，津液枯竭，久服生血益气，暖胃驻颜。

精羊肉七斤，去筋膜脂皮，批开，入下药末 肉苁蓉 山药湿者，各十两 当归十二两，酒洗 天冬去心，一斤 为末，安羊肉内，缚定，用无灰酒四瓶煮令酒干，入水二斗煮烂，再入后药：黄芪五两 人参三两 白术二两 为末，糯米饭作饼，焙干和丸，温酒下。如难丸，用蒸饼杵丸。

此手足太阴药也。喻嘉言曰：此方可谓长于用补矣。人参、羊肉同功《十剂》曰：补可去弱，人参、羊肉之属是也。人参补气，羊肉补形，而从蓉、山药为男子之佳珍，合之当归养荣，黄芪益卫，天冬保肺，白术健脾，而其制法尤精允，为补方之首。

三才封髓丹 补脾肺肾 《拔萃》

降心火，益肾水，滋阴养血，润而不燥。

天门冬 熟地黄各二两 人参一两 黄柏酒炒，三两 砂仁两半 甘草炙，七钱半 面糊丸，用苁蓉五钱切片，酒一大盏浸一宿，次日煎汤送下。

此手足太阴、足少阴药也。天冬以补肺生水，人参以补脾益气，熟地以补肾滋阴。以药有天地人之名，而补亦在上中下之分，使天地位育，参赞居中，故曰三才也。喻嘉言曰：加黄柏以入肾滋阴，砂仁以入脾行滞，甘草以少变天冬、黄柏之苦，俾合人参建立中气，以伸参两之权，殊非好为增益成方之比也。

本方除后三味，等分煎，名三才汤，治脾肺虚劳咳嗽。本方除前三味，名凤髓丹，治心火旺盛，肾精不固，易于施泄。

大造丸 肺肾虚损 吴球

治虚损劳伤，咳嗽潮热。虚损：一损肺，皮槁毛落；二损心，血液衰少；三损脾，饮食不为肌肤；四损肝，筋缓不自收持；五损肾，骨痿不起于床。五劳者，志劳、思劳、心劳、忧劳、瘦劳也。七伤者，大饱伤脾，大怒伤肝，强力举重，久坐湿地伤肾，形寒饮冷伤肺，忧愁思虑伤心，风雨寒暑伤形，大恐不节伤志也。肺为气所出入之道，内有所伤，五脏之邪上逆于肺则咳嗽。潮热者，如潮水之有本，昼热夜静者为阳盛，昼静夜热者为阴虚。《难经》云：损其肺者益其气，损其心者调其荣，损其脾者调其饮食，损其肝者缓其中，损其肾者益其精。

紫河车一具　败龟版二两，童便浸三日，酥炙黄　黄柏盐酒炒　杜仲酥炙，各两半　牛膝酒浸　天冬去心　麦冬去心　人参各一两　地黄二两，茯苓、砂仁各六钱同煮，去之　夏加五味子，酒米糊丸，盐汤下，冬酒下。女人去龟版，加当归，乳煮糊丸。

此手太阴、足少阴药也。河车本血气所生，大补气血，为君；败龟版阴气最全，黄柏禀阴气最厚，滋阴补水，为臣；杜仲润肾补腰腰者肾之府，牛膝强筋壮骨，地黄补阴退热，制以茯苓、砂仁，入少阴而益肾精；二冬降火清金，合之人参、五味，能生脉而补肺气。大要以金水为生化之原，合补之以成大造之功也。

补天丸 肾损 丹溪

治气血衰弱，六脉细数，虚劳之证。

紫河车一具 黄柏酒炒 龟版酥炙，各三两 杜仲姜汁炒 牛膝酒浸，各二两 陈皮一两 冬加干姜五钱，夏加炒五味子一两，酒糊为丸。此即前方加陈皮而除肺家药。

此足少阴药也。黄柏、龟版滋肾之药，杜仲、牛膝腰膝之药，皆以补肾而强阴也；河车名曰混沌皮，用气血以补气血，假后天以济先天，故曰补天；加陈皮者，于补血之中而兼调其气也；冬月寒水用事，故加干姜以助阳，夏月火旺烁金，故加五味以保肺。

人参固本丸 肺劳

治肺劳虚热。肺主气，气者人身之根本也。肺气既虚，火又克之，则成肺劳而发热，有咳嗽、咯血、肺痿诸证也。

人参二两 天冬炒 麦冬炒 生地黄 熟地黄各四两 蜜丸。

此手太阴、足少阴药也。肺主气而气根于丹田肾部，故肺肾为子母之脏，必水能制火，而后火不刑金也。二冬清肺热，二地益肾水；人参大补元气，气者水之母也，且人参之用无所不宜，以气药引之则补阳，以血药引之亦补阴也。

参乳丸　气血交补

大补气血。

人参末　人乳粉等分。蜜丸。顿乳取粉法：取无病年少妇人乳，用银瓢或锡瓢倾乳少许，浮滚水上炖，再浮冷水上，立干，刮取粉，用如摊粉皮法。按人乳乃阴血所化，服之润燥降火，益血补虚，所谓以人补人也。然能湿脾滑肠腻膈，久服亦有不相宜者，惟制为粉则有益无损。须用一妇人之乳为佳，乳杂则其气杂。又须旋用，经久则油膻。

此手足太阴、足厥阴药也。人参大补元气，人乳本血液化成，用之以交补气血，实平淡之神奇也。

天王补心丹　补心　终南宣律师课诵劳心，罗天王授以此方，故名。

治思虑过度，心血不足，怔忡健忘，心口多汗，大便或秘或溏，口舌生疮等证。心也者，君王之官也，神明出焉。思虑过度，耗其心血，则神明伤而成心劳，故怔忡健忘也。汗者心之液，心烦热，故多汗。心主血，血不足，故大便燥而秘或时溏者，心火不能生脾土也。舌者心之苗，虚火上炎，故口舌生疮。怔忡者，心惕惕然动，不自安也。丹溪曰：怔忡大概属血虚与痰。经曰：血并于下，气并于上，乱而善忘。又曰：盛怒伤志，志伤善忘。又曰：静则神藏，躁则消亡。人不耐于事物之扰，扰其血气之阴者将竭，故失其清明之体而善忘也。夫药固有安心养血之功，不若宁神静虑返观内守为尤胜也。

生地四两，酒洗　人参　元参炒　丹参炒　茯苓一用茯神　桔梗　远志炒，各五钱　酸枣仁炒　柏子仁炒，研，去油　天冬炒　麦冬炒　当归酒洗　五味子各一两，炒　蜜丸弹子大，朱砂为衣，临卧灯心汤下一丸，或噙含化。一方有石菖蒲四钱菖蒲辛香，开心除痰。无五味子。一方有甘草。

此手少阴药也。生地、元参北方之药，补水所以制火，取既济之义也；丹参、当归所以生心血，血生于气；人参、茯苓所以益心气，人参合麦冬、五味又为生脉散，盖心主脉，肺为心之华盖而朝百脉百脉皆朝于肺，补肺生脉脉即血也，所以使天气下降也。天气下降，地气上腾，万物乃生；天冬苦入心而寒泻火，与麦冬同为滋水润燥之剂；远志、枣仁、柏仁所以养心神，而枣仁、五味酸以收之，又以敛心气之耗散也；桔梗清肺利膈，取其载药上浮而归于心，故以为使；朱砂色赤入心，寒泻热而重宁神，读书之人所当常服。

孔圣枕中丹　补心肾　《千金》

治读书善忘，久服令人聪明。读书易忘者，心血不足，而痰与火乱其神明也。

败龟版酥炙　龙骨研末，入鸡腹煮一宿　远志　九节菖蒲各等分　为末，每服酒调一钱，日三服。

此手足少阴药也。龟者介虫之长，阴物之至灵者也；龙者鳞虫之长，阳物之至灵者也。借二物之阴阳，以补吾身之阴阳，假二物之灵气以助吾心之灵气也。又人之精与志皆藏于肾，肾精不足则志气衰，不能上通于心，故迷惑善忘也。远志苦泄热而辛散郁，能通肾气上达于心，强志益智；菖蒲辛散肝而香舒脾，能开心孔而利九窍，去湿除痰菖蒲为水草之精英，神仙之灵药。又龟能补肾，元武龟蛇属肾，肾藏志，龙能镇肝青龙属肝，肝藏魂，使痰火散而心肝宁，则聪明开而记忆强矣。

大补阴丸　补阴　丹溪

治水亏火炎，耳鸣耳聋，咳逆虚热耳为肾窍，耳鸣耳聋，皆属肾虚。水不制火，木挟火势冲逆而上，则为咳逆，即今之呃忒也，肾脉洪大不能受峻补者。

黄柏盐酒炒　知母盐水炒，各四两　熟地黄酒蒸　败龟版酥炙，各六两　猪脊髓和蜜丸，盐汤下。

此足少阴药也。四者皆滋阴补肾之药，补水即所以降火，所谓壮水之主以制阳光是也；加脊髓者，取其能通肾命，以骨入骨，以髓补髓也。人身肾命，系于脊骨。

滋肾丸　补水　又名通关丸　东垣

治肾虚蒸热，脚膝无力，阴痿阴汗，冲脉上冲而喘，及下焦邪热，口不渴而小便秘。肾中有水有火，水不足则火独治，故虚热。肝肾虚而湿热壅于下焦，故脚膝无力，阴痿阴汗。冲脉起于三阴之交，直冲而上至胸，水不制火，故气逆上而喘。便秘不渴，解见后。

黄柏酒炒，二两　知母酒炒，一两　桂一钱　蜜丸。

此足少阴药也。水不胜火，法当壮水以制阳光。黄柏苦寒微辛，泻膀胱相火，补肾水不足，入肾经血分，知母辛苦寒滑，上清肺金而降火，下润肾燥而滋阴，入肾经气分，故二药每相须而行，为补水之良剂；肉桂辛热，假之反佐，为少阴引经，寒因热用也。李东垣曰：经曰：气口大于人迎四倍，名曰关，关则不得小便；人迎大于气口四倍，名曰格，格则吐逆。关者甚热之气，格者甚寒之气，是关无出之由，格无入之理也。小便者，足太阳膀胱所主，生于肺金，肺中伏热，水不能生，是绝小便之源也。渴而小便不通者，肺气不得降是也。故用清燥金之正化气薄淡渗之药，泻火而清肺，滋水之化源也。若热在下焦而不渴，是绝其流而溺不泄也，须用气味俱厚阴中之阴之药治之。王善夫病小便不通，渐成中满，腹坚如石，腿裂出水，夜不得眠，不能饮食，请余诊治。归而至旦不寐，因记《素问》云：无阳则阴无以生，无阴则阳无以化。又云：膀胱者州都之官，津液藏焉，气化则能出矣。此病癃秘，是无阴则阳无以化也。此因膏粱积热，损伤肾水，火又逆上而为呕哕，内关外格之证悉具，死在旦夕矣。遂处北方大苦寒之剂：黄柏、知母各一两，桂一钱为引，须臾前阴如刀刺火烧，溺如瀑泉，肿胀遂消。此证一在上焦气分而渴，一在下焦血分而不渴，二者之殊至易辨耳。又云：凡病在下焦皆不渴，血中有湿，故不渴也。若膀胱阳虚，阴无以化，又当用八味肾气丸。按消渴证以渴为主而分气血，故血分亦有渴者；淋证以淋为主而分气血，故血分有不渴者。

本方去桂，名疗肾滋本丸，治肾虚目昏。本方去桂，加黄连，名黄柏滋肾丸，治上热下冷，水衰心烦。

上热下冷，阳极似阴也。单黄柏一味，名大补丸，治肾膀胱虚热气虚者用四君子汤下，血虚者四物汤下，腰股痛而足心热。为末，姜汁酒调服，名潜行散，治痛风，腰以下湿热流注。

斑龙丸 补阳

治虚损，理百病，驻颜益寿。

鹿角胶　鹿角霜　菟丝子　柏子仁　熟地黄等分

为末，酒化胶为丸。一方加补骨脂。一方加鹿茸、肉苁蓉、阳起石、附子、黄芪、当归、枣仁炒、辰砂，亦名斑龙丸。此峻补气血之剂，阳虚者宜之。若真阴亏损，虚火上乘者，不可轻投，恐反涸其水。

此手足少阴药也。鹿角胶霜、菟丝、熟地皆肾经血分药也，大补精髓；柏子仁入心而养心气，又能入肾而润肾燥。使心肾相交，心志旺而神魂安，精髓充而筋骨壮，去病益寿，不亦宜乎？鹿一名斑龙，睡时以首向尾，善通督脉，是以多寿；头为六阳之会，茸角钟于鹿首，岂寻常含血之属所可拟哉？成都道士尝货斑龙丸，歌曰：尾闾不禁沧海竭，九转灵丹都谩说，惟有斑龙顶上珠，能补玉堂关下穴。

龟鹿二仙膏 补气血

治瘦弱少气，梦遗泻精，目视不明，精极之证。五劳之外又有六极，谓气极、血极、精极、筋极、骨极、肌极也。精生气，气生神。精极则无以生气，故瘦弱少气；气弱则不能生神，故目眊不明。精气不固，水不能制火，故遗泻而精愈耗也。

鹿角十斤　龟版五斤　枸杞二斤　人参一斤　先将鹿角、龟版锯截刮净，水浸，桑火熬炼成胶，再将人参、枸杞熬膏和入，每晨酒服三钱。

此足少阴药也。龟为介虫之长，得阴气最全介虫阴类，鹿角遇夏至即解，禀纯阳之性阴生即解，且不两月长至一二十斤，骨之速生无过于此者人身惟骨难长，故能峻补气血，两者皆用气血以补气血，所谓补之以其类也；人参大补元气，枸杞滋阴助阳。此气血阴阳交补之剂，气足则精固不遗，血足则视听明了，久服可以益寿，岂第已疾而已哉？李时珍曰：龟鹿皆灵而寿。龟首常藏向腹，能通任脉，故取其甲以补心补肾补血以养阴也；鹿首常返向尾，能通督脉，故取其角以补命补精补气以养阳也。

补火丸　补肾命火

治冷劳气血枯竭，肉瘠齿落，肢倦言微。吴鹤皋曰：凡人之身有真火焉，寄于右肾，行于三焦，出入于甲胆，听命于天君，所以温百骸，养脏腑，充九窍者，皆此火也，为万物之父。故曰天非此火不能生物，人非此火不能有生。此火一息，犹万物无父，故其肉衰而瘠，血衰而枯，骨衰而齿落，筋衰而肢倦，气衰而言微矣。

石硫黄一斤　猪大肠二尺　将硫黄为末，实猪肠中，烂煮三时，取出去皮，蒸饼为丸如梧子大，每服十丸，日渐加之。

此足少阴、命门药也。硫黄火之精也，亦号将军大黄至寒，亦号将军，故用之以补火，以其大热有毒，故用猪肠烂煮以解之。庸俗之人忌而罕用，盖不知其有破邪归正、返滞还清、消阴回阳、化魄生魂之力也。吴鹤皋曰：戴元礼有言曰：诸凉药皆滞，惟黄连寒而不滞；诸热药皆燥，惟硫黄热而不燥。昔仁和吏早衰，服之，年至九十。他如范文正公之金液丹、《得效》之玉真丸、《和剂》之来复丹、半硫丸、灵砂丹、《百选》之二气丹、《活人》之返阳丹、阳氏之紫霞丹皆用之，但所主各有攸当耳。昂按：人有真阳虚衰，桂、附所不能补者，非硫黄不能补之。今人以为燥毒，弃而不用。不知硫黄性虽燥，而疏利与燥涩者不同，本草称为救危妙药，道家以之服食，尊之为金液丹，固人所可常服者。且硝与黄，一阴一阳，然皆同类之物，今人惟知用芒硝，而不敢用硫黄，可见今人之不逮古人矣。

附金液丹：硫黄十两，研末，瓷盆盛，水和赤石脂封口，盐泥固济，日干，地内埋一小罐，盛水令满，安盒在内，用泥封济，慢火养七日七夜，加顶火一斤煅，取出研末，蒸饼丸，米饮下。治久寒痼冷，劳伤虚损，伤寒阴证，小儿慢惊。

玉真丸：生硫黄二两，生硝石、石膏、半夏各二两，姜汁糊丸，姜汤或米饮下，每四十丸。治肾厥头痛。

来复丹：太阴元精石、舶上硫黄、硝石各一两硝黄同微炒，不可火大，柳条搅，结成砂子，五灵脂去砂石、青皮、陈皮各一两，醋糊丸，米饮下。治伏暑泄泻，身热脉弱。《玉机微义》曰：硝石性寒，佐以陈皮，其性疏快；硫黄能利人，若作暖药止泻误矣。此由啖食生冷，或冒暑热，中脘闭结，挥霍变乱。此药通利三焦，分理阴阳，服之甚验，若因暑火湿热者勿用。

半硫丸：半夏、硫黄等分，生姜糊丸。治老人虚秘、冷秘。

灵砂丹：水银三两，硫黄一两，炼成研末，糯米糊丸。治诸虚痼冷。

二气丹：硝石、硫黄等分，为末，石器炒成砂，再研，糯米糊丸梧子大，每服四十丸，井水下。治伏暑伤冷，二气交错，中脘痞结，或呕或泄，霍乱厥逆。

返阴丹：治阴毒伤寒，心神烦躁，四肢逆冷。硫黄五两，硝石、太阴元精石各二两，附子炮、干姜炮、桂心各五钱。用铁铫先铺元精末一半，次铺硝石末一半，中间下硫黄末，又著硝石一半盖硫黄，再以元精末盖上，用小盏合著炭三斤，烧令得所，勿令烟出，研末，和前药末，饭丸梧子大，每服十五至二十丸，艾汤下，汗出为度。

《本事方》破阴丹：治阴中伏阳烦躁，六脉沉伏。硫黄、水银各一两，陈皮、青皮各五钱。先将硫黄入铫熔开，次下水银，铁杖搅匀令无星，细研，糊丸，每服三十丸。如烦躁，冷盐汤下；阴证，艾汤下。

《伤寒百问》方：硫黄五钱，艾汤调下。治身冷脉微，厥而烦躁，令卧汗出而愈。

黑锡丹：黑铅、硫黄各二两，将锡熔化，渐入硫黄，候结成片，倾地上出火毒，研至无声为度。治阴阳不升降，上盛下虚，头目眩运。

唐郑相国方 补肺肾

治虚寒喘嗽，腰脚酸痛。肺肾气乏而痰多则喘嗽，肾虚则腰脚酸痛。

破故纸十两，酒蒸，为末 胡桃肉二十两，去皮，烂研 蜜调和饴，每晨酒服一大匙，不能饮者，熟水调。忌芸薹、羊肉。芸薹，菜也。

此手太阴、足少阴药也。破故纸属火，入心包、命门，能补相火以通君火，暖丹田，壮元阳，胡桃属木，能通命门，利三焦，温肺润肠，补养气血，有木火相生之妙。气足则肺不虚寒，血足则肾不枯燥，久服利益甚多，不独上疗喘嗽、下强腰脚而已也。古云黄柏无知母，破故纸无胡桃，犹水母之无虾也。李时珍曰：命门在两肾中央，为生命之原，相火之主，肾命相通，藏精而恶燥。胡桃状颇相类，皮汁青黑，故入北方，佐破故纸润燥而调血，使精气内充，血脉通调，诸疾自然愈矣。

本方加杜仲一斤，生姜炒、蒜四两，名青娥丸，治肾虚腰痛。经曰：腰者肾之府，转移不能，肾将惫矣。再加牛膝酒浸、黄柏盐水炒、川萆薢童便浸，蜜丸，治同。本方加杜仲、胡芦巴、小茴香、萆薢，名喝起丸，治小肠气痛引腰。

二至丸 补肾

补腰膝，壮筋骨，强阴肾，乌髭发，价廉而功大。

冬青子即女贞实，冬至日采，不拘多少，阴干，蜜酒拌蒸，过一夜，粗袋擦去皮，晒干为末，瓦瓶收贮，或先熬干，旱莲膏旋配用　旱莲草夏至日采，不拘多少，捣汁熬膏，和前药为丸。临卧酒服。一方加桑椹干，为丸，或桑椹熬膏和入。

此足少阴药也。女贞甘平，少阴之精，隆冬不凋，其色青黑，益肝补肾，旱莲甘寒，汁黑入肾补精，故能益下而荣上，强阴而黑发也。李时珍曰：女贞上品妙药，古方罕用何哉？

扶桑丸　除风湿，润五脏　胡僧

除风湿，起羸尫，驻容颜，乌髭发，却病延年。

嫩桑叶去蒂洗净，暴干，一斤，为末　巨胜子即黑脂麻，淘净，四两　白蜜一斤　将脂麻擂碎，熬浓汁，和蜜炼至滴水成珠，入桑叶末，为丸。一方桑叶为末，脂麻蒸捣，等分，蜜丸，早盐汤晚酒下。

此足少阴、手足阳明药也。桑乃箕星之精，其木利关节，养津液故凡熬药俱用桑柴，其叶甘寒，入手足阳明，凉血燥湿而除风；巨胜甘平色黑，益肾补肝，润脏腑，填精髓陶弘景曰：入谷之中，惟此为良。夫风湿去则筋骨强，精髓充则容颜泽，却病乌髭，不亦宜乎？歌曰：扶桑扶桑高入云，海东日出气氤氲。沧海变田几亿载，此树遗根今尚存。结子如丹忽如漆，绿叶英英翠可扪。真人采窍天地气，留与红霞共吐吞。濯磨入鼎即灵药，芝术区区未可群。餐松已有人仙去，我今朝夕从此君。叶兮叶兮愿玉汝，绿阴里面有桃津。

参苓白术散 补脾

治脾胃虚弱，饮食不消，或吐或泻。土为万物之母，脾土受伤，则失其健运之职，故饮食不消，兼寒则呕吐，兼湿则濡泄也。饮食既少，众脏无以禀气，则虚羸日甚，诸病丛生矣。

人参　白术土炒　茯苓　甘草炙　山药炒　扁豆炒　薏仁炒　莲肉炒，去心　陈皮　砂仁　桔梗　为末，每三钱，枣汤或米饮调服。

此足太阴、阳明药也。治脾胃者，补其虚，除其湿，行其滞，调其气而已。人参、白术、茯苓、甘草、山药、薏仁、扁豆、莲肉皆补脾之药也，然茯苓、山药、薏仁理脾而兼能渗湿；砂仁、陈皮调气行滞之品也，然合参、术、苓、草，暖胃而又能补中陈皮、砂仁入补药则补；桔梗苦甘入肺，能载诸药上浮，又能通天气于地道肺和则天气下降，使气得升降而益和，且以保肺防燥药之上僭也。

妙香散 遗精惊悸　王荆公

治梦遗失精，惊悸郁结。肾主藏精，心主藏神，邪火妄行，心肾不交，上实下虚，则梦中遗失；心虚神扰，故多惊悸；忧思气滞，则成郁结。

山药二两，姜汁炒　人参　黄芪　远志炒　茯苓

茯神各一两　桔梗三钱　甘草二钱　木香二钱五分　麝香一钱　辰砂二钱，另研　为末，每服二钱，酒下。

此手足少阴药也。心，君火也，君火一动，相火随之。相火寄于肝胆，肾之阴虚则精不藏，肝之阳强则气不固阳即邪火也，故精脱而成梦矣。《准绳》曰：病之初起，亦有不在肝肾而在心肺脾胃之不足者，然必传于肝肾而精乃走也。又曰：心肾是水火之脏，法天地施生化成之道，故藏精神，为五脏之宗主。若由他脏而致肾之泄者，必察四属以求其治。大抵精自心而泄者，则血脉空虚，本纵不收；自肺而泄者，则皮槁毛焦，喘急不利；自脾而泄者，色黄肉消，四肢懈怠；自肝而泄者，筋痿色青；自肾而泄者，色黑髓空而骨坠。即脉亦可辨也。朱丹溪曰：主闭藏者肾也，司疏泄者肝也，二脏皆有相火，而其系上属于心。心，君火也，为物所感则易于动，心动则相火翕然随之，虽不交会，精亦暗流而渗漏矣。所以圣贤只是教人收心养性，其旨深矣。山药益阴清热，兼能涩精，故以为君；人参、黄芪所以固其气，远志、二茯所以宁其神，神宁气固，则精自守其位矣，且二茯下行利水，又以泄肾中之邪火也；桔梗清肺散滞，木香疏肝和脾行气故疏肝，肝疏则木不克土而脾和；丹砂镇心安神，麝香通窍解郁，二药又能辟邪，亦所以治其邪感也；加甘草者，用以交和乎中，犹黄婆之媒婴姹也黄婆，脾也，婴儿姹女，心肾也。是方不用固涩之剂，但安神正气，使精与神气相依而自固矣。以其安神利气，故亦治惊悸郁结。楼全善曰：详古治梦遗方，属郁滞者居大半，庸医不知其郁，但用涩剂固脱，愈涩愈郁，其病反甚矣。

玉屏风散 补表

治自汗不止，气虚表弱，易感风寒。阳也者，卫外而为固也。阳虚不能卫外，故津液不固而易泄，且畏风也。此与伤风自汗不同，彼责之邪实，此责之表虚，故补散各异。

黄芪炙　防风各一两　白术炒，二两　为末，每服三钱。

此足太阳、手足太阴药也。黄芪补气，专固肌表，故以为君；白术益脾，脾主肌肉，故以为臣；防风去风，为风药卒徒，而黄芪畏之，故以为使。以其益卫固表，故曰玉屏风。李东垣曰：黄芪得防风而功益大，取其相畏而相使也。《准绳》曰：卒中偏枯之证，未有不因真气不周而病者，故黄芪为必用之君药，防风为必用之臣药。黄芪，助真气者也，防风，载黄芪助真气以周于身者也，亦有治风之功焉。许胤宗治王太后中风口噤，煎二药熏之而愈，况服之乎？

前药等分煎，名黄芪汤，洁古用代桂枝汤，治春夏发热有汗，脉微弱，恶风寒者，恶风甚加桂枝。又用川芎、苍术、羌活等分，名川芎汤，以代麻黄汤，治秋冬发热无汗，恶风寒者，恶寒甚加麻黄。

四君子汤 补阳益气

治一切阳虚气弱，脾衰肺损，饮食少思，体瘦面黄，皮聚毛落，脉来细软。脾者万物之母也，肺者气之母也。脾胃一虚，肺气先绝，脾不健运，故饮食少思，饮食减少，则营卫无所资养。脾主肌肉，故体瘦面黄；肺主皮毛，故皮聚毛落；脾肺皆虚，故脉来细软也。

人参　白术土炒　茯苓各二钱　甘草一钱　姜三片、枣二枚煎。

此手足太阴、足阳明药也。人参甘温，大补元气为君；白术苦温，燥脾补气为臣；茯苓甘淡，渗湿泻热为佐；甘草甘平，和中益土为使也。气足脾运，饮食倍进，则余脏受荫而色泽身强矣。再加陈皮以理气散逆，半夏以燥湿除痰，名曰六君。以其皆中和之品，故曰君子也。

本方加陈皮，名异功散钱氏，调理脾胃。再加半夏，名六君子汤，治气虚有痰，脾虚鼓胀以补剂治胀满，《内经》所谓塞因塞用也。再加香附、砂仁，名香砂六君子汤，治虚寒胃痛，或腹痛泄泻。六君子加麦冬、竹沥，治四肢不举脾主四肢。六君子加柴胡、葛根、黄芩、白芍，名十味人参散，治虚热潮热，身体倦怠。六君子加乌梅、草果等分，姜、枣煎，名四兽饮《三因》：和四脏以补脾，故名。治五脏气虚，七情兼并，结聚痰饮，与卫气相搏，发为疟疾，亦治瘴疟。本方加黄芪、山药，亦名六君子汤，为病后调理助脾进食之剂。本方加生姜、酸枣仁炒，治振悸不得眠胡洽居士。本方加竹沥、姜汁，治半身不遂在右者，属气虚，亦治痰厥暴死。本方加木香、藿香、干葛，名七味白术散钱氏，治脾虚肌热泄泻，虚热作渴人参、白术、干葛皆能生津。杨仁斋再加五味子、柴胡，治消渴不能食。本方除人参，加白芍，名三白汤，治虚烦，或泄或渴，为调理内伤外感之奇方。本方除茯苓，加干姜，名四顺汤，亦可蜜丸，治阴证脉沉无热，不欲见光，腹痛不和如阴阳未辨，姑与服之。

若阳厥便发热，若阴证则无热。本方加山药、扁豆，姜、枣煎，名六神散陈无择，治小儿表热去后又发热者世医到此尽不能晓，或再用凉药，或再解表，或谓不治。此表里俱虚，气不归元而阳浮于外，所以再热，非热证也。宜用此汤加粳米煎，和其胃气，则收阳归内而身凉矣。热甚者加升麻、知母，名银白汤。四君合四物，名八珍汤，治心肺虚损，气血两虚心主血，肺主气，四君补气，四物补血，及胃损，饮食不为肌肤。血气充，然后肌肉长。若伤之重者，真阴内竭，虚阳外鼓，诸证蜂起，则于四君四物之中又加黄芪以助阳固表，加肉桂以引火归原，名十全大补汤《金匮》曰：虚者十补，勿一泻之。此汤是也。十全大补去川芎，加陈皮，名温经益元散节庵，治汗后头眩心悸，筋惕肉瞤，或汗出不止，及下后下利不止，身体疼痛太阳宜汗，汗多则亡阳，故有眩悸瞤惕之证；阳明宜下，下多则亡阴，故有下利身痛之证。十全大补加防风为君，再加羌活、附子、杜仲、牛膝，名大防风汤，治鹤膝风。

四物汤　补阴益血　见血门

补中益气汤　补中升阳　见气门

升阳益胃汤　升阳益胃　东垣

治脾胃虚弱，怠惰嗜卧，时值秋燥令行，湿热方退，体重节痛，口苦舌干，心不思食，食不知味，大便不调，小便频数，兼见肺病，洒淅恶寒，惨惨不乐，乃阳气不升也。阳受气于胸中。经曰：阳气者，若天与日。清阳失位，则浊阴上干。脾虚不运，而怠惰嗜卧也；体重节痛，湿盛而阴邪胜也；口苦舌干，阴火上炎也；不嗜食，不知味，胃气虚衰也；大便不调，湿胜也；小便频数，膀胱有热也；洒淅恶寒，阳虚也；惨惨不乐，膻中阳气不舒也。经曰：膻中者，臣使之官，喜乐出焉，在两乳中间。

黄芪二两　人参　甘草炙　半夏各一两，脉涩者用　白芍炒　羌活　独活　防风各五钱，以其秋旺，故以辛温泻之　陈皮四钱，留白　白术土炒　茯苓小便利不渴者勿用　泽泻不淋勿用　柴胡各三钱　黄连二钱　每三钱，姜、枣煎。又补中益气汤加炒曲、黄芩，亦名益胃升阳汤，治妇人经候凝结，血块暴下，脾虚水泻。

此足太阴、阳明药也。六君子助阳益胃，补脾胃之上药也参、术、苓、草、陈皮、半夏。加黄芪以补肺而固卫，芍药以敛阴而调荣；羌活、独活、防风、柴胡以除湿痛羌活除百节之痛而升清阳，茯苓、泽泻以泻湿热而降浊阴；少佐黄连以退阴火。补中有散，发中有收，使气足阳升，则正旺而邪服矣。东垣曰：此治肺之脾胃虚也。何故秋旺用参、术、芍药之类反补脾？为脾胃虚则肺俱受病，故因时而补，易为力也。又曰：余病脾胃久衰，一日体重，肢节疼痛，大便泄下，小便闭塞。默思《内经》云在下者因而竭之，是先利小便也，又治诸泻小便不利者先分利之，治湿不利小便非其治也，当用淡渗之剂。又思圣人之法，虽布在方策，其未尽者以意求之。今寒湿客邪自外入里而甚暴，若用淡渗以利之，病虽即已，是降之又降，复益其阴而重竭其阳也。治以升阳风药，是为宜耳。羌活、独活、升麻、柴胡各一钱，防风、炙甘草各五分，一剂而愈。大法寒湿之胜，风以平之，又曰下者举之。圣人之法，举一可知百矣。东垣又曰：药中但犯泽泻、猪苓、茯苓、木通、灯草，淡味渗泻之类，皆从时令之旺气，以泄脾胃之外邪而补金水之不足也。或小便已数，肝肾不受邪者而误用之，必大泻真阴，竭绝肾水，先损其两目也。又曰：《灵枢》云头有疾取之足，谓阳病取阴也；足有疾取之上，是阴病取阳也。中有疾旁取之，中者脾胃也，旁者少阳甲胆也，甲胆风木也，东方春也，胃中谷气者便是风化也。胃中湿胜而成泄泻，宜助甲胆风胜以克之，又是升阳助清气上行之法也。

补脾胃泻阴火升阳汤 补脾升阳泻火 东垣

治饮食伤胃，劳倦伤脾，火邪乘之而生大热，右关脉缓弱，或弦，或浮数。右关缓弱，脾虚也；弦，木克土也；浮数，热也。东垣曰：湿热相合，阳气日虚，不能上升，脾胃之气下流肝肾，是有秋冬而无春夏也。惟泻阴火，伸阳气，用味薄风药升发，则阴不病，阳气生矣。

黄芪　苍术泔浸，炒　甘草炙　羌活各一两　升麻八钱　柴胡两半　黄连酒炒，五钱　黄芩炒　人参各七钱　石膏少许，长夏微用，过时去之　每服三钱或五钱。

此足太阴、阳明、少阳药也。柴胡、升麻、羌活助阳益胃，以升清气；人参、苍术、黄芪、甘草益气除湿，以补脾胃；黄芩、黄连、石膏凉心清胃，以泻阴火。李东垣曰：胃乃脾之刚，脾乃胃之柔。饮食不节则胃先病，脾无所禀而后病；劳倦则脾先病，不能为胃行气而后病。

胃为十二经之海，脾胃既虚，十二经之邪不一而出。假令不能食而肌肉削，此本病也；右关脉缓而弱，本脉也。或本脉中兼见弦脉，证中或见四肢满闭、淋溲、便难、转筋一二证，此肝之脾胃病也，当加风药以泻之；脉中兼见洪大，证中或见肌热、烦热、面赤、肉消一二证，此心之脾胃病也，当加泻心火之药；脉中兼见浮涩，证中或见短气，气上、喘嗽，痰盛、皮涩一二证，此肺之脾胃病也，当加泻肺及补气之药；脉中兼见沉细，证中或见善欠、善恐一二证，此肾之脾胃病也，当加泻肾水之浮及泻阴火之药。所以言此者，欲人知百病皆从脾胃生也，处方者当从此法加时令药。

归脾汤 引血归脾 见血门

养心汤 补心 见血门

人参养荣汤 补血 见血门

补肺汤 补肺止嗽

治肺虚咳嗽。有声无痰曰咳，盖伤于肺气；有痰无声曰嗽，盖动于脾湿也；有声有痰曰咳嗽。有因风、因火、因痰、因湿、因食、因虚之异。此为肺虚不能生肾水，水不制火，虚火上炎而咳嗽也。咳嗽脉浮为客邪，宜发散；脉实为内热，宜清利；肺濡散为肺虚，宜温补；久嗽曾经解外，以致肺胃俱虚，饮食不进，宜温中助胃，兼治嗽药。

人参　黄芪蜜炙　五味子炒　紫菀各一钱　桑白皮蜜炙　熟地黄各二钱　入蜜少许，和服。

此手太阴、足少阴药也。肺虚而用参、芪者，脾为肺母，气为水母也虚则补其母；用熟地者，肾为肺子，子虚必盗母气以自养，故用肾药先滋其水，且熟地亦化痰之妙品也丹溪曰：补水以制相火，其痰自除；咳则气伤，五味酸温，能敛肺气；咳由火盛，桑皮甘寒，能泻肺火；紫菀辛能润肺，温能补虚。合之而名曰补肺，盖金旺水生，咳嗽自止矣。此治肺虚咳嗽，若实火嗽者禁用。刘宗厚曰：因劳而嗽，则非嗽为本也，故此汤与《金匮》肾气丸为少阴例药。《仁斋直指》曰：肺出气也，肾纳气也。肺为气主，肾为气本。凡咳嗽暴重，自觉气从脐下逆上者，此肾虚不能收气归元，当用地黄丸、安肾丸，毋徒从事于肺，此虚则补子之义也。《医贯》曰：五行惟肺肾二脏母病而子受邪，何则？肺主气，肺有热，气得热而上蒸，不能下生于肾而肾受伤矣，肾伤则肺益病，盖母藏子宫，子隐母胎。凡人肺金之气夜卧则归藏于肾水之中，因肺受心火之邪，欲下避水中，而肾水干枯，火无可容之地，因是复上而为病矣。

补肺阿胶散　补肺清火　钱乙

治肺虚有火，嗽无津液而气哽者。火盛则津枯，津枯则气哽。

阿胶蛤粉炒，两半　马兜铃焙　甘草炙　牛蒡子炒香，各一两　杏仁去皮尖，七钱　糯米一两

此手太阴药也。马兜铃清热降火兜铃象肺，故入肺，牛蒡子利膈滑痰润肺解热，故治火嗽；杏仁润燥散风，降

气止咳，阿胶清肺滋肾，益血补阴，气顺则不哽，液补则津生阿胶补血液，火退而嗽宁矣；土为金母，故加甘草、粳米以益脾胃。李时珍曰：补肺阿胶散用马兜铃，非取其补肺，取其清热降气而肺自安也。其中阿胶、糯米，乃补肺之正药。昂按：清热降气，泻之即所以补之也。若专一于补，适以助火而益嗽也。

生脉散　保肺复脉　见暑门

百合固金汤　保肺　赵蕺庵

治肺伤咽痛，喘嗽痰血。肺金受伤，则肾水之源绝。肾脉挟咽，虚火上炎，故咽痛；火上熏肺，故喘嗽。痰因火生，血因火逼。

生地黄二钱　熟地黄三钱　麦冬钱半　百合　芍药炒　当归　贝母　生甘草各一钱　元参　桔梗各八分

此手太阴、足少阴药也。肺肾为子母之脏，故补肺者多兼滋肾。金不生水，火炎水干，故以二地助肾滋水退热为君；百合保肺安神，麦冬清热润燥；元参助二地以生水，贝母散肺郁而除痰；归、芍养血，兼以平肝肝火盛则克金，甘、桔清金，成功上部。载诸药而上浮。皆以甘寒培元清本，不欲以苦寒伤生发之气也。李士材曰：蕺庵此方殊有卓见。然土为金母，清金之后，亟宜顾母，否则金终不可足也。《医贯》曰：咳嗽吐血，未必成瘵也，服四物、知、柏之类不已则瘵成矣；胸满膨胀，悒悒不快，未必成胀也，服山楂、神曲之类不止则胀成矣；面目浮肿，小便秘涩，未必成水也，服渗利之药不止则水成矣；气滞膈塞，未必成噎也，服青皮、枳壳宽快之药不止则噎成矣。

紫菀汤 肺劳气极 海藏

治肺伤气极，劳热久嗽，吐痰吐血气极，六极之一也。肺主气，元气虚则阴火盛，壮火食气，故成气极。火炎肺系，故久嗽不已，甚则逼血上行也，及肺痿变痈。

紫菀洗净炒 阿胶蛤粉炒成珠 知母 贝母各一钱 桔梗 人参 茯苓 甘草各五分 五味子十二粒 食后服。一方加莲肉。

此手太阴药也。劳而久嗽，肺虚可知，即有热证，皆虚火也。海藏以保肺为君，故用紫菀、阿胶二药润肺补虚，消痰止嗽以清火为臣；故用知母、贝母二药辛寒，润燥消痰以参、苓为佐者，扶土所以生金；以甘、桔为使者，载药上行脾肺桔梗载诸药上行而能清肺，甘草辅人参补脾；五味子滋肾家不足之水，收肺家耗散之金，久嗽者所必收也。

秦艽扶羸汤 肺劳 《直指》

治肺痿骨蒸，或寒或热，成劳咳嗽，声嗄不出，体虚自汗，四肢倦怠。肺痿，有火热伤肺而得之者，有肺气虚寒而得之者。骨蒸，骨里蒸蒸然热，阴虚也。咳嗽，阴火乘肺也，或寒或热，阴阳不和也。声嗄，火郁在肺也。自汗倦怠，心脾虚而卫气不充也。

柴胡二钱　秦艽　人参　当归　鳖甲炙　地骨皮各钱半　紫菀　半夏　甘草炙，各一钱　加姜、枣，煎。

此手太阴、足少阳药也。柴胡、秦艽散表邪兼清里热柴胡解肌热，秦艽退骨蒸，鳖甲、地骨滋阴血而退骨蒸地骨皮凉血，退有汗骨蒸；参、草补气，当归和血；紫菀理痰嗽润肺除痰，半夏发音声肺属金，声之所从出也。有物实之则金不鸣，燥湿除痰则金清而声自开矣。有声嘶而哑者，是肺已损也，难治。表里交治，气血兼调，为扶羸良剂。透肌解热，柴胡、秦艽、干葛为要剂，故骨蒸方中多用之。寇宗奭曰：柴胡，《本经》并无一字治劳，甄权、《大明》并言补虚劳，医家执而用之，贻害无穷。李时珍曰：劳有五，若劳在肝、胆、心、心包有热，或少阳经寒热，则柴胡乃手足厥阴、少阳必用之药。劳在脾胃有热，或阳气下陷，则柴胡为退热升清必用之药。惟劳在肺肾者，不可用耳。寇氏一概摈斥，殊非通论。昂按：杨氏此方用柴胡为君，则肺劳亦有用之者矣。大抵柴胡能退热升清，宣畅气血。昔孙琳治劳疟，而曰热有在皮肤，在脏腑，在骨髓，在骨髓者非柴胡不除，则柴胡亦有退骨蒸之力矣，况有滋补之药以辅之乎？《直指方》又云：柴胡之退热不及黄芩。李时珍曰：黄芩之退热，乃寒能胜热，折火之本也；柴胡之退热，乃苦以发之，散火之标也。

黄芪鳖甲散　劳热　谦甫

治男女虚劳客热，五心烦热，四肢怠惰，咳嗽咽干，自汗食少，或日晡发热。五心，心窝、手心、足心也。脾主四肢，五心烦热是心火陷于脾土之中，宜升发火郁。四肢倦怠，脾虚也；咳嗽，肺火也；咽干，肾水不足，相火上炎也；

自汗，阳虚也；食少，脾胃虚也；日西潮热，肺虚也。

黄芪蜜炙 鳖甲炙 天冬各五钱 秦艽 柴胡 地骨皮 茯苓各三钱 桑白皮 紫菀 半夏 芍药 生地黄 知母 甘草炙，各三钱半 人参 桔梗 肉桂各一钱半 每一两，加姜煎此即前方减当归，加黄芪、茯苓、生地、芍药、天冬、知母、桑皮、桔梗、肉桂。《卫生》减桂、芍、地骨，名人参黄芪散，治同。

此手足太阴、足少阳药也。鳖甲、天冬、芍、地、知母滋肾水而泻肺肝之火，以养阴也地黄、知母滋肾水，天冬泻肺火，鳖甲、芍药泻肝火，黄芪、人参、桂、苓、甘草固卫气而补脾肺之虚，以助阳也；桑皮、桔梗以泻肺热，半夏、紫菀以理痰嗽紫菀润肺止嗽，半夏化痰利咽，故《金匮》治喉痹咽痛皆用半夏，盖辛能散亦能润也；秦艽、地骨以散内热而除蒸，柴胡以解肌热而升阳。此表里气血交治之剂也。

秦艽鳖甲散 风劳 谦甫

治风劳骨蒸，午后壮热，咳嗽肌瘦，颊赤盗汗，脉来细数。风，阳邪也，在表则表热，在里则里热，附骨则骨热。午后甚者，阴虚也；风火相搏，则咳嗽；蒸久血枯，则肌瘦；虚火上炎，则颊赤；睡而汗出曰盗汗，阴虚也；脉细为虚，脉数为热。

鳖甲一两，炙 秦艽 知母 当归各五钱 柴胡 地骨皮各一两 乌梅一个 青蒿五叶 汗多倍黄芪。

此足少阳、厥阴药也。风生热而热生风，非柴胡、秦艽不能驱风邪使外出；鳖，阴类，用甲者，骨以及骨之义；乌梅酸涩，能引诸药入骨而敛热，青蒿苦寒，能从诸药入肌而解蒸。柴胡、青蒿皆感少阳生发之气，凡苦寒之药多伤脾胃，惟青蒿清芬入脾，独宜于血虚有热之人；知母滋阴，当归和血；地骨散表邪，兼清里热，又止汗除蒸之上品也。

益气聪明汤 聪耳明目　东垣

治内障目昏，耳鸣耳聋。五脏皆禀气于脾胃，以达于九窍。烦劳伤中，使冲和之气不能上升，故目昏而耳聋也。李东垣曰：医不理脾胃及养血安神，治标不治本，是不明理也。

黄芪　人参各五钱　葛根　蔓荆子各三钱　白芍　黄柏各二钱，如有热烦乱，春月渐加，夏倍之，如脾虚去之，热减少用　升麻钱半　炙甘草一钱　每四钱，临卧服，五更再服。

此足太阴、阳明、少阴、厥阴药也。十二经脉清阳之气皆上于头面而走空窍，因饮食劳役，脾胃受伤，心火太盛，则百脉沸腾，邪害空窍矣。参、芪甘温，以温脾胃，甘草甘缓，以和脾胃；干葛、升麻、蔓荆轻扬升发，能入阳明，鼓舞胃气上行头目，中气既足，清阳上升，则九窍通利，耳聪而目明矣；白芍敛阴和血，黄柏补肾生水，盖目为肝窍，耳为肾窍，故又用二者平肝滋肾也。

羊肉汤 亡阳失血 韩祗和

治伤寒汗下太过，亡阳失血，恶人踡卧，时战时疟，及产脱血虚。韩祗和曰：若止救逆，效必迟矣，与羊肉汤，为效甚速。病人色虽见阳，是热客上焦，中下二焦阴气已盛，若调得下焦有阳，则上焦阳气下降丹田，知所归宿矣。

当归 白芍 牡蛎煅，各一两 龙骨煅，五钱 生姜二两 附子炮，一两 桂枝七钱半 每服一两，羊肉四两，加葱白煮服。

此足少阴药也。当归、芍药以补其阴，附子、姜、桂以复其阳，龙骨、牡蛎以收其脱，羊肉大补，以生其气血。

发表之剂

发者，升之、散之、汗之也。表者，对里而言也。三阳为表，三阴为里，而太阳为表之表，阳明为表之里，少阳为半表半里也。邪之伤人，先中于表，以渐而入于里，始自太阳，以及阳明、少阳，乃入阴经，由太阴、少阴，以及厥阴，六经乃尽也。治病者当及其在表而汗之散之，使不至于传经入里，则病易已矣。若表邪未尽而遽下之，则表邪乘虚入里，或误补之，则内邪壅闭不出，变成坏证者多矣。经曰：善治者治皮毛，其次治肌肤，其次治筋脉，其次治六腑，其次治五脏，治五脏者，半死半生也。

麻黄汤 寒伤营，发表 仲景

治伤寒太阳证，邪气在表，发热头痛，身痛腰痛，骨节痛，项背强，恶寒恶风但有一毫头痛恶寒，尚为在表，无汗而喘，脉浮而紧。寒邪外束，阳不得越，故郁而为热。经曰：人之伤寒，则为病热。寒初中人，必先在表，即足太阳寒水之经。太阳为诸阳主气，乃一身纲维，本经之脉起目眦，上脑下项，循肩挟脊，抵腰，行于身后，故所过之处无不痛也。恶寒者虽无风而恶寒，恶风者当风而始恶之，故恶寒必兼恶风。恶寒有阴阳之分，恶风惟属阳经，故三阴无恶风之证，风为阳邪，寒为阴邪也。《原病式》曰：身热恶寒，热在表也。热在表而浅，邪畏正，故病热而反恶寒。或言为寒在表，及热在皮肤，寒在骨髓者，误也。凡人之伤风暑湿皆有汗，惟伤寒独不汗出，寒能涩血，又表实也。气上逆故喘，邪在表故脉浮。伤寒脉紧而伤风脉缓者，寒劲急而风缓散也。喻嘉言曰：冬伤寒，春伤温，夏秋伤暑伤湿，此四时正病也。然夏秋亦有伤寒，冬春亦有伤暑伤湿，乃四时之客病，所谓异气也。冬春正病，有汗为伤风，无汗为伤寒；即夏秋正病，有汗为伤暑湿，无汗仍为伤寒。亦治太阳阳明合病，喘而胸满。表邪壅盛，阳气不得宣发，故逆而作喘。若心下满，腹痛，为实，宜下之。此胸中满，胸中去表犹近，非里实，虽有阳明，然与太阳合病，尚为在表，宜汗不宜下。经云：阳明病脉浮，无汗而喘者，发汗则愈，宜麻黄汤。又曰：阳明病应发汗，反下之，此为大逆。或问：两经合病，当用两经之药，何以偏用麻黄汤耶？盖邪自太阳而来，仍当提出太阳，不欲其陷入阳明，故不用葛根也。亦治哮证。哮喘则风寒客于背俞，复感于寒而作此汤，散寒利肺。病哮喘者，虽服麻黄而不作汗。

麻黄去节，三两　桂枝二两　杏仁七十枚，去皮尖　甘草一两，炙用　先煮麻黄数沸，去沫，内诸药煎，热服，覆取微汗，中病即止，不必尽剂，无汗再服。凡用麻黄，去节，醋汤略泡，晒干备用，庶免太发，冬月生用。伤寒初感，始于太阳，故以发汗为先，汗出则愈。《活人》云：凡发汗病证仍在者，三日内可二三汗之，令腰以下周遍为度。王海藏云：表证当汗，脉浮急汗之，脉沉缓汗之。里证当下，脉浮缓下之，脉沉急下之。三阳汗当急而下当缓，三阴汗当缓而下当急。按汗有大汗解表、微汗解肌之殊，下有急下、少与、微和、渗利之别。

此足太阳药也。麻黄中空，辛温气薄，肺家专药而走太阳，能开腠散寒皮腠肺之所主，寒从此入，仍从此出；桂枝辛温，能引营分之邪达之肌表桂入营血，能解肌，营卫和，始能作汗；杏仁苦甘，散寒而降气；甘草甘平，发散而和中。经曰寒淫于内，治以甘热，佐以苦辛是已。喻嘉言曰：麻黄发汗，其力最猛，故以桂枝监之，甘草和之，用杏仁润下以止喘逆，正如驭马防其放逸耳。李士材曰：古云冬不用麻黄，夏不用桂枝，盖以冬主闭藏，不应疏泄，夏令炎热，不宜辛温，经所谓必先岁气，毋伐天和是也。又云：夏月不用麻黄，两说相反何耶？或舍时从证，或舍证从时，临时变通，存乎其人耳。李时珍曰：仲景治伤寒，无汗用麻黄，有汗用桂枝，未有究其精微者。津液为汗，汗即血也，在营则为血，在卫则为汗。寒伤营，营血内涩，不能外通于卫，卫气闭固，津液不行，故无汗发热而恶寒；风伤卫，卫气外泄，不能内护于营，营气虚弱，津液不固，故有汗发热而恶风。然风寒皆由皮毛而入，皮毛肺之合也，证虽属太阳，然面赤怫郁，咳嗽有痰，喘而胸满，非肺病乎？盖皮毛外闭则邪热内攻，故用麻黄、甘草同桂枝引出营分之邪，达之肌表，佐以杏仁泄肺而利气。汗后无大热而喘者，加石膏。《活人书》夏至后加石膏、知母，是皆泄肺火之药。是麻黄汤虽太阳发汗重剂，实散肺经火郁之药。腠理不密，则津液外泄而肺气虚，虚则补其母，故用桂枝同甘草外散风邪以救表，内伐肝木以防脾，佐以芍药泻木而固脾，使以姜、枣行脾之津液而和营卫。下后微喘者，加厚朴、杏仁以利肺气也。汗后脉沉迟者，加人参以益肺气也。《活人书》加黄芩，为阳旦汤，以泄肺热也。是桂枝汤虽太阳解肌轻剂，实为理脾救肺之药也。王履曰：伤寒即病者谓之伤寒，不即病者谓之温暑，其原不殊，故一称为伤寒，其类则殊，施治不得相混。仲景之书专为即病之伤寒设，不兼为不即病之温暑设也。今人或以伤寒法治温暑，不过借用耳。三阴伤寒，寒证十居七八，若温暑但一于热耳。后人误为通治，遂疑诸热剂不敢用，是未悟仲景立麻黄、桂枝汤之有所主有其时矣。苟知非治温暑之剂，则群疑冰释矣。又曰：伤寒即发于冬寒之时，寒邪在表，开其腠理，非辛温不能散之，此麻黄、桂枝等剂所以必用也。温病、热病发于暄热之时，郁热自内达外，无寒在表，故非辛凉苦寒苦酸之剂不能解之，此桂枝、麻黄等所以不可用，而后人所处水解散、大黄汤、千金汤、防风通圣之类兼治内外者之所以可用也。未即病之伤寒有恶风、恶寒之证者，风寒在表，表气受伤也。后发之温热病有恶风、恶寒之证者，必重感风寒，而表气亦受伤也。若无新中之风寒，则无恶风、恶寒之证，故仲景曰：太阳病，发热而渴，不恶寒者，为温病。温病如此，则知热病亦如此，而不渴恶寒者，非温热病矣。或有不因新中风寒，亦见恶风、恶寒之证者，盖因表虚热达于表而伤表气，所谓卫虚则恶风，营虚则恶寒耳，非伤风恶风，伤寒恶寒也。温病、热病亦有先见表证而后传里者，盖郁热自内达外，外不得泄，还复入里，而成可攻之证，非如伤寒从表而始也。每见世人治温热病，误攻其里，亦无大害，误发其表，变不可言，此足明其热之自内达外矣。间有误攻致害者，乃春夏暴寒所中之疫证，邪纯在表，未入于里，不可与温病、热病同论。夫秋冬伤寒，真伤寒也，春夏伤寒，寒疫也，与温病、热病自是两途，岂可同治？况伤寒直中阴经，与太阳虽伤，不及郁热，即传阴经，为寒证而当温者，又与温病、热病大不同，其可混治乎？不恶寒则病非外来，渴则热自内达外。经曰：从春分后至秋分前天有暴寒者，皆为时行寒疫，亦属外感。一阳子曰：伤寒传足不传手，非穷理之言也。草窗刘子指足经所属水土木，水遇寒而涸冰，土遇寒而坼裂，木遇寒而凋枯，故寒善伤之；手经所属金与火，金遇寒而愈坚，火体极热，寒不能袭，故寒不能伤。味者奇之，将人身营卫经络上下截断，不相联络，失血气周流瞬息罔间之旨矣。夫寒邪袭人，必先皮毛灼热，鼻塞息粗，肺主皮毛，是手太阴肺辛金先受病矣。海藏有伤寒自皮毛入之语，先师有桂、麻、羌、芎之设，虽太阳表之表之剂，然汗法舍皮毛，何自而解？更衣悖常，结闭溏泄，手阳明大肠庚金病矣，先师有硝、黄、朴实之用，虽兼正阳、三阴里之里之剂，然下法舍大肠，何自而通？刘子谓金遇寒而愈坚，信乎？阳气怫郁，舌胎言妄，手少阴心丁火病矣，先师有泻心数法。亢极动血，上下烦蒸，手厥阴心包火、手少阳三焦火病矣，治有三黄、柴、芩数条。小便癃秘，手太阳小肠丙火病矣，治有五苓、导赤之例。刘子谓火热寒不能伤，信乎？经又云：人之伤寒，则为病热。既云病热，则无水冰、土坼、木枯之说，而有金烁火亢之征矣。刘子何人，敢恃管见惑世诬人哉？何东号一阳子。《机要》云：有厥阴经下利不止，脉沉而迟，手足厥逆，唾涕脓血，此难治，宜麻黄汤、小续命汤汗之，此有表邪缩于内，当表而愈。张子和曰：飧泄以风为根，风非泻汗不出。有病此者，腹中雷鸣，水谷不分，小便滞涩，服涩药、温药不效，灸中脘、脐下数壮，燥热转甚，津液枯竭。延余视之，脉浮大而长，身表微热，用桂枝麻黄汤加姜、枣煎，连进三大剂，汗出终日，至旦而愈。次以胃风汤和其脏腑，食进而安。经曰：春伤于风，夏必飧泄。故可汗而愈。按：风属木，脾属土，木克土，故泄也。附大黄汤：大黄两半，芒硝、大腹皮、木通、甘草各一两，桂心七钱半，桃仁廿一枚，治阳毒伤寒未解，热在内，恍惚如狂。破棺千金汤：苦参一两，酒煮取吐，治天行热毒垂死。水解散、防风通圣散，见表里门。

本方除桂枝，加石膏，名麻黄杏仁甘草石膏汤仲景，治汗下后不可更行桂枝汤，汗出而喘，无大热者。或问：发汗后不可更行桂枝汤，桂枝既不可行，麻黄可行耶？无大热，石膏可行耶？喻嘉言曰：治伤寒先分营卫，桂麻二汤断无混用之理。此证太阳之邪虽从汗解，然肺中热邪未尽，所以热虽少止，喘仍不止，故用麻黄发肺邪，杏仁下肺气，甘草缓肺急，石膏清肺热，即以治足太阳之药通治手太阴经也。倘误行桂枝，宁不壅塞肺气而吐痈脓乎？亦治温疟先热后寒。本方加白术，名麻黄加术汤《金匮》，治湿家身体烦痛，宜发汗。本方去桂枝、杏仁，加附子，名麻黄附子汤《金匮》，治脉沉虚胀者，为气水，属少阴，发其汗即止。本方除桂枝、杏仁，名甘草麻黄汤《金匮》，治里水一身面目黄肿，脉沉，小便不利，重覆取汗。本方去桂，用麻黄不去节、杏仁不去皮尖、甘草生用，名三拗汤《局方》，治感冒风寒，咳嗽鼻塞。麻黄留节，发中有收；杏仁留尖取其发，连皮取其涩；甘草生用，补中有发也。

忌汗诸证：仲景曰：阳盛阴虚，下之则愈，汗之则死。阴盛阳虚，汗之则愈，下之则死。脉浮紧者，当身痛，宜汗之。假令尺脉迟者，不可发汗，以营弱血少故也。咽燥喉干者，不可发汗，津液不足也。咳而小便利，若失小便者，不可发汗，发汗则四肢厥冷，肺肾虚冷也。下利，虽有表证，不可发汗，汗出必胀满，走津液而胃虚也。淋家不可发汗，发汗必便血，亡耗津液，反增客热也。衄家、亡血家不可发汗，发汗则阴阳俱虚。《针经》曰：夺血者无汗，夺汗者无血。王海藏曰：仲景言衄家不可发汗，盖为脉微也。若浮紧者，麻黄汤；浮缓者，桂枝汤。《活人》云：脉微者，黄芩芍药汤、犀角地黄汤。疮家，虽伤寒身痛，不可发汗，发汗则痓。表虚热聚，故生疮，汗之则表益虚，热愈甚而生风，故变痉。少阴病，脉沉细数，病为在里，不可发汗。少阴病，但厥无汗，而强发之，必动其血，或从口鼻，或从目出，是名下厥上竭，难治。脉动数微弱者，不可发汗。脉沉迟为在里，反发其汗，则津液越出，大便难，表虚里实，必谵语。汗家重发汗，必恍惚心乱，汗者心之液，心亡血液，故乱。腹中上下左右有动气者，不可发汗。

伤寒伤风辨：伤寒郁而后能发热，伤风即能发热。伤寒无汗，伤风有汗。伤寒无涕，伤风有涕。伤寒手足微厥，伤风手足背皆温。伤寒脉紧，伤风脉缓。

阴阳表里辨：阳证之表，发热恶寒，头痛脊强，便清不渴，手足温和；阴证之表，无热恶寒，面惨息冷，手足厥逆。阳证之里，唇焦舌燥，烦渴掀衣，扬手掷足，大便秘结，小便赤涩，爪甲红活，身轻易于转侧，脉浮洪数；阴证之里，不渴踡卧，引衣自盖，唇紫舌卷，大便滑泄，小便清白，爪甲青黑，身重难于转侧，脉沉细数。惟腹痛与呕，阴阳里证皆有之。三阳经又有阴阳表里之分。太阳以热在皮肤，头痛项强，在经为表，麻黄汤、桂枝汤、九味羌活汤；以口渴尿赤，热入膀胱，在腑为里，五苓散。阳明以热在肌肉，目痛不眠，在经为表，葛根解肌汤；以口渴背寒，为热渐入里，白虎加参汤；若自汗狂谵，热已入胃腑，为全入里，调胃承气汤。少阳以胸胁之间为半表半里，表多小柴胡汤，里多热盛者黄芩汤。以上皆发热，太阳恶寒，阳明自汗，少阳多呕，皆三阳证也。大抵阳证多得之风寒暑湿，邪生于太阳也；阴证多得之饮食起居七情，邪生于少阴也。故曰：伤寒，内伤者十居八九也。

桂枝汤　风伤卫，解肌　仲景

治太阳中风，阳浮而阴弱，发热头痛，自汗恶风，恶寒，鼻鸣干呕。关前为阳，卫亦阳，阳以候卫；关后为阴，营亦阴，阴以候营。阳脉浮者，卫中风也；阴脉弱者，营气弱也。伤于风者，头先受之，故头痛。经曰：阳浮者热自发，阴弱者汗自出。风并于卫，营弱卫强，故发热自汗也。卫虚则恶风，营虚则恶寒。自汗则皮腠疏，故恶风复恶寒也。恶寒虽属表，亦有虚实之分。无汗恶寒为表实，宜发汗；汗出恶寒为表虚，宜解肌。鼻鸣干呕者，风壅气逆，故鼻有音而作呕也。喻嘉言曰：风寒并举，义重恶风。恶风未有不恶寒者，所以伤寒亦互云恶风。后人谓伤寒恶寒，伤风恶风，误矣。及阳明病脉迟，汗出多，微恶寒者，表未解也，可发汗。脉迟汗多，属阳明证，以微恶寒尚兼太阳，仍当从外解肌，断其入胃腑之路。

桂枝、芍药、生姜各三两　甘草二两，炙　大枣十二枚　热服，须臾啜稀热粥，以助药力，温覆取微似汗，不可令如水淋漓。汗出病差，停后服。服一剂尽，病证犹在者，更作服。

此足太阳药也。仲景以发汗为重，解肌为轻。中风不可大汗，汗过则反动营血。虽有表邪，只可解肌，故以桂枝汤少和之也。经曰：风湿所胜，平以辛凉，佐以苦甘，以甘缓之，以酸收之。桂枝辛甘发散为阳，臣以芍药之酸收，佐以甘草之甘平，不令走泄阴气也，姜辛温能散散寒止呕，枣甘温能和。此不专于发散，又以行脾之津液而和营卫者也。麻黄汤专于发散，故不用姜、枣而津液得通矣。庞安时曰：若无汗，小便数，或手足逆，身冷，不恶寒反恶热者，慎不可用。又自汗，小便数者，不可服，自汗为阳虚，小便数为下焦虚寒。初病表里俱虚，病不在表，服此重汗，竭其津液，是虚虚也。经曰：脉浮紧，发热，汗不出者，不可与。脉紧为伤寒，与之则表益实，而汗愈难出矣。《伤寒例》曰：桂枝下咽，阳盛则毙；承气入胃，阴盛则亡。周扬俊曰：风既伤卫，则卫气疏，不能内护于营而汗自出矣。汗者血之液也，苟非用血药，以桂枝和营散邪，以芍药护营固里，则不但外邪不出，且入而为里患矣。然后知和营则外邪出，邪出则卫自密，更不必用固表之药而汗自止矣。仲景曰：病尝自汗出者，此为营气和，营气和者外不谐，以卫气不共营气和谐故耳。以营行脉中，卫行脉外，复发其汗，营卫和则愈，宜桂枝汤。王好古曰：或问：桂枝止烦出汗，仲景治伤寒发汗，数处皆用桂枝汤，又曰无汗不得用桂枝，汗多者桂枝甘草汤，此又能闭汗也，二义相通否乎？曰：仲景云太阳病发热汗出者，此为营弱卫强，阴虚阳必凑之，故用桂枝发其汗，此乃调其营气，则卫气自和，风邪无所容，遂自汗而解，非若麻黄能开腠理，发出其汗也。汗多用桂枝者，以之调和营卫，则邪从汗出而汗自止，非桂枝能闭汗孔也。李东垣曰：仲景治表虚，制此汤用桂枝为君，桂枝辛热发散，体轻助阳，芍药、甘草佐之。若腹中急痛，乃制小建中汤，以芍药为君，芍药酸寒主收补中，桂枝、甘草佐之。一治表虚，一治里虚。又曰：以桂枝易肉桂，治感寒腹痛之神药。如中热腹痛，去桂，加黄芩。许叔微曰：仲景一百一十三方，桂枝独冠其首，今人全不用何也？昂按：仲景治伤寒用麻黄、桂枝，而全不用羌活、防风，是古人亦有所未备也。故洁古制羌活汤、黄芪汤、川芎汤，海藏制神术散、白术散，皆用羌活、防风以代之。黄芪、川芎汤附补门，神术、白术汤见后。

本方加白术、川芎、羌活、防风、饴糖，名疏邪实表汤节庵，治同陶氏制此以白术为君，以代桂枝汤。喻嘉言曰：坐令外感内伤混同论治矣。昂按：节庵之君白术，亦仿洁古之黄芪汤、海藏之白术汤而来。又按：节庵所著《伤寒六书》，尽易仲景原方，参合后贤治法，以代桂枝、麻黄、葛根、青龙等剂，在后人诚为便用，故世之嗜节庵者胜于仲景，以节庵为捷径，以仲景为畏途。节庵之书行而仲景之书晦。如节庵者，可谓洁古、海藏辈之功臣，而在长沙实为操莽也。本集采节庵方论颇多，然不能无遗议者，以节庵之功罪不妨互见于世也。本方去芍药、生姜，名桂枝甘草汤仲景，治发汗过多，叉手冒心，心下悸欲得按者汗多则亡阳而耗血，故心虚悸而叉手自冒也。桂枝益气固表，甘草补中阳。本方加附子，名桂枝加附子汤仲景，治太阳病发汗，遂漏不止，恶风，小便难，四肢微急汗多亡阳，无以卫外，故恶风；汗多则便自少，兼膀胱无阳不能化气，故便难；汗多则无液以养筋，兼有风入而增其劲，故四肢微急。与桂枝汤以和营卫，加附子以助元阳。本方去芍药，加附子，名桂枝附子汤仲景，治伤寒八九日，风湿相搏，身体痛烦，不能转侧，不呕不渴，脉浮虚而涩八九日再经之时，邪多在里，而复身体痛烦者，风湿相搏也。烦，风也，痛，湿也，不呕不渴，里无邪也，故知为风湿相搏。脉浮，风也，涩，湿也，浮而涩，知寒湿但在经。与桂枝汤以解表风，加附子以散寒湿。本方加芍药、生姜各一两，人参三两，名桂枝新加汤仲景，治伤寒汗后身痛，脉来沉迟沉迟，汗后血虚也。正气虚矣，外邪岂能出乎？与桂枝汤以解未尽之邪，加芍药、人参敛阴以益营血。本方减甘草一半，加芍药一倍，名桂枝加芍药汤仲景，治太阳误下，腹痛属太阴证表证未罢而误下，表邪乘虚而入里，当作结胸，则仍属太阳经。今不胸满而腹满，是邪已入太阴经。然但腹满时痛，尚非大实之痛，故但用桂枝以安太阳，倍芍药以和太阴。本方加大黄，名桂枝大黄汤仲景，治表证误下，大实痛者别见表里门。本方去桂，加茯苓、白术，名桂枝去桂加茯苓白术汤仲景，治服桂枝汤或下之，仍头项强痛，发热无汗，心满微痛，小便不利表证未退，复增满痛便秘，邪已内陷，故去桂枝表药不用，而用芍药、甘草以除痛，生姜以散满祛寒，白术、茯苓以生津导水，合姜、枣以和胃安内，即所以攘外也。本方加厚朴、杏仁，名桂枝加厚朴杏仁汤仲景，治太阳病下之微喘，表未解也桂枝汤以解表，杏、朴以下逆气。本方去芍药、生姜，加茯苓，名茯苓桂枝甘草大枣汤，甘澜水煎仲景，治汗后脐下悸，欲作奔豚汗后脐下悸者，心虚而肾气发动也。肾积名奔豚，肾气逆，欲上凌心，故用茯苓伐肾邪，桂枝治奔豚，甘草、大枣助脾而平肾，益土以制水。甘澜水者，用瓢扬万遍，水性咸，而重扬之则甘而轻，取其不助肾气也。本方合麻黄汤，名桂麻各半汤仲景，治太阳证如疟状，热多寒少寒多为病进，热多为病退，阳胜阴也。本方二分，合麻黄汤一分，名桂枝二麻黄一汤仲景，治太阳病已大汗，形如疟，日再发再发者为轻。本方二分，合越婢一分，名桂枝二越婢一汤仲景，治太阳病，发热恶寒，热多寒少，脉微弱者。此无阳也，不可发汗喻嘉言曰：此风多寒少之证。无阳二字，仲景言之不一，后人置为阙疑，不知乃亡津液之通称也，故以发汗为戒。然非汗风寒终不解，故服桂枝之二以治风，越婢之一以治寒，方为合法。方中行曰：此即桂枝、麻黄之合剂，乃大青龙以芍药易杏仁之变制耳。本方倍芍药，加饴糖，名小建中汤仲景，再加黄芪，名黄芪建中汤《金匮》。并见寒门，除饴糖，名桂枝加黄芪汤《金匮》。昂按：小建中以饴糖为君，除饴糖即不名建中矣。今人用建中者绝不用饴糖，何欤？治黄汗发热，两胫自冷，身痛身重，腰上有汗，腰下无汗，小便不利。此阳通而阴不通，上下痞隔，故用黄芪以固阳，桂枝以通阴，阴阳通，营卫和，则正汗出，小便利，而诸证悉退矣。小建中加当归，名当归建中汤《千金》，治妇人产后虚羸不足，腹中痛引腰背，小腹拘急寒伤血分，若崩伤不止，加地黄、阿胶。本方除甘草，加黄芪三两，名桂枝五物汤《金匮》，治血痹身体不仁，如风痹状。本方加瓜蒌根，名瓜蒌桂枝汤《金匮》，治太阳证备，身强几几，脉反沉迟，此为痉庞安时曰：瓜蒌根不主项强几几，其意以肺热，不令移于肾也，加于桂枝汤中，则可以彻热荣筋，调和营卫矣。几字无钩，音殊，羽短难飞之状。本方加龙骨、牡蛎，名桂枝加龙骨牡蛎汤《金匮》，治男子失精，女子梦交桂枝、生姜之辛以润之，甘草、大枣之甘以补之，芍药之酸以收之，龙骨、牡蛎之涩以固之。本方加葛根、麻黄，名葛根汤见后。

大青龙汤 风寒两解　仲景

治太阳中风，脉浮紧，身疼痛，发热恶寒，不汗出而烦躁。成氏曰：此中风见寒脉也。浮为风，风伤卫，紧为寒，寒伤营，营卫俱病，故发热恶寒身痛也。烦为阳为风，躁为阴为寒，风寒两伤，营卫俱实，故不出汗而烦躁也。仲景又曰：若脉微弱，汗出恶风，不可服此，服之则厥逆，筋惕肉瞤，此为逆也。按此即少阴过汗亡阳之证，故仲景更立真武汤以救其误。又治伤寒脉浮数，身不痛，但重，乍有轻时，无少阴证者。成氏曰：此伤寒见风脉也。伤寒者身痛，此风胜，故不痛。中风者身重，此兼寒，故有轻时。风寒外甚，故不吐利，厥逆，无少阴里证也。昂按：成注非也。此汤必脉浮紧、浮数，烦躁无汗，方可服之。仲景恐少阴烦躁而误服此则逆，故加无少阴证一句。大法太阳烦躁宜汗，阳明烦躁宜下，阴证烦躁宜温。

麻黄六两　桂枝　甘草各二两，炙　杏仁四十枚，去皮尖　石膏鸡子大块　生姜三两　大枣十二枚　先煮麻黄去沫，纳诸药煎一服，汗者，止后服。

此足太阳药也。成氏曰：桂枝主中风，麻黄主伤寒，今风寒两伤，欲以桂枝解肌驱风而不能已其寒，欲以麻黄发汗散寒而不能去其风，仲景所以处青龙而两解也。麻黄甘温，桂枝辛热，寒伤营以甘缓之，风伤卫以辛散之，故以麻黄为君，桂枝为臣；甘草甘平，杏仁甘苦，佐麻黄以发表，大枣甘温，生姜辛温，佐桂枝以解肌姜、枣又能行脾之津液而和营卫；营卫阴阳俱伤，则非轻剂所能独解，必须重轻之剂同散之，乃得阴阳之邪俱已，营卫俱和，石膏辛甘微寒，质重而又专达肌表，为使也。风寒外盛，人身之阳必郁而为热。石膏体重泻热，气轻解肌，故云重轻之剂。足太阳膀胱经，表病也，而表有营卫之不同，病有风寒之各异，仲景治分三证，桂枝解肌驱风，麻黄发汗散寒，青龙风寒两解，各分疆界，鼎足三大纲也。按大青龙为发汗之重剂。陶节庵曰：此汤险峻，须风寒俱甚，又加烦躁，乃可与之。喻嘉言曰：解肌兼发汗，义取青龙者，龙兴而云升雨降，郁热顿除，烦躁乃解，匪龙之为灵，何以得此乎？青龙汤为太阳无汗而设，与麻黄证何异？因兼烦躁一证。烦为风，躁为寒，非此法不解也。然不汗出之烦躁与发汗后之烦躁迥别，下后之烦躁与未下之烦躁亦殊，若少阴烦躁而误服此，则有亡阳之变矣。又曰：石膏一物，入甘温队中则为青龙，从清凉同气则为白虎。夫风寒皆伤，宜从辛甘发散矣，而表里又俱热，则温热不可用，欲并风寒表里之热而俱解之，故立白虎一法，以辅青龙之不逮也。按：烦躁有在表者，此证不汗出而烦躁是也；有在里者，不大便而烦躁是也；有阳虚者，汗下后病不去而烦躁是也；有阴盛者，少阴病吐利厥逆，烦躁欲死是也。内热曰烦，为有根之火；外热曰躁，为无根之火。故但躁不烦及先躁后烦者，皆不治。

小青龙汤 行水发汗 仲景

治伤寒表不解，心下有水气，干呕发热而咳，或噎或喘，或渴或利，或小便不利，少腹满，短气不得卧。发热恶寒，头痛身痛，属太阳表证。仲景书中凡有里证兼表证者，则以表不解三字该之。内有水饮，则水寒相搏，水留胃中，故干呕而噎；水寒射肺，故咳而喘；水停则气不化，津不生，故渴；水渍肠间，故下利；水蓄下焦，故小便不利而少腹满。短气者，气促不能相续，与喘不同，有实有虚，有表有里，此为水停心下，亦令短气。水气内渍，所传不一，故有或为之证。《金匮》云：平人无寒热，短气不足以息者，实也。又云：膈上有留饮，其人短气而渴。丹溪治许白云脾疼腹痛而短气，大吐下之，二十日吐胶痰一桶而安。

麻黄去节　桂枝　芍药酒炒　细辛　甘草炙　干姜各三两　半夏　五味子半升　渴，去半夏，加花粉半夏温燥，花粉苦寒，去热生津；喘，去麻黄，加杏仁喘为气逆，麻黄发阳，杏仁降气；形肿，亦去麻黄喘呼形肿，水气标本之病，故并去之；噎，去麻黄，加附子经曰水寒相搏则噎，附子温经散寒；小便秘，去麻黄，加茯苓便秘忌发汗，宜渗利。

此足太阳药也。表不解，故以麻黄发汗，为君；桂枝、甘草佐之解表，为佐；咳喘，肺气逆也，故用芍药酸寒、五味酸温以收之经曰：肺欲收，急食酸以收之。发汗以散邪水，收敛以固真水；水停心下则肾躁，细辛、干姜辛温，能润肾而行水经曰：肾苦燥，急食辛以润之。细辛又为少阴肾经表药；半夏辛温，能收逆气，散水饮，为使也。外发汗，内行水，则表里之邪散矣。此证为水寒相搏而伤肺，苦寒从外出而水不内消，必贻异日之患。《金匮》曰：病溢饮者，当发其汗，大小青龙汤并主之。程郊倩曰：水气之渴与白虎汤中之渴，不特寒热有殊，亦且燥湿各异。《金匮》云：先渴后呕者，水停心下，小青龙汤主之。不治渴而专治水，水去而渴自止矣。李时珍曰：仲景治伤寒太阳证表未解，心下有水而咳，干呕发热，或喘或利，小青龙汤主之。表已解，有时头痛恶寒，心下有水，干呕，痛引两胁，或喘或咳，十枣汤主之。盖青龙散表邪，使水从汗出，《内经》所谓开鬼门也；十枣逐里邪，使水从二便出，《内经》所谓洁净府，去陈莝法也。

本方加石膏，名小青龙加石膏汤《金匮》，治肺胀，咳而上气，烦躁而喘，心下有水，脉浮。此去水饮散风寒之重剂。

葛根汤 发汗兼解肌 仲景

治太阳病项背几几音殊，无汗恶风。鸟之短羽者，动则引颈，几几然，状病人项背难舒之貌也。无汗恶风，中风而表实也。阳明脉上颈而合于太阳，恐将传阳明，故加葛根以断之。此证又名刚痉，乃风寒伤筋，故拘急而强直也。《金匮》治之，亦主此汤。刚痉无汗，柔痉有汗。仲景又曰：太阳发汗不彻，烦躁短气者，亦宜此汤，更发其汗。经曰：何以知汗出不彻？以脉涩故也。按伤寒失于汗下而短气为实，汗下后短气者为虚。表实宜发汗，表虚宜解肌。亦治太阳阳明合病下利。伤寒有并病，有合病。本经未解，传入他经，有催并之义，为并病；二经、三经同受邪者，为合病。合病者，邪气甚也。太阳阳明合病，其证头痛腰痛，肌热鼻干，目痛，脉浮大而长。头腰，太阳也，肌目鼻，阳明也，浮大，太阳也，脉长，阳明也。阳经合病，必自下利，邪并于阳则阳实而阴虚，阳外实而不主里则里虚，故下利。吴鹤皋曰：庸医便谓伤寒漏底不治，与此汤以散经中表邪，则阳不实而阴气平，利不治而自止矣。按葛根能引胃中清阳上行，故凡下利多用之。赵嗣真曰：合病者，二阳经或三阳经同病不传者也；并病者，一经先受病，又过一经，病之传者也。如太阳阳明若并而未尽，是传未过，仲景所谓太阳证不罢，面赤，阳气怫郁，在表不得越，烦躁短气是也，犹当汗之，以各半汤。若并之已尽，是谓传过，仲景所谓太阳证罢，潮热，手足汗出，大便硬而谵语是也，法当下之，以承气汤。是知传则入腑，不传则不入腑，并病传变有如此。仲景治太阳阳明合病，主葛根汤；太阳少阳合病，主黄芩汤；少阳阳明合病，主承气汤。三阴有两感而无合病。《此事难知》云：足太阳为诸阳之首，故多传变。太阳传阳明，水传土也，谓之微邪，又谓巡经得度传；太阳传少阳，谓之越经传；太阳传太阴，谓之误下传；太阳传少阴，谓之表里传。水胜火，火胜水，此南北二方之变，顷刻害人，辨之不早，必成不救。太阳传厥阴，谓之首尾传；三阴不至于首，唯厥阴与督脉上行，与太阳相接，又名巡经得度传，灾变至重，不为不多矣。

葛根四两　麻黄　生姜各三两　桂枝　芍药　甘草各二两，炙　大枣十二枚

此足太阳药也。成氏曰：轻可去实，葛根、麻黄之

属是也。此以中风表实，故加二物于桂枝汤中。仲景以有汗、无汗定伤风、伤寒之别。有汗为伤风，用桂枝加葛根汤，不用麻黄；无汗为伤寒，用此汤。张元素曰：二汤加葛根，所以断太阳入阳明之路，非太阳药也。若太阳初病便服升、葛，是反引邪气入阳明也。周扬俊曰：不去麻黄，复加葛根大开肌肉之药，不虑大汗无制乎？故以桂枝监之，且以芍药收之。喻嘉言曰：仲景于太阳带阳明证，其风伤卫，则桂枝汤中加葛根，寒伤营，则麻黄汤中加葛根；太阳带少阳证，其风伤卫，则桂枝汤中加柴胡，寒伤营，则麻黄汤中加柴胡。合并之病亦然，则阳明以葛根为主药，少阳以柴胡为主药矣。乃少阳经专用小柴胡汤，而阳明经不用葛根汤，何耶？此有二义，太阳而略兼阳明，则以方来之阳明为重，故加葛根，阳明而尚兼太阳，则以未罢之太阳为重，故不加葛根，恐葛根大开肌肉，则津液尽从外泄耳。小儿布痘见点之时亦忌之，今人知忌升麻而恣用葛根，儿命遭枉者多矣。又曰：《金匮》论痉病于风木主事之时，巳申不可汗下之戒。夫妄下损阴，则筋失所养而痉；妄汗亡阳，则脉失所养而拘急。及遇无汗之刚痉，又不得不用葛根汤取其微汗。至于下法，全不示戒，且云可与大承气汤，见身内之阴为外热所耗，容有不得不下之证，但十中不得一二，终非可训之定法。略举其端，听用者之裁酌耳。

本方除麻黄，名桂枝加葛根汤仲景，治前证汗出恶风者。本方加半夏，名葛根加半夏汤仲景，治太阳阳明合病，不下利，但呕此又以利不利辨伤寒、伤风之不同也。寒为阴，阴性下行，里气不和，故利而不呕；风为阳，阳性上行，里气逆而不下，故呕而不利。加半夏以下逆气。本方加黄芩，名葛根解肌汤，治发热恶寒，头痛项强，伤寒温病。

麻黄附子细辛汤 少阴表证 仲景

治伤寒少阴证始得之，反发热，脉沉者。少阴证，脉微细，但欲寐是也。太阳膀胱与少阴肾相为表里，肾虚，故太阳之邪直入而脉沉，余邪未尽入里而表热。此证谓之表里相传，非两感也。

麻黄 细辛各二两 附子一枚，炮 先煮麻黄，去沫，内诸药煎。

此足少阴药也。太阳证发热，脉当浮，今反沉，少阴证脉沉，当无热，今发热，故曰反也。热为邪在表，当汗，脉沉属阴，又当温，故以附子温少阴之经，以麻黄散太阳之寒而发汗，以细辛肾经表药联属其间，是汗剂之重者。赵嗣真曰：仲景太阳篇云：病发热头痛，脉反沉，身体疼痛，当救其里，宜四逆汤。少阴篇云：少阴病始得之，反发热，脉沉者，麻黄附子细辛汤。均是发热脉沉，以其头痛，故属太阳阳证。脉当浮而反不能浮者，以里久虚寒，正气衰微，又身体疼痛，故宜救里，使正气内强，逼邪外出，而干姜、附子亦能出汗而散。假令里不虚寒而脉浮，则正属太阳麻黄证矣。均是脉沉发热，以无头痛，故名少阴病。阴病当无热，今反热，寒邪在表，未全传里，但皮肤郁闭为热，故用麻黄、细辛以发表，熟附子以温少阴之经。假使寒邪入里，外必无热，当见吐利厥逆等证，而正属少阴四逆汤证矣。由此观之，表邪浮浅，发热之反犹轻，正气衰微，脉沉之反为重，此四逆汤不为不重于麻黄附子细辛汤矣，又可见熟附配麻黄，发中有补，生附配干姜，补中有发，仲景之旨微矣。按伤寒传入三阴，尚有在经表证，如太阴有桂枝加芍药汤，少阴有麻黄附子细辛汤，厥阴有当归四逆汤之类，皆阴经表药也。又按少阴虽有反热而无头痛，厥阴虽有头痛而无身热，且痛不如阳经之甚。若身热头痛全者，则属阳证。《医贯》曰：有头痛连脑者，此系少阴伤寒，宜麻黄附子细辛汤，不可不知。喻嘉言曰：仲景太阳经但有桂枝加附子法，并无麻黄加附子法。太阳无脉微恶寒之证，不当用附子。若见脉微恶寒，吐利烦躁等证，则亡阳已在顷刻，又不当用麻黄矣。又曰：三阴表证与三阳迥异。三阴必以温经之药为表，而少阴尤为紧关，俾外邪出而真阳不出，方合正法。经又曰：少阴病吐利，手足不逆冷，反发热者，不死。脉不至者，灸少阴七壮。此又以阳气为主。少阴吐利，法当厥逆，以无阳也。发热为阳气犹存，故不死。

本方去细辛，加甘草，名麻黄附子甘草汤仲景，治少阴病得之二三日，无证者，当微发汗。得之二三日，较初得之为缓；无证，无吐利厥逆里证也。用此汤微发汗以散之，是汗剂之轻者。周扬俊曰：言无里证，则亦有反发热之表在可知也。二方皆治少阴表证，少阴无发汗之法，汗之必至亡阳，惟此二证用之。《金匮》用本方治少阴水证，少气脉沉虚胀。

升麻葛根汤 阳明升散 钱仲阳

治阳明伤寒中风，头疼身痛，发热恶寒，无汗口渴，目痛鼻干，不得卧，及阳明发斑，欲出不出，寒暄不时，人多疾疫。三阳皆有头痛，故头痛属表。六经皆有身痛，在阳经则烦痛拘急。风寒在表，故发热恶寒；寒外束，故无汗；热入里，故口渴；阳明脉络鼻夹目，故目痛鼻干；阳明属胃，胃不和，故卧不安；阳邪入里，里实表虚，故发斑，轻如蚊点为疹，重若绵纹为斑。

升麻三钱　葛根　芍药各二钱　甘草一钱，炙　加姜煎。如头痛，加川芎、白芷川芎为通阴阳血气之使，白芷专治阳明头痛；身痛背强，加羌活、防风此兼太阳，故加二药；热不退，春加柴胡、黄芩、防风少阳司令，柴、芩少阳经药，夏加黄芩、石膏清降火热；头面肿，加防风、荆芥、连翘、白芷、川芎、牛蒡、石膏升散解毒；咽痛，加桔梗清肺，利膈咽；斑出不透，加紫草茸音戎。紫草凉血润肠，用茸者，取其初得阳气，触类升发；脉弱，加人参；胃虚食少，加白术；腹痛，倍芍药和之。

此足阳明药也。阳明多气多血，寒邪伤人，则血气为之壅滞，辛能达表，轻可去实，故以升、葛辛轻之品发散阳明表邪；阳邪盛则阴气虚，故用芍药敛阴和血，又用甘草调其卫气也云岐子曰：葛根为君，升麻为佐，甘草、芍药以安其中；升麻、甘草升阳解毒，故又治时疫时疫感之，必先入胃，故用阳明胃药。斑疹已出者勿服，恐重虚其表也麻痘已见红点，则不可服。阳明为表之里，升麻阳明正药，凡斑疹欲出未出之际，宜服此汤以透其毒，不可妄服寒剂以攻其热，又不可发汗攻下，虚其表里之气。如内热甚，加黄连、犀角、青黛、大青、知母、石膏、黄芩、黄柏、玄参之类；若斑热稍退，潮热谵语，不大便，可用大柴胡加芒硝调胃承气下之。伤寒未入阳明者勿服，恐反引表邪入阳明也。

柴葛解肌汤　太阳阳明　节庵制此以代葛根汤

治太阳阳明合病，头目眼眶痛，鼻干不眠，恶寒无汗，脉微洪。太阳脉起目内眦，上额交巅，阳明脉上至额颅，络于目，风寒上干，故头痛、目痛、眶痛也。恶寒无汗属太阳，鼻干不眠属阳明，脉洪将为热也。节庵曰：此阳明在经之邪，若正腑病，另有治法。

柴胡　葛根　羌活　白芷　黄芩　芍药　桔梗　甘草　加姜、枣、石膏一钱，煎服。无汗恶寒甚者，去黄芩；冬月加麻黄，春月少加，夏月加苏叶。

此足太阳、阳明药也。寒邪在经，羌活散太阳之邪用此以代麻黄，芷、葛散阳明之邪，柴胡散少阳之邪此邪未入少阳，而节庵加用之；寒将为热，故以黄芩、石膏、桔梗清之三药并泄肺热，以芍药、甘草和之也。

柴胡升麻汤　少阳阳明　《局方》

治少阳阳明合病，伤风，壮热恶风，头痛体痛，鼻塞咽干，痰盛咳嗽，唾涕稠粘，及阳气郁遏，元气下陷，时行瘟疫。刘宗厚曰：伤风一证，仲景与伤寒同论，虽有麻黄、桂枝之分，至于传变之后，亦未尝悉分之也。诸家皆与感冒四气并中风条混治，惟陈无择别立伤风一方在四淫之首，且依伤寒以太阳为始，分注六经，可谓详密。但风本外邪，诸方例用解表发表，然受病之源亦有不同。若表虚受风，专用发表之药，必至汗多亡阳之证；若内挟痰热而受风，亦宜内外交治，不可专于解表也。或曰：此云表虚，与伤寒中风表虚同欤？予曰：不同也。彼以太阳中风，而于有汗无汗分虚实，实者加麻黄，虚者加葛根，俱解表也；此云表虚者，当固守卫气而散风者也。

柴胡　前胡　黄芩各六钱　升麻五钱　葛根　桑白

皮各四钱　荆芥七钱　赤芍　石膏各一两　加姜三片、豉二十粒，煎。

此足少阳、阳明药也。阳明而兼少阳，则表里俱不可攻，只宜和解在经宜和。柴胡平少阳之热，升、葛散阳明之邪三药皆能升提清阳；前胡消痰下气而解风寒，桑皮泻肺利湿而止痰嗽；荆芥疏风热而清头目，赤芍调营血而散肝邪；黄芩清火于上中二焦，石膏泻热于肺胃之部风壅为热，故以石膏辛寒为君；加姜、豉者，取其辛散而升发也。

九味羌活汤　解表通剂　即羌活冲和汤　张元素

治伤寒伤风，憎寒壮热，头痛身痛，项痛脊强，呕吐口渴，太阳无汗，及感冒四时不正之气，温病热病。有物有声曰呕，气逆则呕；有物无声曰吐，胃寒则吐，胃热亦吐。邪热在表则不渴，传里则渴。四时不正之气，谓时当热而反大凉，时当寒而反大温，非时而有其气也。冬时伤寒不即病者，至春而变为温病，至夏而发为热病。余证解见前。

羌活　防风　苍术各钱半　细辛五分　川芎　白芷　生地黄　黄芩　甘草各一钱　加生姜、葱白，煎。如风证自汗者，去苍术发汗，加白术、黄芪发表而即实表，譬驱寇者随关门也；胸满，去地黄，加枳壳、桔梗；喘，加杏仁；夏，加石膏、知母；汗下兼行，加大黄。

此足太阳例药，以代桂枝、麻黄、青龙、各半等汤也。药之辛者属金，于人为义，故能匡正黜邪，羌、防、苍、细、芎、芷皆辛药也。羌活入足太阳，为拨乱反正之主药除关节痛，痛甚无汗者倍之；苍术入足太阴，辟恶而去湿能除湿下气及安太阳，使邪气不致传足太阴脾；白芷入足阳明，治头痛在额，川芎入足厥阴，治头痛在脑，细辛入足少阴，治本经头痛，皆能驱风散寒，行气活血；而又加黄芩入手太阴，以泄气中之热，生地入手太阴，以泄血中之热黄芩苦寒，生地寒滞，二味苟用于发热之后则当，若未发热犹当议减也；防风为风药卒徒，随所引而无不至，治一身尽痛，为使无汗宜倍用；甘草甘平，用以协和诸药也。药备六经，治通四时，用者当随证加减，不可执一。张元素曰：有汗不得用麻黄，无汗不得用桂枝。若未瘥，则其变不可言，故立此方，使不犯三阳禁忌，为解表神方。冬可治寒，夏可治热，春可治温，秋可治湿，是诸路之应兵，代麻黄等诚为稳当，但阴虚气弱之人在所禁耳。

十神汤 感冒时气 《局方》

治时气瘟疫，风寒两感，头痛发热，恶寒无汗，咳嗽，鼻塞声重。感冒四时不正之气，谓之时气；天灾流行，沿门阖境传染相似，谓之瘟疫。头痛发热，恶寒无汗，邪在表也。咳嗽，鼻塞声重，风寒两感，故表实而气为之不利也。按伤风寒而咳嗽者，其感为轻。

麻黄　葛根　升麻　川芎　白芷　紫苏　甘草　陈皮　香附　赤芍药等分　加姜、葱白，煎。

此阳经外感之通剂也。吴鹤皋曰：古人治风寒，必分六经见证用药。然亦有发热头痛，恶寒鼻塞，而六经之证不甚显者昂按：前证亦阳经之可辨者，亦总以疏表利气之药主之。是方也，川芎、麻黄、升麻、干葛、白芷、紫苏、陈皮、香附皆辛香利气之品，故可以解感冒气塞之证诸药以散表邪，陈、附以导里气，而又加芍药和阴气于发汗之中，加甘草和阳气于疏利之队也吴绶曰：此汤用升麻、葛根，能解利阳明瘟疫时气，非正伤寒之药。若太阳伤寒发热用之，则引邪入阳明，传变发斑矣，慎之。

神术散 伤寒无汗 海藏

治内伤冷饮，外感寒邪，而无汗者。内伤冷饮，则寒湿停于中。经曰：其寒饮食入胃则肺寒，肺寒则内外合邪。是伤寒亦有由内而得者，不特外感风寒而已也。寒能涩血，故无汗。亦治刚痉。太阳纯伤风伤寒则不发痉，惟先伤风后伤寒，先伤风后伤湿，及太阳过汗，湿家过汗，产后血虚，破伤风，皆发痉。其证头摇口噤，手足搐搦，项背反张，无汗为刚痉，有汗为柔痉，亦有刚柔不分者。不可纯作风治，宜清热化痰，疏风养血，亦有用大承气者。凡阳痉不厥逆，其厥逆者皆阴痉也，宜附子汤、附子防风散、桂心白术汤。

苍术制　防风各二两　甘草一两，炙　加生姜、葱白，煎。如太阳证，发热恶寒，脉浮紧者，加羌活；浮紧带洪者，是兼阳明，加黄芩；浮紧带弦数者，是兼少阳，加柴胡；妇人，加当归。

此足太阳药也。防风辛温升浮，除风胜湿，为太阳主药；苍术甘温辛烈，散寒发汗，辟恶升阳能升胃中阳气；加甘草者，发中有缓也。按：神术、白术二汤乃海藏所制，以代桂枝、麻黄二汤者也。喻嘉言曰：此海藏得意之方，盖不欲无识者轻以麻黄、桂枝之热伤人也。昌明仲景，不得不表扬海藏之功。

本方除苍术，加白术二两，姜三片，不用葱，名白术汤海藏，治前证有汗者二术主治略同，第有止汗、发汗之异，亦治柔痓有汗为柔痓。风而兼湿，故多汗。

太无神术散：苍术泔浸、厚朴姜汁炒，各一钱，陈皮去白，二钱，甘草炙、藿香、石菖蒲各钱半，治感山岚瘴气，憎寒壮热，一身尽痛，头面肿大，瘴疟时毒。湿热时毒，感于口鼻，传入阳明，邪正交争，阴胜则憎寒，阳胜则壮热，流于百节，则一身尽痛，上行头面，则为肿大，名大头瘟。苍术辛烈，升阳辟恶，燥湿解郁，厚朴苦温，除湿散满，化食厚肠；陈皮理气，通利三焦，甘草和中，匡正脾土。此即平胃散而重用陈皮为君者也。盖人之一身以胃气为主，胃气强盛，则客邪不能入，故治外邪必以强胃为先也。加藿香、菖蒲，取其辛香通窍，亦能辟邪而益胃也。吴鹤皋曰：太无此方但理脾胃，而解瘴之妙自在其中，不愧为丹溪之师矣。

局方神术散：苍术二两，川芎、白芷、羌活、藁本、细辛、炙甘草各一两，每服四钱，加姜、葱，煎。治伤风头痛无汗，鼻塞声重，及风寒咳嗽，时行泄泻。头痛鼻塞咳嗽，是伤风也。伤风应有汗，若无汗是挟寒也。飧泄下利者，清阳不升，木邪克土，风兼湿也。苍、藁、辛、羌、芎、芷各走一经，祛风发汗而胜湿，散三阳之邪而能升清者也。加甘草者，缓其中也。

许学士神术散：苍术一斤，脂麻五钱，研酱，枣五十枚取肉捣丸。治水饮结成澼囊。水饮结成窠囊，非苍术辛烈雄壮不能破之。加脂麻者，润其燥也；用枣肉者，补土以制水也。

九制苍术散：茅山苍术九蒸九晒，为末，治痰饮腹痛。

葱豉汤 太阳发汗 《肘后》

治伤寒初觉，头痛身热，脉洪，便当服此。

葱白一握 豉一升 煎服，取汗出。如无汗，加葛根三两崔氏同。

此足太阳药也。葱通阳而发汗葱空中，为肺菜，散手太阴、阳明之邪，豉升散而发汗。邪初在表，宜先服此以解散之，免用麻黄汤者之多所顾忌，用代麻黄者之多所纷更也。

本方去淡豉，加生姜，名连须葱白汤《活人》，治同。

人参败毒散 感冒时行 《活人》

治伤寒头痛，憎寒壮热，项强睛暗，鼻塞声重，风痰咳嗽，及时气疫疠，岚瘴鬼疟，或声如蛙鸣，赤眼口疮，湿毒流注，脚肿腮肿，喉痹毒痢，诸疮斑疹。风寒在表，则恶寒发热，头痛项强；风寒在肺，则鼻塞声重，痰多咳嗽；声如蛙鸣，俗名蛤蟆瘟，邪气实也；风寒湿热之气上干则目赤口疮，下流则足肿，伤于阳明则腮肿，结于少阴则喉痹，壅于肠胃则毒痢，注于皮肤则疮疹。

人参 羌活 独活 柴胡 前胡 川芎 枳壳 桔梗 茯苓各一两 甘草五钱 每服一两，加姜三片、薄荷少许，煎。口干舌燥，加黄芩；脚气，加大黄、苍术；肤痒，加蝉蜕。

此足太阳、少阳、手太阴药也。羌活入太阳而理游风，独活入少阴而理伏风，兼能去湿除痛；柴胡散热升清，协川芎和血平肝，以治头痛目昏；前胡、枳壳降气行痰，协桔梗、茯苓以泄肺热而除湿消肿；甘草和里而发表，人参辅正以匡邪。疏导经络，表散邪滞，故曰败毒。喻嘉言曰：风湿热三气门中，推此方为第一。三气合邪，岂易当哉？其气互传，则为疫矣。方中所用皆辛平，更有人参大力者荷正以祛邪，病者日服二三剂，使疫邪不复留，讵不快哉？奈何俗医减去人参，曾与他方有别耶？又曰：伤寒宜用人参，其辨不可不明。盖人受外感之邪，必先汗以驱之。惟元气旺者，外邪始乘药势以出。若素弱之人，药虽外行，气从中馁，轻者半出不出，重者反随元气缩入，发热无休矣。所以虚弱之体必用人参三五七分入表药中，少助元气，以为驱邪之主，使邪气得药一涌而出，全非补养衰弱之意也。即和解药中，有人参之大力者居间，外邪遇正自不争而退舍，否则邪气之纵悍，安肯听命和解耶？不知者谓伤寒无补法，邪得补而弥炽，即痘疹疟痢，以及中风、中痰、中寒、中暑、痈疽、产后，初时概不敢用，而虚人之遇重病，可生之机悉置不理矣。古方表汗用五积散、参苏饮、败毒散，和解用小柴胡、白虎汤、竹叶石膏汤等方，皆用人参领内邪外出，乃得速愈，奈何不察耶？外感休虚之人，汗之热不退，下之和之，热亦不退，大热呻吟，津液灼尽，身如枯柴，医者技穷，正为元气已漓，故药不应手耳。倘元气未漓，先用人参三五七分领药深入驱邪，何至汗和不应耶？东垣治内伤外感，用补中益气加表药一二味热服，而散外邪有功。于古伤寒专科，从仲景至今，明贤方书无不用参，何为今日医家弃除不用，全失相传宗旨，使体虚之人百无一活，曾不悟其害之也。盖不当用参而杀人者，是与芪、术、归、桂、姜、附等药同行，温补之误，不谓与羌、独、柴、前、芎、半、枳、桔、芩、膏等药同行，汗和之法所致也，安得视等砒鸩耶？嘉靖己未，江淮大疫，用败毒散倍人参，去前胡、独活，服者尽效。万历己卯大疫，用本方复效。崇祯辛巳壬午大饥大疫，道馑相望，汗和药中惟加人参者多活。更有发斑一证最毒，惟加参于消斑药中，全活甚众。凡饥馑兵荒之年，饮食起居不节，致患时气者，宜用此法。

本方除人参，名败毒散，治同。有风热，加荆芥、防风，名荆防败毒散，亦治肠风下血清鲜血鲜者为肠风，随感而见也；血瘀者为脏毒，积久而发也。本方去人参，加连翘、金银花，名连翘败毒散，治疮毒。除人参，加黄芩，名败毒加黄芩汤，治温病不恶风寒而渴。除人参，加大黄、芒硝，名硝黄败毒散，消热毒壅积。败毒散合消风散，名消风败毒散见风门，治风毒瘾疹，及风水皮水在表，宜从汗解者。本方加陈廪米，名仓廪散，治噤口痢。乃热毒冲心，食入则吐。单陈廪米煎汤，治痢后大渴，饮水不止。

川芎茶调散 升散风热 《局方》

治诸风上攻，正偏头痛，恶风有汗，憎寒壮热，鼻塞痰盛，头晕目眩。偏正头痛者，风中于脑，作止无时也；中风，故有汗恶风；风邪在表，故憎寒壮热；风寒伤于皮毛，腠理密致不得泄越，气并于鼻，故塞。火升故痰盛，痰热上攻，故头晕目眩。

薄荷八钱　川芎　荆芥各四钱　羌活　白芷　甘草炙，各一钱　防风钱半　细辛一钱　每三钱，食后茶调服。一方加菊花一钱，僵蚕三分，名菊花茶调散，治头目风热，菊花清热明目，僵蚕消风化痰。

此足三阳药也。羌活治太阳头痛，白芷治阳明头痛，川芎治少阳头痛，细辛治少阴头痛，防风为风药卒徒，皆能解表散寒；以风热在上，宜于升散也，头痛必用风药者，以巅顶之上惟风可到也，薄荷、荆芥并能消散风热，清利头目，故以为君辛香轻清，能入肝经气分而搜风热，肝风散则头目清明，同诸药上行，以升清阳而散郁火清阳不升，则浊阴上干，故头痛；加甘草者，以缓中也；用茶调者，茶能上清头目也。《汤液》云：茶苦寒下行，如何是清头目？陈嘉谟曰：火下降则上自清矣。凡头痛用羌、防、芎、芷辛温等药，由风木虚，土寡于畏，壅塞而成痛，故用此助肝以升散之也。若服辛散药反甚者，则宜用酸涩收而降之乃愈。

再造散 阳虚无汗 节庵

治阳虚不能作汗。陶节庵曰：治头痛项强，发热恶寒无汗，服发汗药一二剂，汗不出者，为阳虚不能作汗，名曰无阳证。庸医不识，不论时令，遂以麻黄重药劫取其汗，误人死者多矣。

人参　黄芪　桂枝　甘草　附子炮　细辛　羌活　防风　川芎　煨姜　枣二枚，加炒芍药一撮，煎。夏，加黄芩、石膏。

此足太阳药也。经曰：阳之汗，以天之雨名之。太阳病汗之无汗，是邪盛而真阳虚也，故以参、芪、甘草、姜、桂、附子大补其阳，而以羌、防、芎、细发其表邪；加芍药者，于阳中敛阴，散中有收也。昂按：汗即血也，血和而后能汗，故加芎、芍亦以调营。节庵曰：人第知参、芪能止汗，而不知其能发汗，以在表药队中则助表药而能解散也。东垣、丹溪治虚人感冒，多用补中益气加表药，即同此意也。

大羌活汤 两感伤寒 洁古

治两感伤寒。《内经》曰：伤寒一日，巨阳受之，太阳经脉循腰脊，经头项，故头项痛，腰脊强；二日阳明受之，阳明主肉，其脉侠鼻，络于目，故身热目疼而鼻干，不得卧；三日少阳受之，少阳主胆，其脉循胁，络于耳，故胸胁痛而耳聋；四日太阴受之，太阴脉布胃中，络于嗌，故腹满而嗌干；五日少阴受之，少阴脉贯肾，络于肺，系舌本，故口燥舌干而渴；六日厥阴受之，厥阴脉循阴器，络于肝，故烦满而囊缩。两感者，一日则太阳与少阴俱病，有头痛项强者而又口干烦渴也；二日则阳明与太阴俱病，有身热谵语而又腹满不饮食也；三日则少阳与厥阴俱病，有胁痛耳聋而又囊缩厥逆也。此阴阳表里俱病，欲汗之则有里证，欲下之则有表证，故《内经》、仲景皆云必死。吴鹤皋曰：易老制此方，意谓传经者皆为阳邪，一于升阳散热，滋阴养脏，则感之浅者尚或可平也。

羌活　独活　防风　细辛　防已　黄芩　黄连　苍术　白术　甘草炙，各三钱　知母　川芎　生地黄各一两

每服五钱，热饮。

此阴阳两解之药也。气薄则发泄，故用羌、独、苍、防、芎、细祛风发表，升散传经之邪；寒能胜热，

故用芩、连、知母、生地、防己清热利湿，滋培受伤之阴；又用白术、甘草以固中州而和表里之气，升不至峻，寒不至凝，间能回九死于一生也。仲景书两感无治法。又云：两感病俱作，治有先后，如表证急当先救表，里证急者当先救里。李梴曰：表里俱急者，大羌活汤；阳证体痛而不下利者为表急，先以葛根、麻黄解表，后以调胃承气攻里；阴证身痛而下利不止者为里急，先用四逆救里，后以桂枝救表；阴阳未分者，陶氏冲和汤探之。古法一日太阳少阴，五苓散主之，头痛加羌活、防风，口渴加黄柏、知母；二日阳明太阴，大柴胡汤；三日少阳厥阴危甚，大承气加川芎、柴胡救之。刘宗厚曰：伤有兼风兼湿不同，表里俱实俱虚之异，大抵俱虚为多。脉从阳者可治，从阴者难治。

桂枝羌活汤 太阳疟疾 《机要》

治疟疾发在处暑以前，头项痛，脉浮，有汗恶风。

桂枝 羌活 防风 甘草等分 每服五钱，迎其发而服之。或吐，加半夏曲；无汗，桂枝易麻黄，名麻黄防风汤。按：二汤《机要》以之治疟，实发表通用之剂。

此足太阳药也。疟分六经，故仿仲景伤寒例，以防风、羌活散太阳之邪，而以桂枝、麻黄分主有汗无汗也。朱丹溪曰：凡治疟，无汗要有汗，散邪为主，带补；有汗要无汗，扶正为主，带散。河间曰：疟发，寒热大作，此太阳阳明合病，汗出不止，知为热也，阳盛阴虚之证，不治必传入阴经，桂枝芍药汤主之：桂枝三钱，芍药、黄芪、知母、石膏各一两。如寒热转大者，桂枝黄芩汤和之：小柴胡加桂枝、知母、石膏；外邪已罢，内邪未已，用柴胡、大承气等下之。

涌吐之剂

邪在表宜汗，在上焦宜吐，在中下宜下，此汗吐下三法也。若邪在上焦而反下之，则逆其性矣，经曰其高者因而越之，又曰在上者涌之是也。先贤用此法者最多，今人惟知汗下，而吐法绝置不用，遇当吐者而不行涌越，使邪气壅结而不散，轻病致重、重病致死者多矣。朱丹溪曰：吐中就有发散之义。张子和曰：诸汗法古方多有之，惟以吐发汗者世罕知之，故予尝曰吐法兼汗，以此夫。

瓜蒂散 吐实邪　仲景

治卒中痰迷，涎潮壅盛，颠狂烦乱，人事昏沉，五痫痰壅，及火气上冲，喉不得息，食填太阴，欲吐不出痰壅上膈，火气上冲，食停上脘，并当用吐法，伤寒如桂枝证，头不痛，项不强，寸脉微浮，胸中痞硬，气上冲喉不得息者，胸有寒也，当吐之。汗出恶风，头痛项强，为桂枝证具，为邪在表，今无头痛项强而脉微浮，胸痞硬，则不在表而未入里，为邪在胸中，胸中与表相应，故宜吐。亦治诸黄急黄。卒然发黄，心满气喘，命在须臾，曰急黄，或服此散，或搐鼻，或加丁香。

甜瓜蒂炒黄　赤小豆　为末，熟水或酸齑水调下，量人虚实服之。吐时须令闭目，紧束肚皮。吐不止者，葱白汤解之；良久不出者，含砂糖一块，即吐。诸亡血虚家、老人产妇血虚脉微者，俱不可服。非尺脉绝者，不宜便服此，恐损胃气。若止胸中窒塞闷乱，以物探之，得吐即止。如探不出，方以此汤吐之。如头额两太阳痛者，令病人噙水一口，以此散一字吹入鼻中，出黄水即愈。

此足太阳、阳明药也。胸中痰食与虚烦者不同，越以瓜蒂之苦，涌以赤小豆之酸，吐去上焦有形之物，则水得舒畅，天地交而万物通矣。当吐而胃弱者，改用参芦。《十剂》曰：燥可去湿，桑白皮、赤小豆之属是也。赤豆、瓜蒂并能行水湿痰涎，头痛胸满，寒热，脉紧不大者，并宜此散吐之。或问：何谓木郁？曰：厥阴少阳属木，于令为春，乃人身生发之气也。食者阴物也，脾胃者坤土也，饮食填塞太阴，则土盛而反侮木，生气不得上升而木郁矣。吐去上焦有形之物，则木得条达，而遂其升生之性矣。

本方除赤豆，名独圣散，治太阳中暍音谒，暑也，身重痛而脉微弱夏日伤冷水，水渍皮肤中，郁遏其外出之阳，反中入内，故身热重痛，以瓜蒂搐去胸中之水，则皮中之水自行。本方除赤豆，加防风、藜芦，名三圣散子和，本方除赤豆，加郁金、韭汁，鹅翎探吐，亦名三圣散，治中风风痫，痰厥头痛。本方除赤豆，加全蝎五分，吐风痰。本方加淡豉，治伤寒烦闷。瓜蒂、栀、豉皆吐剂，要知瓜蒂吐痰食宿寒，栀、豉吐虚烦客热。如未经汗下，邪郁胸膈而痞满者谓之实，宜瓜蒂散，此重剂也；已经汗吐下，邪乘虚客胸中而懊侬者为虚烦，宜栀豉汤，此轻剂也。丹溪用瓜蒂、栀子、苦参、藜芦等剂累吐许白云先生，不透，后以附子尖和浆水与之，始得大吐也。

参芦散 吐虚痰

治虚弱人痰涎壅盛。

人参芦研为末，水调下一二钱，或加竹沥和服竹沥滑痰。

此手太阴、足太阳药也。经曰：在上者因而越之。痰涎上壅，法当涌之，病人虚羸，故以参芦代藜芦、瓜蒂，宜犹带补，不致耗伤元气也。朱丹溪曰：人参补阳中之阴，芦反泻太阴之阳，亦犹麻黄根节不同。

栀子豉汤 吐虚烦 仲景

治伤寒汗吐下后，虚烦不眠，剧者反复颠倒，心下懊侬，及大下后身热不退，心下结痛，或痰在膈中。汗吐下后，正气不足，邪气乘虚结于胸中，故烦热懊侬。烦热者热而烦扰，懊侬者懊恼侬闷也。昼动为阳，夜卧主阴，阳热未散，阴气未复，故不得眠。身热去而心结痛者，热尽入里，则为结胸，热不去而结痛者，客热散漫为虚烦，热仍在表，故当越之。

栀子十四枚　淡豉四合　服令微吐。仲景曰：病人旧微溏者，不可与服。

此足太阳、阳明药也。烦为热胜，栀子苦寒，色赤入心，故以为君；淡豉苦能发热，腐能胜焦肾气为热，心气为焦。豉蒸罯而成，故为腐，助栀子以吐虚烦，故以以为臣。酸苦涌泄为阴也，此吐无形之虚烦。若膈有实邪，当用瓜蒂散。王海藏曰：烦，气也，躁，血也。烦出于肺，躁出于肾，故用栀子治肺烦，香豉治肾躁，亦用作吐药，以邪在上焦，吐之则邪散，经所谓在上者因而越之也。或问：烦躁皆心为之，何谓烦出于肺，躁出于肾？曰：热则烦，热甚则躁。烦为阳，躁为阴，大抵皆心火为病。火旺则金躁而水亏，惟火独在，故肺肾合而为烦躁。按：大便软者为吐证，大便秘者为下证。若大便微溏者，不可服，以里虚寒在下，虽烦，非蕴热也。若宿食而烦躁者，栀子大黄汤主之。

本方加甘草，名栀子甘草豉汤仲景，治前证兼少气者甘以补之。本方加生姜，名栀子生姜豉汤仲景，治前证兼呕者辛以散之。本方除淡豉，加干姜，名栀子干姜汤仲景，治伤寒误下，身热不去，微烦者栀子以解热烦，干姜以温误下。本方除淡豉，加厚朴、枳实，名栀子厚朴汤仲景，治伤寒下后，心烦腹满栀子涌虚烦，枳、朴泄腹满，亦表里两解之法。本方加大黄、枳实，名栀子大黄汤仲景，治酒疸发黄，心中懊侬或热痛，亦治伤寒食复轻则消导，重乃吐下。本方加枳实，名枳实栀子豉汤仲景，治伤寒劳复伤寒新瘥，血气未平，余热未尽，作劳动病者为劳复，伤食者为食复。本方加薤白，名豉薤汤张文仲，治伤寒下利如烂肉汁，赤滞下，伏气腹痛，诸热证滞下，痢也。栀、豉苦寒，能升能散；薤白辛温，能开胸痹及大肠气滞。本方加犀角、大青，名犀角大青汤，治斑毒热甚，头痛。

稀涎散 中风吐痰

治中风暴仆，痰涎壅盛，气闭不通，先开其关，令微吐稀涎，续进他药不可令大吐，醒后不可大投药饵，缓缓调治，过恐伤人。亦治喉痹不能进食。

皂角四挺，去皮弦，炙　白矾一两　为末，温水调下五分。或加藜芦藜芦能吐风痰，善通顶，令人嚏。

此足太阴、厥阴药也。吴鹤皋曰：清阳在上，浊阴在下，天冠地履，无暴仆也。若浊邪逆上，则清阳失位而倒置矣，故令人暴仆。所以痰涎壅塞者，风盛气涌使然也。经曰：病发于不足，标而本之。先治其标，后治其本，故不与疏风补虚，而先吐其痰涎。白矾酸苦能涌泄，咸能软顽痰，故以为君；皂角辛能通窍，咸能去垢，专制风木，故以为使，固夺门之兵也。师曰：凡吐中风之痰，使咽喉疏通，能进汤药便止。若尽攻其痰，则无液以养筋，令人挛急偏枯，此其禁也。按：痰不可尽攻，不独中风也。朱丹溪曰：胃气亦赖痰以养，不可尽攻，攻尽则虚而愈剧。

张子和加藜芦、常山、甘草，名常山散，吐疟痰甘草合常山必吐。本方加雄黄、藜芦，名如圣散，为末搐鼻，治缠喉急痹，牙关紧闭。

干霍乱吐方 霍乱 《三因》

治干霍乱，欲吐不得吐，欲泻不得泻，腹中大痛者。霍乱，挥霍撩乱也。外有所感，内有所伤，阴阳乖隔，邪正交争，故上吐下泻而中绞痛也。邪在上焦则吐，在下焦则泻，在中焦则吐泻交作，此湿霍乱，证轻易治。若不能吐利，邪不得出，壅遏正气，关格阴阳，其死甚速，俗名搅肠痧，切勿与谷食，即米汤下喉亦死。

烧盐，热童便　三饮而三吐之。

此足太阴、阳明药也。吐泻不得，邪结中焦，咸能软坚，可破顽痰宿食，炒之则苦，故能涌吐；童便本人身下降之气，引火下行，乃其旧路，味又咸寒，故降火甚速此由脾土郁极而不得发，以致火热内扰，阴阳不交而然。盐涌于上，溺泄于下，则中通矣。方极简易，而有回生之功，不可忽视。《准绳》曰：盐调童便，非独用以降阴之不通也，阴既不通，血亦不行，兼用行血药也。

本方单用烧盐，熟水调饮，以指探吐，名烧盐探吐法，治伤食，痛连胸膈，痞闷不通，手足逆冷，尺脉全无。食填太阴，抑遏肝胆之气，不得上升，两实相搏，故痛连胸膈；阳气不舒，故手足逆冷；下焦隔绝，故尺脉不至。咸润下而软坚，能破积聚，又能宣涌，使不化之食从上而出，则塞者通矣，亦木郁达之也。昂按：此即中食之证。有忽然厥逆，口不能言，肢不能举者，名曰食厥。若作中风、中气治之，死可立待。宜先以盐吐之，再行消食导气之药。经曰：上部有脉，下部无脉，其人当吐，不吐者死。或曰：食填太阴，胸中痞乱，两寸脉当用事，今反尺脉不见，其理安在？曰：独阳不生，独阴不长。天之用在于地下则万物生长，地之用在于天上则万物收藏，此乃天地交而万物通也。故阳火之根本于地下，阴水之源本于天上。五脏主有形之物，物者阴也，阴者水也，食塞于上，是绝五脏之源，源绝则水不下流，两尺之绝，此其理也。《千金》用此法，三饮三吐，通治霍乱蛊毒，宿食腹痛，冷气鬼气。且曰：此法大胜用药，凡有此疾，宜先用之。

攻里之剂

邪在表宜汗，邪在里宜下。人之一身元气周流，不能容纤芥之邪，稍有滞碍，则壅塞经络，隔遏阴阳而为病矣。或寒或热，或气或血，或痰或食，为证不一。轻则消而导之，重必攻而下之，使垢瘀尽去，而后正气可复，譬之寇盗不剿，境内终不得安平也。然攻下之剂须适事为宜，如邪胜而剂轻则邪不服，邪轻而剂重则伤元气，不可不审也。其攻而不峻者，别见消导门。

大承气汤　胃腑大实满　仲景

治伤寒阳明腑证，阳邪入里，胃实，不大便，发热谵语，自汗出，不恶寒，痞满燥实坚全见，杂病三焦大热，脉沉实者。阳明外证，身热汗出，不恶寒反恶热是也。此为在经，仍当汗散。若热邪已入胃腑，痞满躁实坚全见者，为当下。实则谵语，乱言无次也；虚则郑声，一语频言也。阳明多血多气，法多自汗，过汗亡液，无水以制火，胃有燥粪结而不下，故妄见妄言也。燥粪在大肠不在于胃，伤寒传胃不传大肠，然治病必求其本，且胃与大肠同为阳明燥金也。经曰：

何缘得阳明病？曰：太阳病若下，若汗，若利小便，此亡津液，胃中干燥，因转属阳明，胃实，大便难也。又曰：太阳初病，发其汗，汗先出不彻，因转属阳明。阳明证能食为中风，风阳邪，能消谷，不能食为中寒，寒阴邪，不能消谷，以此为辨。胸闷不食为痞，胸腹膨胀为满，大便枯少为燥，腹满痛不大便为实，按之硬硬为坚。亦治阳明刚痉。此太阳兼阳明证，其病胸满口噤，卧不着席，挛足龂齿而无汗，谓之刚痉。宜下之者，以阳明主润宗筋，风寒湿热伤阳明胃，津液不行，筋失所养，故以此汤下湿热，行津液。喻嘉言曰：伤寒腹满可下，胸满不可下，谓热邪尚在表也。此证入里之热极深极重，阳热既极，阴血立至消亡，小小下之，尚不能胜，必大下之，以承领其一线之阴，阴气不尽为阳所劫，因而得生者多矣。既有下多亡阴之大戒，复有急下救阴之活法，学者深造，端在斯矣。胃为水谷之海，四旁有病，皆传入胃，已入胃腑，则不复传他经。如太阳传入胃，则不更传阳明；阳明传入胃，则不传少阳；少阳传入胃，则不传三阴。经曰：阳明居中土也，万物所归，无所复传。

大黄四两，酒洗。王海藏曰：邪气居高，非酒不到。大黄若用生者，则遗高分之邪热，病愈后变生目赤，喉痹头肿，膈上热疾也　芒硝三合　厚朴半斤　枳实五枚　先煎朴实将熟，纳大黄煮二三沸，倾碗内，和芒硝服，得利则止。陶节庵曰：去实热用大黄，无枳实不通；温经用附子，无干姜不热；发表用麻黄，无葱白不发；吐痰用瓜蒂，无淡豉不涌。竹沥无姜汁，不能行经络；蜜导无皂角，不能通秘结。

此正阳阳明药也东垣曰：太阳阳明药。热淫于内，治以咸寒。气坚者以咸软之，热盛者以寒消之，故用芒硝之咸寒以润燥软坚，大黄之苦寒以泻热去瘀，下燥结，泄胃强；枳实、厚朴之苦降泻痞满实满，经所谓土郁夺之也。阳明属土，大黄治大实，芒硝治大燥大坚，二味治有形血药；厚朴治大满，枳实治痞，二味治无形气药。然非大实大满，不可轻投，恐有寒中结胸痞气之变。此大小陷胸汤之所由作也。承，顺也。《十剂》曰：通可去滞，泄可去闭。使滞者利而闭者通，正气得舒，故曰承气。仲景曰：欲行大承气，先与小承气。若腹中转矢气者，有燥屎也，可以大承气攻之；若不转矢气者，此但初硬后溏，不可攻之，攻之必胀满，不能食也。转矢气，出屁也。又曰：阳明病脉迟，汗出多，微恶寒者，表未解也，可发汗，宜桂枝汤。阳明病脉浮，无汗而喘者，发汗则愈，宜麻黄汤。此断其入阳明之路，仍从外解，则不内攻也。又曰：阳明病应发汗，医反下之，此为大逆。皆仲景慎于攻下之意也。喻嘉言曰：阳明以胃实为正，则皆下证也。阳明之邪，其来路则由太阳，凡阳明证见八九，而太阳证有一二未罢，仍从太阳而不从阳明，可汗而不可下也；其去路则趋少阳，凡阳明证虽见八九，而少阳证略见一二，即从少阳而不从阳明，汗下两不可用也。惟风寒之邪已离太阳，未接少阳，恰在阳明界内，亟为攻下，则不再传他经，津液元气两无亏损矣。庸愚无识，必待七日传经已尽，方敢议下，不知太阳有十余日不解者，若不辨经，而但计日，其误下仍在太阳。至阳明二三日内即显下证，反以计日，当面错过。及阳明已入少阳，又以计日，妄行攻下，轻者反重，重者死矣。仲景法：日数虽多，但有表证而脉浮者，犹宜发汗；日数虽少，若有里证而脉沉者，即宜下之。昂按：阳明必已入腑，方敢议下，非云界内便属可下。嘉言之言，尚有未当。古人有治恶寒战栗，用大承气下燥屎而愈者。此阳邪入里，热结于里，表虚无阳，故恶寒战栗，此阳盛格阴，乃热病，非寒证，误投热药则死矣。朱丹溪曰：初下痢腹痛，不可用参、术，然气虚胃虚者可用。

初得之亦可用大承气、调胃承气下之，看其气病血病，然后加减用药。尝治叶先生患滞下后甚逼迫，正合承气证，但气口虚，形虽实而面黄白，此必平昔过食伤胃，宁忍二三日辛苦，遂与参、术、陈、芍药十余帖，至三日后胃气稍完，与承气二帖而安。苟不先补完胃气之伤，而遽行承气，宁免后患乎？此先补后下，例之变者也。

本方加甘草等分，名三一承气汤，治大承气证腹满实痛，调胃证谵语下利，小承气证内热不便，一切伤寒杂病，蓄热内甚，燥实坚胀谓合三承气为一方也。成无己曰：若大承气证，反用小承气，则邪不服；若小承气证，反用大承气，则过伤元气，而腹满不能食。仲景所以分而治之。后人以三药合而为一，云通治三药之证，及伤寒杂病，内外一切所伤，与仲景之方甚相违戾，失轩岐缓急之旨，使病人暗受其弊，将谁咎哉？本方加柴胡、黄芩、甘草，入铁锈水三匙，坠热开结，名六一顺气汤节庵谓合三承气、三一承气、大柴胡、大陷胸六方而为一方也，治潮热自汗，发渴谵语，狂妄斑黄，腹满便实，正阳明腑病。本方加人参、甘草、当归、桔梗，姜、枣煎，名黄龙汤，治热邪传里，胃有燥屎，心下硬痛，身热口渴，谵语，下利纯清水。有燥屎，何以又下清水？陶节庵曰：此非内寒而利，乃日饮汤药而下渗也，名热结利。庸医妄谓漏底伤寒，以热药止之，杀人多矣。年老气血虚者，去芒硝。本方去芒硝，加麻仁、杏仁、芍药，蜜丸，名麻仁丸仲景，治趺阳脉浮而涩，浮则胃气强，涩则小便数，浮涩相抟，大便则难，其脾为约。趺阳，胃脉也。经曰：饮食入胃，游溢精气，上输于脾，脾气散精，上归于肺，通调水道，下输膀胱，水精四布，五经并行。是脾主为胃行其津液者也。今胃火乘脾，约束精液，但输膀胱，致小便数而大便难，故名脾约，与此汤润燥通肠。此太阳传入阳明之证，故仲景曰太阳阳明脾约是也。按成氏释此证，谓脾弱胃强，然本文但云脾约，未尝云脾弱也。喻嘉言曰：脾弱即当补矣，何为反用大黄、朴、实乎？此脾土过燥，使肠胃津液枯槁，致中消便难。使脾胃弱，非溏则泻，焉能反约少胃中之谷食乎？阳明证中，凡宜攻下者，惟恐邪未入胃，大便弗硬，又恐初硬后溏，未可妄攻，故先与小承气，试其转矢气，方可攻之，皆是虑夫脾气之弱也。若脾约证在太阳，即当下矣，何待阳明耶？朱丹溪曰：此由久病大汗大下之后，阴血枯槁，内火燔灼，热伤元气，又伤于脾而成。肺金受火，气无所摄，肺为脾子，肺耗则津亏，金耗则木寡于畏，土欲不伤，其可得乎？肺失传送，脾失转输，故大便闭而小便数也，理宜滋养阴血，使火不炽而金化行，木有制而脾土运，津液乃能入胃肠，润而通矣。此方施之热盛而气实者则安，若热盛而气血不实者，勿胶柱而鼓瑟也。

当下诸证：发汗不解，腹满痛者，急下之。下利，三部脉皆平，按之心下硬者，急下之。脉滑而数者，有宿食也，宜下之。《脉经》曰：滑为食病。仲景曰，滑则谷气实。又曰：寸脉浮大，按之反涩，尺中亦微而涩，知有宿食，宜下之。伤寒六七日，目中不了了，睛不和，无表里证，大便难，身微热者，此为实也，急下之。《内经》曰：诸脉皆属于目。《针经》曰：热病目不明。热不已者，此肾水将绝，不能照物也。阳明病发热汗多者，急下之，汗多则亡津液而内燥，宜急下以存津液。少阴病得之二三日，口燥咽干者，急下之，邪入未深，便作口燥，此肾水将干，宜急下以救欲绝之水。少阴证六七日，腹胀，不大便者，急下之，此少阴邪热入胃腑也，土胜则水干，宜急下以救肾水。少阴病自利清水，色纯青，心中必痛，口中燥者，急下之，青为肝色，肝邪乘肾，故下利，阳邪上攻，故口燥，此亦少阴传入阳明腑证也。厥阴证舌卷囊缩，宜急下之。此证仲景无治法。

按舌卷囊缩，有寒极而缩者，宜附子四逆加吴茱萸汤，并灸关元、气海，葱熨等法。又有阳明之热陷入厥阴经，阳明主润宗筋，宗筋为热所攻，弗荣而急，引舌与睾丸，故舌卷囊缩，引为热极，当泻阳以救阴。以上皆大承气证也。张兼善曰：胃为水谷之海，四旁有病，皆能传入胃。土燥则肾水干，故阳明与少阴皆有急下之条。证虽不同，其入腑之理则一，故皆用大承气。有病循衣摸床，两手撮空者，此胃热也，钱仲阳《小儿直诀》云此肝热也，亦承气汤主之。楼全善曰：尝治循衣摸床数人，皆用大补气血之剂，惟一人兼振瞤脉代，遂于补剂中加桂二分，亦振止脉和而愈。按谵语亦有因气虚阳脱而然者，皆当用参附补剂。

忌下诸证：太阳病，外证未解，不可下。脉浮大，不可下，浮大为在表。恶寒，不可下，恶寒为邪在表。呕多，虽有阳明证，不可下，呕为邪在上焦。阳明病不能食，攻其热必哕，胃中虚冷故也。阳明病应发汗，反下之，此为大逆。太阳阳明合病，喘而胸满，不可下，宜麻黄汤，肺气清则胃邪自散。少阴病阳虚，尺脉弱涩者，不可下。脉数，不可下，数为血虚，为热，下之则热邪入里，血虚为亡阴。恶水者，不可下，下之则里冷，不嗜食，完谷出。头痛目黄者，不可下。虚家，不可下。阳微，不可下，下之痞硬。诸四逆厥者，不可下。

小承气汤 胃腑实满 仲景 一名三物厚朴汤

治伤寒阳明证，谵语便硬，潮热而喘，及杂病上焦痞满不通。

大黄四两　厚朴二两，姜炒　枳实三枚，麸炒

此少阳、阳明药也。邪在上焦则满，在中焦则胀。

胃实则潮热犹潮水之潮，其来有时。阳明燥金主于申酉，故日晡潮热。伤寒潮热为胃实，无虚证阳邪乘心则狂故谵语，胃热干肺则喘，故以枳、朴去上焦之痞满，以大黄去胃中之实热。此痞满燥实坚未全者，故除芒硝，欲其无伤下焦真阴也。大承气通治三焦，小承气不犯下焦，调胃承气不犯上焦。按阳明证有正阳阳明，有太阳阳明，有少阳阳明。自阳明经传入胃腑，不恶寒，腹满便硬者，宜大承气下之；若汗多发热，微恶寒者，为外未解，其热不潮，未可与承气汤；若腹大满不通者，可与小承气微和胃气，勿令大泄下。谓阳明有在经者，未全入腑，尤宜审慎。阳明、少阳病，多由太阳传入。成无已曰：自太阳、少阳传入者众所共知，自三阴传入者鲜，或能识三阴有急下之证多矣，岂非仲景之微旨欤？经曰：伤寒脉浮缓，手足温者，系在太阴，当发黄。若小便利者，不能发黄。至七八日大便硬者，阳明病也。程郊倩曰：此证谓之太阴阳明。阳明为病，本之胃实，不特三阳受邪能转属阳明，三阴亦能转属阳明。推之少阴三大承气，厥阴一小承气，何非转属阳明之病哉？

《金匮》用本方治支饮胸满，更名厚朴大黄汤。本方加羌活，名三化汤《机要》，治中风，邪气作实，二便不通。三化者，使三焦通利，复其传化之常也。加羌活者，证本于风也。然中风多虚，气上逆，无用承气之理，非坚实之体，不可轻投。

调胃承气汤 胃实缓攻 仲景

治伤寒阳明证，不恶寒，反恶热，口渴便秘，谵语腹满，中焦燥实，及伤寒吐后腹胀满者邪在表，则身热汗出而恶寒；邪已入里，则表证罢，故不恶寒，身热汗出而反恶热也；汗多亡津，热又入里，故口渴便秘；无水以制火，内有燥屎，故妄见妄言而谵语；吐后不解，腹胀满者，热入胃也。然满而不痛，不宜急下，少与调胃和之，阳明病不吐不下而心烦者吐后烦为内烦，下后烦为虚烦，不吐不下心烦者，胃有郁热也。亦治渴证中消善食而溲。

大黄酒浸　芒硝各一两　甘草炙，五钱　少少温服。

此足太阳、阳明药也东垣曰：正阳阳明药。大黄苦寒，除热荡实，芒硝咸寒，润燥软坚，二物下行甚速，故用甘草甘平以缓之，不致伤胃，故曰调胃承气。去枳、朴者，不欲其犯上焦气分也。《准绳》曰：阳明一证，分为太阳、正阳、少阳三等。按本草，大黄酒浸入太阳经，酒洗入阳明经。浸久于洗，故能引于至高之分。仲景以调胃承气收入太阳门，而大黄注曰酒浸，汤后曰少少温服，曰当和胃气。又本汤治不吐不下心烦者，及发汗不解，蒸蒸发热者，吐后腹胀满者，是太阳阳明去表未远，其病在上，不当攻下，故宜缓剂调和之也。至正阳阳明则曰急下之，而大承气汤大黄下注曰酒洗，洗轻于浸，是微升其走下之性，以治其中也。至少阳阳明，则去正阳而逼太阴，其分为下，故小承气汤大黄不用酒制，少阳不宜下，故去芒硝，又曰少与，曰微溏之，勿令大泄下，此仲景之妙法也。

本方加当归，姜、枣煎，名当归承气汤河间，治里热火郁，或皮肤枯槁，或咽燥鼻干，或便溺秘结，或瘀血发狂加当归，入血分以润燥调营，亦与桃仁承气同意；加姜、枣，引入胃也。本方除芒硝，名大黄甘草汤，《金匮》用治食已即吐，《外台》用治吐水《准绳》曰：仲景云欲吐者不可下，又以大黄甘草治食已即吐何也？曰：欲吐者，其病在上，因而越之可也，而逆之使下，则必抑塞愦乱而益甚。若已吐不止，有升无降，则当逆而折之，引令下行，无速于大黄者矣，故不禁。丹溪泥之，而曰凡呕吐切不可下，固矣夫。本方用大黄二两半，芒硝、甘草各二两，又名破棺丹，治多汗大渴，便闭谵语，阳结之证，及诸疮肿热。

桃仁承气汤 蓄血 仲景 见血门

大陷胸汤 结胸 仲景

治伤寒下之早，表邪入里，心下满而硬痛，或重汗而复下之，不大便五六日，舌上燥渴，日晡潮热，从心至小腹硬满，痛不可近，或无大热，但头微汗出，脉沉，为水结胸。按之硬痛者，为结胸；硬而不痛者，为痞气；不硬不痛，心下满闷，为支结。结胸最重，痞次之，支结又次之。结胸由于下之太早，里之正气为邪所损，表邪乘虚入结于心胸之间，故石硬而痛。重汗而下，内外皆亡津液，邪热内结，故不大便而舌上燥渴。邪入阳明，则日晡潮热。或水饮结于胸胁，但头微汗，余处无汗，水饮不得外泄，非热结也，名水结胸。亦有热已入里，久不攻之，失下而成结胸者。又有心下硬痛，无热证者，为寒实结胸，小陷胸及白散主之。结胸固当下，然脉浮大者下之则死，犹带表邪，下之重虚，结而又结，故死。喻嘉言曰：太阳误下之脉，主病皆在阳在表，即有沉紧、沉滑之殊，皆不得以里阴名之。按仲景曰：病发于阳而反下之，热入，因作结胸。病发于阴而反下之，因作痞。皆以下之太早故也。成无己曰：发热恶寒者，发于阳也，阳邪入里为结胸；无热恶寒者，发于阴也，阴邪入里为痞。喻嘉言曰：风为阳，卫亦阳，故病起于阳；寒为阴，营亦阴，故病起于阴。周扬俊曰：发阳、发阴，二千年来未有知其解者。果如原注，无热恶寒则中寒矣，下之有不立毙者乎？如嘉言以寒伤营血为阴，则仲景痞论中中风伤寒每每互言，未尝分属也。不知发于阴者，洵是阴证，但是阳经传入之邪，非中阴之谓也。阳经传入，原为热证，至于阴经，未有不热深于内者。此所以去热入二字而成千载之疑也。热证由三阴传于胃，已入腑者为可下，若在经而下则为误下，与三阳在经无异。故曰：阳邪结于阳位，则结在胸，阴邪结于阴位，则在心下或边旁也。阴经误下，何以止成痞？以所结只在阴位，不若阳邪势甚也。按仲景治痞多用寒药，则痞之属热邪可知。《六书》云：胸膈满者，胸间气塞满闷也，非心下满。胁满者，胁肋胀满也，非腹中满。盖表邪传里，必先胸以至心腹入胃，是以胸满多带表证，宜微汗。胁满多带半表半里，宜和。胸中痰实者，宜涌之。如结实燥渴便秘，宜以此汤下之。附白散：巴豆一分，去心皮，炒黑，研，贝母、桔梗各三分，治寒实结胸。巴豆辛热以散寒结，贝母苦辛以散痰实，结在胸，故以桔梗浮而上之，利膈清表，故病在膈上必吐，病在膈下必利也。

大黄二两　芒硝一升　甘遂一钱，为末　先煮大黄，去滓，纳芒硝，煮一二沸，纳甘遂末，温服。

此足太阳药也。表邪入里，结于高位，以致三焦俱实，手不可近。证为危急，非常药所能平，故以甘遂苦寒行水直达，为君，芒硝咸寒软坚，为臣，大黄苦寒荡涤，为使，三药至峻，而有起死之功。《准绳》曰：邪结胸中，处至高之分，宜若可吐，然邪气与胸中阳气相结，不能分解，壅于心下，为硬为痛，非虚烦膈实者所可同，故须攻下也。低者举之，高者陷之，以平为正，故曰陷胸也。经又曰：

太阳病脉浮而动数，浮则为风，数则为热，动则为痛，数则为虚。头痛，发热微，盗汗出而反恶寒者，表未解也，医反下之，动数变迟，膈内拒痛，胃中空虚，客气动膈，短气躁烦，心中懊侬，阳气内陷，心下因硬，则为结胸，大陷胸汤主之。朱丹溪曰：太阳病在表而攻里，可谓虚矣。原文曰太阳病，脉浮而动数，今得误下，动数变迟矣。又曰胃中空虚，又曰短气躁烦，虚之甚矣，借曰阳气内陷，心下因硬，而可迅攻之乎？岂陷胸之力反缓于承气，一下再下，宁不畏其虚乎？前文曰结胸脉浮大者下之死，又曰结胸证悉具烦躁者死，今曰脉浮，又曰烦躁，大陷胸果可用乎？若胃中空虚，客气动膈，心中懊侬者，当以栀子豉汤吐去胸中之邪。陶节庵曰：结胸乃下早而成，未曾经下者非结胸也，乃表邪传入胸中，证虽满闷，尚为在表，正属少阳部分半表半里之间，只须小柴胡加枳、桔以治，未效则以小柴胡对小陷胸，一服豁然。若因下早而成者，方用陷胸汤，以分浅深，从缓治之，不宜太峻。上焦乃清道至高之分，过下则伤元气也。崔行功曰：伤寒结胸欲绝，心膈高起，手不可近，用大陷胸汤。不瘥者，此下后虚逆，气已不理，毒复上攻，当用枳实理中丸，先理其气，次调诸疾，用之如神。《活人》云：误下未成结胸者，急频与理中汤，自然解了，盖理中治中焦故也。胃中虽和，伤寒未退者，宜候日数足，却以承气再下之，盖前药之下未是也。其水结胸者，用小半夏加茯苓汤、小柴胡去枣加牡蛎主之。又有血结胸证，手不可近，漱水不欲咽，善忘如狂，大便黑，小便利，宜犀角地黄汤。刘心山曰：结胸痞满，多由痰饮凝结心胸，故陷胸汤加用甘遂、半夏、瓜蒌、枳实、旋覆花之类，皆为痰饮而设也。

小陷胸汤 小结胸 仲景

治伤寒误下，小结胸，正在心下，按之则痛，脉浮滑者，及痰热塞胸。前证上下俱硬，此则正在心下；前证痛不可近，此则按之则痛。结胸脉沉紧，或寸浮关沉，或脉浮滑，知热未深，与此汤以除膈上结热。

黄连一两　半夏半升　瓜蒌大者，一枚。

此足少阳药也。黄连性苦寒以泄热，瓜蒌性寒润以涤垢，半夏性辛温以散结。结胸多由痰热结聚，故用三物以除痰去热也。王海藏曰：大陷胸汤，太阳本药也；大陷胸丸，阳明药也；小陷胸汤，少阳药也。大陷胸汤治热实，大陷胸丸兼喘，小陷胸汤治痞。

大陷胸丸 结胸　仲景

治伤寒结胸，项强如柔痓状。有汗为柔痓。胸膈实满，故项强而不能俯。项，属太阳部位。

大黄八两　芒硝　葶苈炒　杏仁去皮尖，各半升　合研，取如弹丸一枚，别捣甘遂末一钱，白蜜三合煮，服。

此足太阳、阳明药也。大黄性苦寒以泄热，芒硝性咸寒以软坚，杏仁性苦甘以降气；葶苈、甘遂，取其行水而直达；白蜜，取其润滑而甘缓。

十枣汤 伏饮积痰　仲景

治太阳中风，下利呕逆，表解者乃可攻之，其人漐漐汗出，头痛，心下痞硬，引胁下痛，干呕短气，汗出，不恶寒，表解而里未和，邪热内蓄，有伏饮者。下利呕逆，里受邪也；汗出，不恶寒，表已解也；头痛痞硬，引胁下痛，干呕短气，邪热内蓄而有伏饮也。此为水气上逆，呕逆头痛，与表证头痛稍别。周扬俊曰：此证与结胸颇同，故汤亦与陷胸相仿，表解后攻，与结胸之戒不殊也。

芫花炒黑　甘遂　大戟等分　大枣十枚　先煮枣，去滓，纳前药末，强人服一钱，虚人五分；或枣肉为丸。病不除者，再服，得快下后，糜粥自养。

此足太阳药也。芫花、大戟性辛苦，以逐水饮；甘遂苦寒，能直达水气所结之处，以攻决为用；三药过峻，故用大枣之甘以缓之，益土所以胜水，使邪从二便而出也。十枣汤、小青龙汤主水气干呕，桂枝汤主太阳汗出干呕，姜附汤主少阴下利干呕，吴茱萸汤主厥阴吐涎沫干呕。王海藏曰：表有水，用小青龙；里有水，用十枣。或问：十枣汤、桂枝去桂加茯苓白术汤皆属饮家，俱有头痛项强之证，何也？张兼善曰：太阳经多血少气，病人表热微渴，恣饮水浆，为水多气弱，不能施化，本经血气因而凝滞，致有头痛项强之患，不须攻表，但宜逐饮，饮尽则自安。杜壬曰：里未和者，盖痰与燥气壅于中焦，故头痛干呕，汗出短气，是痰膈也，非十枣不能除。但此汤不宜轻用，恐损人于倏忽。

本方除大枣，加大黄、黑丑、轻粉，水丸，名三花神佑丸河间，治壮实人风痰郁热，肢体麻痹，走注疼痛，湿热肿满，气血壅滞，不得宣通，及积痰翻胃。服三丸后，转加痛闷，此痰涎壅塞，顿攻不开，再加二丸，快利则止加牵牛、大黄，大泻气血之湿；加轻粉，无窍不入，以去痰积。虚人不可轻用。本方各五钱，加黄柏三两，酒炒，大黄煨，两半，粥丸，名小胃丹丹溪，治胸膈肠胃热痰湿痰。

三物备急丸　伤食急痛　《千金》

治食停肠胃，冷热不调，腹胀气急，痛满欲死，及中恶客忤，卒暴诸病。食滞肠胃，上焦不行，下脘不通，故痛胀欲死。内实者，法宜下之。

巴豆霜　大黄　干姜等分。蜜丸小豆大，每服二三丸。中恶口噤者，折齿灌之。崔氏干姜易桂枝，名备急散。

此手足阳明药也。大黄苦寒以下热结，巴霜辛热以下寒结；加干姜辛散，以宣通之干姜辛温，开五脏六腑，通四肢关节。三药峻厉，非急莫施，故曰备急。

硇砂丸　一切积聚　《本事》

治一切积聚痰饮，心胁引痛。

硇砂　巴豆去油　三棱　干姜　白芷各五钱　木香　青皮　胡椒各二钱半　大黄　干漆炒，各一两　槟榔　肉豆蔻各一个　为末，酽醋二升煮巴豆五七沸，再下三棱、大黄末，同煎五七沸，入硇砂熬成膏，和诸药杵，丸绿豆大，每五丸，姜汤下。

此治肉积、气积、血积通剂也。硇砂化肉食硇砂性大热，能烂五金，本草言其能化人心为血，故治膈噎、癥瘕、肉积有殊功，干漆散瘀血，木香、青皮行滞气；三棱破血而行气，肉蔻暖胃而和中，白芷散风而除湿；干姜、胡椒除沉寒痼冷，大黄、巴豆能斩关夺门。方内多辛热有毒之品，用之以破冷攻坚，惟大黄苦寒，假之以荡热去实，盖积聚既深，攻治不得不峻。用醋者，酸以收之也。《玉机微义》曰：方中因白芷散水行气，故更言治痰饮也。洁古曰：壮人无积，虚人则有之，皆由脾胃虚弱，气血两衰，四时有感，皆能成积。若遽以磨坚破结之药治之，疾似去而人已衰矣。干姜、硇砂、三棱、大黄、牵牛之类，得药则暂快，药过则依然，气愈消，疾愈大，竟何益哉？故善治者当先补虚，使气血旺，积自消，如满座皆君子，则小人自无容地也。不问何脏，先调其中，使能饮食，是其本也。

木香槟榔丸 积滞泻痢　子和

治胸腹积滞，痞满结痛，二便不通，或泻泄下痢，里急后重，食疟实积。胸腹痞满，泻痢，由于饮食停滞，湿热郁积而成；二便不通，由于热结；里急后重，由于气滞。按里急后重有因火热者，火燥物而性急也；有因气滞者，大肠气壅不得宣通也；有因积滞者，肠胃有物结坠也；有气虚者，中气陷下，不能升也；有血虚者，津枯肠燥，虚坐努责是也。当分证论治，脉洪大而实为里实，宜下；若脉浮大，慎不可下。

木香　槟榔　青皮醋炒　陈皮去白　枳壳炒　黄柏酒炒　黄连茱萸汤炒　三棱醋煮　莪术醋煮，各五钱　大黄酒浸，一两　香附、黑牵牛各二两　芒硝水丸，量人虚实服。一方加当归酒洗。张子和《儒门事亲》无三棱、枳壳，只十味。《绀珠》无三棱、陈皮，名木香导气丸。

此手足阳明药也。湿热在三焦气分，木香、香附行气之药，能通三焦，解六郁，陈皮理上焦肺气，青皮平下焦肝气泻痢多由肝木克脾土，枳壳宽肠而利气，而黑丑、槟榔又下气之最速者也，气行则无痞满后重之患矣；疟痢由于湿热郁积，气血不和，黄柏、黄连燥湿清热之药，三棱能破血中气滞，莪术能破气中血滞，大黄、芒硝血分之药，能除血中伏热，通行积滞，并为摧坚化痞之峻品，湿热积滞去，则二便调而三焦通泰矣。盖宿垢不净，清阳终不得升，故必假此以推荡之，亦通因通用之意，然非实积不可轻投。加当归者，润燥和其血也。《纲目》曰：此戴人经验方也。善治下虚上实，抑火升水，流湿润燥，推陈致新，散郁破结，活血通经，及肺痿喘嗽，胸膈不利，脾湿黄疸，宿食不消，妇人调和气血，小儿惊疳积热，皆可量轻重用之。戴人，子和也。滑伯仁曰：肠胃阳明，燥金也；下焦少阳，相火也。后重之用木香、槟榔，行燥金之郁也；癃秘之用知母、黄柏，散相火之炽也。

枳实导滞丸 伤食 东垣

治伤湿热之物，不得施化，痞闷不安，腹内硬痛，积滞泄泻。

大黄一两　枳实麸炒　黄芩酒炒　黄连酒炒　神曲炒，各五钱　白术土炒　茯苓各三钱　泽泻二钱　蒸饼为丸，多寡量服。

此足太阴、阳明药也。饮食伤滞，作痛成积，非有以推荡之则不行，积滞不尽，病终不除，故以大黄、枳实攻而下之，而痛泻反止，经所谓通因通用也；伤由湿热，黄芩、黄连佐之以清热，茯苓、泽泻佐之以利湿；

积由酒食，神曲蒸罯遏合切之物，化食解酒，因其同类，温而消之；芩、连、大黄苦寒太甚，恐其伤胃，故又以白术之甘温补土而固中也。

倒仓法 陈垢积滞　丹溪

黄牡牛肉肥嫩者，二三十斤　切碎洗净，用长流水、桑柴火煮糜烂，滤去滓，取净汁，再入锅中，文武火熬至琥珀色则成矣。择一静室明快不通风者，令病人先一夜不食，坐其中，每饮一钟，少时又饮，积数十钟，病在上者必吐，病在下者必利，病在中者吐而且利，视所出物可尽，病根乃止。连进之，急则逆上而吐多，缓则顺下而利多，视病之上下而为缓急。吐利后必渴，不得与汤，其小便必长，取以饮之，名轮回酒，非惟止渴，兼涤余垢。行后倦卧觉饥，先与米饮，次与稀粥，三日后方与厚粥软饭菜羹，调养半月一月，精神焕发，沉疴悉痊矣。须戒色欲半年一年，戒牛肉数年。

霞天膏：即照前法，每肉十二斤，可熬膏一斤，磁罐盛之。夏月水浸，可留三日，寒天久留生霉音梅，用重汤煮，入煎剂调服。入丸剂，每三分加曲一分煮糊，或同蜜炼。

此足太阴、手足阳明药也。朱丹溪曰：牛，坤土也；黄土之色也；以顺为德而法健为功者，牡之用也。肉，胃之药也；液，无形之物也。积聚久则形质成，依附肠胃回薄曲折之处，以为窠臼，岂铢两之丸散所能窥其藩牖乎？肉液充满流行，无处不到，如洪水泛涨，浮垄陈朽皆顺流而下，不得停留，凡属滞碍，一洗而空，泽枯润槁，补虚益损，宁无精神焕发之乐乎？其方传于西域异人，中年后行一二次，亦却疾养寿之一助也。王纶曰：牛肉补中，非吐下药，借补为泻，以泻为补，亦奇方也。

蜜煎导法 通大便 仲景

治阳明证自汗，小便利，大便秘者。胃实自汗，小便复利，此为津液内竭，非热结也。若与下药，则液愈耗矣。虽大便硬，不可攻之，宜用外导之法。

蜂蜜，用铜器微火熬，频搅勿令焦，候凝如饴，捻作挺子，头锐如指，掺皂角末少许，乘热纳谷道中，用手抱住，欲大便时去之。加盐少许亦可，盐能润燥软坚。

此手阳明药也。蜜能润肠，热能行气，皂能通窍。经曰：表解无证者，胃虽实忌攻。故外导而通之，不欲以苦寒伤胃也。徐忠可曰：此为大便不行而别无所苦者设也。结胸、痞满、脏结、胃有燥屎，皆有见证，今但自汗，且小便利，是津耗热郁而干燥也。

猪胆导法 通大便 仲景

治证同前。

猪胆一枚 取汁，入醋少许，用竹筒长三四寸，以一半纳谷道中，将胆汁灌入肛中，顷当大便。

此手阳明药也。便秘者属燥属热，自汗者为亡津液，当小便不利，今反利，是热犹未实，故不可攻。猪胆汁寒胜热，滑润燥，苦能降，醋酸善入，故能引入大肠而通之也。津液枯者宜蜜导，热邪盛者宜胆导，如冷秘者，削酱姜亦能导之。海藏法用蜜煎盐相合，或草乌末相合亦可，盖咸能软坚润燥，草乌能化寒消结，可随证阴阳所宜而用之。

表里之剂

病在表者宜汗宜散，病在里者宜攻宜清。至于表证未除，里证又急者，仲景复立大柴胡、葛根、黄芩等法，合表里而兼治之。后人师其意，则有防风通圣、参苏、五积诸剂。

姑采数方，以概其余，善用者审证而消息之可也。

大柴胡汤 少阳阳明，解表攻里　仲景

治伤寒发热，汗出不解，阳邪入里，热结在里里非三阴之里，乃胃腑也。此为少阳阳明，三阴亦有转入阳明者。如太阴有桂枝加大黄汤，少阴有三大承气，厥阴一小承气，皆兼阳明证也，心下痞硬，呕而下利，或往来寒热，烦渴谵语，腹满便秘，表证未除，里证又急，脉洪或沉实弦数者。表证未除者，发热、头痛、胁痛、寒热仍在也；里证又急者，痞硬、燥渴、谵狂、便秘也。脉沉实为在里，弦数者邪在少阳也，洪者邪在阳明也。其呕而下利者，何亦用之？张兼善曰：里虚者，便虽难而勿攻里；实者，虽呕利而可下。心烦喜呕，里热已甚，结于胃中，故下之则愈。

柴胡八两　半夏半升　黄芩　芍药各三两　生姜五两

大枣十二枚，擘　枳实四枚　大黄二两，酒浸。一方无大黄，下注云：若不加大黄，恐不为大柴胡汤也。崔氏去柴胡，加前胡，名大前胡汤。胡洽云：亦出仲景方，治同。

此足少阳、阳明药也。表证未除，故用柴胡以解表，里证燥实，故用大黄、枳实以攻里；芍药安脾敛阴能泻肝火，使木不克土，黄芩退热解渴，半夏和胃止呕；姜辛散而枣甘缓，以调营卫而行津液。此表里交治，下剂之缓者也。周扬俊曰：仲景于太阳入膀胱腑证则有五苓散，少阳兼阳明腑证则有大柴胡汤，皆表里两解之法也。昂按：此乃少阳阳明，故加减小柴胡、小承气而为一方。少阳固不可下，然兼阳明腑证则当下，宜小承气汤，轻则大柴胡汤。或问：大柴胡汤泻也，桂枝人参汤补也，何为皆治下利心下痞硬？张兼善曰：下之早因作痞者，里虚协热而利也，以表里不解，故用桂枝人参解表和里。若伤寒发热，汗出不解，心下痞硬，呕吐而下利者，此为实，故当以大柴胡汤下之。陶节庵曰：伤寒邪热传里，须看热气浅深用药。三焦俱伤，则痞满燥实坚全见，宜大承气汤；邪在中焦，则有燥实坚三证，宜调味承气汤，加甘草和中，去枳、朴者，恐伤上焦氤氲之气也；邪在上焦，则痞而实，宜小承气汤，去芒硝者，恐伤下焦真阴也；若表证未除，里证又急，不得不下者，则用大柴胡汤通表里而缓治之。大承气最紧，小承气次之，调胃承气又次之，大柴胡又次之。盖恐硝性燥急，故不轻用。

柴胡加芒硝汤

少阳阳明，解表攻里　仲景

治伤寒十三日不解，胸胁满而呕，日晡潮热，已而微利。此本柴胡证，知医以丸药下之，非其治也。潮热者，实也，先以小柴胡汤以解外，后以加芒硝汤主之。伤寒十三日，为再传经尽当解之时。胁满而呕，少阳也，胸满而日晡潮热，阳明也，邪气犹在表里之间也。

小柴胡汤见和解门加芒硝六两。

此少阳、阳明药也。表证误下，邪热乘虚入胃，以致下利而满呕潮热之证犹在伤寒潮热为胃实，故宜下，故仍与柴胡汤以解少阳，加芒硝以荡胃热，亦与大柴胡两解同意。

桂枝加大黄汤 太阳、太阴解表攻里 仲景

治太阳误下，转属太阴，腹满大实痛者。腹胀虽属太阴，若里证尚浅，腹满时痛，犹宜和之，以桂枝加芍药汤；惟满痛便秘，口燥咽干者，方可以此汤下之。

桂枝汤见发表门加大黄一两，芍药三两。

此足太阳、太阴药也。误下而作结胸则邪在上，仍属太阳，今腹满而大实痛，则邪已入太阴。经曰诸痛为实，痛随利减，故用桂枝以解未尽之表邪，加大黄以下内陷之邪热。经又曰：太阴病，脉弱，其人续自便利，设当行大黄、芍药者，宜减之，以胃气弱易动故也。仲景之慎于用下也如是。王海藏曰：腹痛，桂枝加芍药；大实痛，桂枝加大黄。何为不用芍药加大黄，而于桂枝内加之？要从太阳经治，以太阳为本也。赵嗣真曰：太阳腹痛有三，有次第传经之邪，有直入本经之邪，有下后内陷之邪。此腹满时痛，为下后内陷之邪，宜桂枝加芍药汤。大实痛者，桂枝加大黄汤。设遇本经直入阴邪，腹满实痛，脉沉细者，用此下之，岂不贻结胸之悔耶？周扬俊曰：大实痛者，有宿食也，非大黄不能除，亦通因通用之意也。

水解散　温疫表里两解　《肘后》

治天行一二日，头痛壮热。

麻黄四两　桂心　甘草炙　白芍各二两　大黄　黄芩各三两

此足太阳、阳明药也。麻黄能开腠发汗，桂心能引血化汗；黄芩以清上中之热，大黄以泻中下之热；甘草、白芍能调胃而和中。盖天行温疫，郁热自内达外，与伤寒由表传里者不同，故虽一二日之浅，可以汗下兼行，不必同于伤寒之治法也。

防风通圣散　表里俱实　河间

治一切风寒暑湿，饥饱劳役，内外诸邪所伤，气血怫郁，表里三焦俱实，憎寒壮热，头目昏运，目赤睛痛，耳鸣鼻塞，口苦舌干，咽喉不利，唾涕稠粘，咳嗽上气，大便秘结，小便赤涩，疮疡音羊肿毒，折跌损伤，瘀血便血，肠风痔漏，手足瘛疭，惊狂谵妄，丹斑瘾疹。憎寒壮热，邪在表也；头眩目赤，风热上攻也；耳鸣口苦，邪在少阳也；便秘痔漏，热结大肠也；小便赤涩，热蓄膀胱也；疮疡痈肿，气血怫郁也；丹斑瘾疹，风热在胃也；手足瘛疭，惊狂谵妄，肝风胃火也。

防风　荆芥　连翘　麻黄　薄荷　川芎　当归　白芍炒　白术　山栀炒黑　大黄酒蒸　芒硝各五钱　黄芩　石膏　桔梗各一两　甘草二两　滑石三两　加生姜、葱白，煎。自利，去硝、黄；自汗，去麻黄，加桂枝；涎嗽，加姜制半夏。

此足太阳、阳明表里血气药也。防风、荆芥、薄荷、麻黄轻浮升散，解表散寒，使风热从汗出而散之于上，大黄、芒硝破结通幽，栀子、滑石降火利水，使风热从便出而泄之于下；风淫于内，肺胃受邪，桔梗、石膏清肺泻胃，风之为患，肝木受之，川芎、归、芍和血补肝；黄芩清中上之火，连翘散气聚血凝；甘草缓峻而和中重用甘草、滑石，亦犹六一利水泻火之意，白术健脾而燥湿。上下分消，表里交治，而能散泻之中犹寓温养之意，所以汗不伤表，下不伤里也。

本方再加人参补气，熟地益血，黄柏、黄连除热，羌活、独活、天麻、细辛、全蝎祛风，蜜丸弹子大，每服一丸，茶酒任下，名祛风至宝丹喻嘉言曰：此中风门中不易之专方也。本方除大黄、芒硝，名双解散。麻黄、防风、荆芥、薄荷、川芎以解表，黄芩、栀子、连翘、石膏、滑石以解里，复有当归、芍药以和血，桔梗、甘草、白术以调气，故曰双解。

葛根黄连黄芩汤 太阳阳明，解表清里 仲景

治太阳病桂枝证，医反下之，利遂不止，脉促者，表未解也，喘而汗出者，此汤主之。发热头痛，恶风自汗，所谓桂枝证也。此邪在表而反下之，虚其肠胃，表邪乘虚入里，遂协热而利不止也。促为阳盛，虽下利而脉促，知表未解，前证仍在也。汗出而喘为邪气外甚所致，喘而汗出为里热

气逆所致，与此汤散表邪清里热。脉数而止曰促。

葛根半斤　甘草炙　黄芩各二两　黄连二两　先煮葛根，纳诸药煮或加姜、枣。

此足太阳、阳明药也。表证尚在，医反误下，邪入阳明之腑，其汗外越，气上奔则喘，下陷则利，故舍桂枝而用葛根，专治阳明之表葛根能升阳明清气，又为治泻圣药；加芩、连以清里热，甘草以调胃气。不治利而利自止，不治喘而喘自止矣，又太阳表里两解之变法也。

三黄石膏汤　发表清里

治伤寒温毒，表里俱热，狂叫欲走，烦躁大渴，面赤鼻干，两目如火，身形拘急而不得汗，或已经汗下，过经不解，三焦大热，谵狂鼻衄，身目俱黄，六脉洪数，及阳毒发斑。陶节庵曰：此因热在三焦，闭塞经络，津液营卫不通，遂成此证。

石膏两半　黄芩　黄连　黄柏各七钱　栀子三十个　麻黄一两　淡豉二合　每服一两，姜三片、枣二枚、细辛一撮煎，热服。

此足太阳、手少阳药也。表里之邪俱盛，欲治内则表未除，欲发表则里又急，故以黄芩泻上焦之火，黄连泻中焦之火，黄柏泻下焦之火，栀子通泻三焦之火，而以麻黄、淡豉发散表邪，石膏体重泻胃火，能解肌，亦表里分消之药也。

五积散 发表温里 《局方》

治少阴伤寒及外感风寒，内伤生冷，身热无汗，头痛身痛，项背拘急，胸满恶食，呕吐腹痛，寒热往来，脚气肿痛，冷秘寒疝，寒疟恶寒无汗，妇人经水不调。上证皆寒湿为病也。

白芷 陈皮 厚朴各六分 当归 川芎 芍药 茯苓 桔梗各二分 苍术 枳壳各七分 半夏 麻黄各四分 干姜 肉桂重表者用桂枝 甘草各三分 加姜、葱，煎。又法：除桂、芷、枳壳、陈皮，余药慢火炒，摊冷，入桂、芷同煎，名熟料五积散用炒者，助其温散也。有汗，去苍术、麻黄；气虚，去枳、桔，加人参、白术；腹痛挟气，加吴茱萸；胃寒，加煨姜；阴证伤寒，肢冷虚汗，加附子；妇人调经，加醋艾。

此阴阳表里通用之剂也。麻黄、桂枝所以解表散寒，甘草、芍药所以和中止痛；苍术、厚朴平胃土而祛湿，陈皮、半夏行逆气而除痰；芎、归、姜、芷入血分而祛寒湿，枳壳、桔梗利胸膈而清寒热；茯苓泻热利水，宁心益脾。所以为解表温中除湿之剂，去痰消痞调经之方也。一方统治多病，惟活法者变而通之。本方能散寒积、食积、气积、血积、痰积，故名五积。王海藏曰：桂枝、麻黄、芍药、甘草，即各半汤也；苍、朴、陈、草，即平胃也；枳、梗、陈、茯、半，即枳桔半夏等汤也；加芎、归治血，又加干姜为厚朴散。此数药相合，为解表温中之剂，消痞调经之方，虽为内寒外感、表里之分所制，实非仲景表里桂枝、麻黄、姜附之的方也，惟在活法变而通之。陶节庵曰：夫病不身热头痛，初起怕寒腹痛，呕吐泄泻，踡卧沉默，不渴，脉沉迟无力，人皆知为阴证矣。至于发热面赤，烦躁揭去衣被，脉大，人皆不识，认作阳证，误投寒药，死者多矣。不知阴证不分热与不热，不论脉之浮沉大小，但指下无力，重按全无，便是沉阴，急与五积散一服，通解表里之寒。若内有沉寒，必须姜附温之，若作热治而用凉药，则渴愈甚而躁愈急，岂得生乎？此取脉不取证也。按伤寒有舍证取脉者，又有舍脉取证者。

本方合人参败毒散，名五积交加散，治寒湿，身体重痛，腰脚酸疼。

麻黄白术汤 解表清里补中　东垣

治大便不通，小便赤涩，身面俱肿色黄，麻木，身重如山，喘促无力，吐痰唾沫，发热时躁，躁已振寒，项额如冰，目中溜火，鼻不闻香，脐有动气，小腹急痛。东垣曰：此宿有湿热伏于荣血之中，木火乘于阳道，为上盛。短气喘促为阴火伤气，四肢痿弱为肾水不足，冬时寒水得令，乘其旺水克火，凌木大胜，必有大复，故见诸证。

青皮　陈皮　黄连酒炒　黄柏酒炒　甘草炙　升麻各二分　柴胡　桂枝　人参　黄芪　苍术泔浸　白术土炒　厚朴　猪苓各三分　茯苓　泽泻　吴茱萸各四分　白豆蔻　炒曲各五分　麻黄不去节，六分　杏仁四粒，研　分二服。

此足三阳、三阴通治之剂也。前证盖因表里俱伤，阳气抑不得升，故风火湿热郁而为病也。桂枝、麻黄解表祛风，升麻、柴胡升阳散火；黄连、黄柏燥湿清热，而黄柏又能补肾滋阴，蔻、朴、青、陈利气散满，而青、柴又能平肝，蔻、朴又能温胃；杏仁利肺下气，神曲化滞调中，吴萸暖肾温肝，参、芪、甘草、苍白二术补脾益气，二苓、泽泻通利小便，使湿去而热亦行。方内未尝有通大便之药，盖清阳升则浊阴自降矣。昂按：此方盖合四君、五苓、补中、平胃、麻黄、吴萸、解毒而为一方者也。治证既多，故所用表里寒热补泻之药俱备，但皆气药而无血药，与五积不同，然乃东垣之方，录之以见治疗之中又有此一种也。

参苏饮 外感内伤 《元戎》

治外感内伤，发热头痛，呕逆咳嗽，痰塞中焦，眩运嘈烦，伤风泄泻，及伤寒已汗，发热不止。发热头痛，外感也；咳嗽痰壅、呕逆泄泻，内伤也；已汗而热不止，阴虚也。

人参　紫苏　干葛　前胡　半夏姜汁炒　茯苓各七钱半　陈皮去白　甘草　枳壳麸炒　桔梗　木香各二钱

每五钱，加姜、枣，煎。外感多者，去枣，加葱白；肺中有火，去人参，加杏仁、桑白皮泻肺；泄泻，加白术、扁豆、莲肉炒，燥湿健脾。

此手足太阴药也。风寒宜解表，故用苏、葛、前胡，劳伤宜补中，故用参、苓、甘草；橘、半除痰止呕，枳、桔利膈宽肠，木香行气破滞。使内外俱和，则邪散矣。溢饮身重注痛者，亦宜此方和解之。刘宗厚曰：此出少阳柴胡例药，治感冒异气挟痰饮之病。本方云：前胡、葛根自能解肌，枳壳、橘红辈自能宽中快膈，毋以性凉为疑。愚观药性非凉，亦是辛平之剂。《元戎》谓：参苏饮治一切发热皆效，谓有风药解表，有气药和中，则外感风寒、内积痰饮并可用也。合四物名茯苓补心汤，尤能治虚热及吐衄便血。乃虚实表里兼治之剂，然不可过。

本方去人参、前胡，加川芎、柴胡，姜、枣煎，名芎苏饮澹寮，治伤风寒，外有发热头痛恶寒，内有咳嗽吐痰气涌。此或肺有实热，故去人参，加川芎，为通阴阳血气之使。

香苏饮 外感内伤 《局方》

治四时感冒，头痛发热，或兼内伤，胸膈满闷，嗳气恶食。《内经》曰：卑下之地，春气常在。故东南卑湿之区，风气柔弱，易伤风寒，俗称感冒，受邪肤浅之名也。由鼻而入，在于上部，客于皮肤，故无六经形证，惟发热头痛而已。胸满嗳气恶食，则兼内伤也。轻为感冒，重者为伤，又重者为中。

香附炒　紫苏各二钱　陈皮去白，一钱　甘草七分

加姜、葱，煎。伤食，加消导药；咳嗽，加杏仁、桑皮；有痰，加半夏；头痛，加川芎、白芷；伤风自汗，加桂枝；伤寒无汗，加麻黄、干姜；伤风鼻塞头昏，加羌活、荆芥；心中卒痛，加延胡索、酒一杯。

此手太阴药也。紫苏疏表气而散外寒，香附行里气而消内壅；橘红能兼行表里以佐之橘红利气，兼能发表散寒，盖气行则寒散而食亦消矣，甘草和中亦能解表为使也。

茵陈丸 汗吐下兼行 《外台》

治时气瘴气，黄病痎疟，赤白痢等证。

茵陈　栀子　鳖甲炙　芒硝各二两　大黄五两　常山　杏仁炒，各三两　巴豆一两，去心皮，炒　豉五合

蜜丸梧子大，每服一丸，或吐或利或汗。如不应，再服一丸。不应，可作煎剂投之，老幼量意加减。

此足太阳、太阴、阳明、厥阴药也。栀子、淡豉，栀豉汤也，合常山可以涌吐，合杏仁可以解肌；大黄、芒硝，承气汤也，可以荡热去实，合茵陈可以利湿退黄三药名茵陈汤，治黄正药；加巴豆大热以祛脏腑积寒，加鳖甲滋阴以退血分寒热。此方备汗吐下三法，故能统治诸病，居平当预合之，以备缓急，虽云劫剂，实佳方也。

和解之剂

邪在表宜汗，在上宜吐，在里宜下，若在半表半里则从中治，宜和解，故仲景于少阳证而以汗吐下三者为戒也。昔贤云：或热病脉躁盛而不得汗者，阳脉之极也，死。然有当和解之证，汗之不得汗，和解之力到，汗自出而解，慎勿错认作死证也。由是观之，和解之剂用以分理阴阳，调和营卫，顾不重欤？

小柴胡汤　半表半里　仲景

治伤寒中风，少阳证，往来寒热，胸胁痞满，默默不欲饮食，心烦喜呕，或腹中痛，或胁下痛，或渴或咳，或利或悸，小便不利，口苦耳聋，脉弦，或汗后余热不解，及春月时嗽，疟发寒热，妇人伤寒，热入血室。寒为阴，热为阳；里为阴，表为阳。邪客于半表半里，阴出与阳争，阴胜则寒，阳入与阴争，阳胜则热。阳不足则先寒，阴不足则先热。又曰：太阳行身之后，属膀胱寒水，为表；阳明行身之前，属胃燥金，为表之里。邪在于中，近后膀胱水则寒，近前阳明燥则热也。寒热有定时者为疟，无定时者为往来寒热。以热在表而浅，邪恶正故畏寒，寒已复热。此邪未并于表里，故寒热微而无定时也。半表半里属足少阳胆脉，行于两胁。手少阳三焦之脉络心包，风邪干之，心气不得宣畅，故烦满，或攻胸胁，故又胸胁痛也。邪在表则呻吟不安，在里则烦而闷乱，邪自表而方传里，故默默静也。经曰：阳入之阴则静。邪在表则能食，入里则不能食，今在表里之间，是以不欲食，未至于不能食也。邪在表则不烦不呕，在里则烦呕，表方传里，故心烦喜呕也。里虚协热，故或渴或利，或腹中痛。里有停饮，故悸而小便不利。少阳胆脉络于耳，故耳聋。胆气上溢，故口苦。胆与肝皆属木，故脉弦。春月时嗽，少阳当令之时也。血室，冲脉也，男女皆有之。妇人伤寒七八日，邪当传里，值经水适来，则邪不入腑，乘虚而入血室，或经水适断，表邪乘虚亦入血室，热与血搏结而不行，致有寒热如疟，暮则谵语，如见鬼状，在男子则下血谵语，皆为热入血室。妇人伤寒与男子无异，惟热入血室、妊娠伤寒为不同也。小柴胡在经主气，在脏主血，故更能入血室。经曰：伤寒中风，有柴胡证，但见一证便是，不必悉具。又曰：伤寒五六日，发热而呕，医以他药下之，柴胡证仍在者，复与柴胡汤，必蒸蒸而振，发热汗出而愈。或湿热在半表半里而发黄者，仍与小柴胡汤和其表里，虽杂证不能外也。亦治伤寒五六日，头汗出，微恶寒，手足冷，心下满，不欲食，大便硬，脉细者，为阳微结。仲景曰：汗出为阳微。假令纯阴结，不得复有外证，脉虽沉紧，不得为少阴病。所以然者，阴不得有汗，今头有汗，故知非少阴也。按三阴脉皆至颈胸中而还，不上循头。程郊倩曰：热虽结而不甚也，以有微恶寒之半表在。至于脉沉，虽似里阴，则又有头汗出之证以别之。凡脉细脉沉脉紧，皆阳热郁结之证，无关少阴也。可见阳气一结，不但阳证似阴，阳脉亦似阴矣。

柴胡八两　半夏半升　人参　甘草　黄芩　生姜各三两　大枣十二枚　呕逆，加生姜、陈皮生姜散逆，陈皮顺气；烦而不呕，去半夏、人参，加瓜蒌以荡郁热；渴者，去半夏，加花粉生津；若不渴，外有微热，去人参，加桂枝，覆取微汗解肌；咳嗽，去参、枣、生姜，加五味子、干姜。咳为气逆肺寒，五味敛肺，干姜散寒。戴元礼曰：少阳有嗽无喘，有喘，非少阳也；阳明有喘无嗽，有嗽，非正阳明也。虚烦，加竹叶、粳米竹叶凉心，粳米和胃；齿燥无津，加石膏齿燥属阳明火，石膏清胃止渴；痰多，加瓜蒌、贝母能去热痰；腹痛，去黄芩，加芍药黄芩寒中，芍药合甘草和里；胁下痞硬，去大枣，加牡蛎大枣甘令人满，牡蛎咸能软坚；胁下痛，加青皮、芍药胁为肝胆之部，痛属肝火，二药平肝；心下悸、小便不利，去黄芩，加茯苓。经曰：太阳证，饮水多，心下必悸。水停心下，故悸；水蓄不行，故小便不利。黄芩苦反坚肾，茯苓淡能利水。本经头痛，加川芎入肝活血，散郁除风；发黄，加茵陈利湿。

此足少阳药也。胆为清净之府，无出无入，其经在半表半里，不可汗吐下，法宜和解。仲景曰：少阳中风，耳聋目赤，胸满而烦，不可吐下，吐下则悸而惊。释曰：邪在半表半里，以吐除烦，吐则伤气，气虚者悸，以下除满，下则亡血，血虚者惊。又曰：伤寒脉弦细，头痛发热者，属少阳，不可汗，汗之则谵语。释曰：汗之亡津液，少阳之邪因之入胃，故谵语。邪入本经，乃由表而将至里，当彻热发表，迎而夺之，勿令传太阴。柴胡味苦微寒，少阳主药，以升阳达表，为君；黄芩苦寒，以养阴退热，为臣阳不足则阴凑之，故发寒，用黄芩降阴气，使不陷入阳中，则不寒；阴不足则阳凑之，故发热，用柴胡升阳气，使不陷入阴中，则不热。又曰：柴胡、黄芩之苦寒以退热，半夏、生姜之辛温以退寒，人参、大枣、甘草之甘温以助正气；半夏辛温，能健脾和胃，以散逆气而止呕，人参、甘草以补正气而和中，使邪不得复传入里，为佐二药固太阴，使木邪不致克土，然必虚人方可用参；邪在半表半里则营卫争表属卫，里属营，故用姜、枣之辛甘以和营卫，为使也。李时珍曰：少阳证虽在半表半里，而胸膈痞满，实兼心肺上焦之邪，心烦喜呕，默默不欲食，又兼脾胃中焦之证，故用黄芩以治手足少阳相火，黄芩亦少阳药也。昂按：半夏止呕和胃健脾，亦通治烦呕不欲食。寒热间作，脾亦有之，不独少阳也。小柴胡之用半夏，以邪在半表半里则阴阳争，用半夏和胃而通阴阳也。《灵枢经》用治不眠，亦同此意。而仲景治喉痹咽痛及大小便秘，皆用半夏，取在辛能润燥，又能散也。丹溪谓半夏能使大便润而小便长，今又专以半夏为除痰之药，稍涉燥证，辄不敢用，而半夏之功用不复见知于世矣。徐忠可曰：小柴胡能引清气而行阳道，能引胃气上行而行春令，能散诸经血凝气聚，故凡邪在表里混杂者，俱藉之以提出少阳，俾循经而散，以柴、甘、生姜为定药，余则加减随证耳。陶节庵曰：本经证心下饱闷，未经下者，非结胸也。乃表邪传至胸中，未入于腑，尚为在表，只须小柴胡加枳、桔，不效，就以本方对小陷胸加枳、桔，一服豁然，其效如神。喻嘉言曰：伤寒分表里中三治，表里之邪俱盛，则从中而和之，故有小柴胡之和法，用人参、甘草、半夏、生姜、大枣助脾和中，但带柴胡一味透表，黄芩一味透里。饮入胃中，听胃气之升者带柴胡出表，胃气之降者带黄芩入里，一和而表里之邪尽，服未效者，加工治之，不相扞格矣。又曰：虚劳发寒热者，乃卫虚则恶寒，营虚则发热耳，缓调营卫，俾不亢战，寒热自止。若误用小柴胡，俾汗多而卫伤于外，便溏而营伤于内，虚热转加，病益甚矣。吴绶曰：小柴胡为半表半里之剂，太阳经之表热，阳明经之标热，皆不能解也。若夫阳气虚寒，面赤发热，脉沉足冷者，服之立见危殆。及内有虚寒，大便不实，妇人新产发热，皆不可用也。李士材曰：今人治伤寒，不分阴阳表里，概用此方去参投之，以为平稳，杀人多矣，不独峻剂也。李东垣曰：若血受病，亦先调气，谓气不调则血不行，气夫血妇也。如妇人经病，先柴胡以行经之表，次四物以行经之里，亦先气而后血也。

本方以前胡代柴胡，名小前胡汤崔氏，治同胡洽云：亦仲景方。本方加陈皮、芍药，名柴胡双解散节庵，治同。本方加芒硝，名柴胡加芒硝汤仲景。见表里门。本方加桂枝，名柴胡加桂枝汤仲景，治伤寒六七日，发热微恶寒，肢节烦痛，微呕，心下支结，外证未去者伤寒六七日，邪当传里。支结者，胸中支撑而结也。喻嘉言曰：谓结于心之边旁也。呕而支结，为将传里；发热恶寒、骨节烦痛，为外证未除，宜和解。昂按：此兼太阳，故加桂枝。《脉经》曰：发汗多亡阳，谵语不可下。宜此汤和其营卫，以通津液自愈。本方除黄芩、甘草，加桂枝、茯苓、龙骨、牡蛎、铅丹、大黄，名柴胡加龙骨牡蛎汤仲景，治伤寒八九日下之，胸满烦惊，小便不利，谵语，身重不可转侧伤寒八九日过经，然后下之，可谓慎矣，孰知外邪未尽，乘虚入里。烦满者，阳热入胸也；惊者，心恶热而神不守也；烦惊虽系乎心，亦因胆虚，为将军之官失荣而多畏也；小便不利，里虚而津液不行也；谵语，胃热也；身重不可转侧，阳气不营于表也。与柴胡汤以除烦满，加茯苓、龙骨、牡蛎、铅丹收敛神气而镇惊，而茯苓、牡蛎又能行津液，利小便，加大黄以逐胃热，止谵语，加桂枝以行阳气，合柴胡以散表邪而解身重。因满，故去甘草。按伤寒传足不传手，其实原无界限。此证邪热于心，神明内乱，故致烦惊谵语。仲景加入心药数种，不专以足经之治治之也。本方去半夏、人参、姜、枣，加桂枝、干姜、花粉、牡蛎，名柴胡桂枝干姜汤仲景，治伤寒汗下后，胸胁满微结，小便不利，渴而不呕，但头汗出，往来寒热，心烦者头汗寒热而兼满渴，表里皆有邪，故除人参、半夏，而加桂枝以解太阳，干姜以散满，花粉以生津，牡蛎以软坚，以此和解，复津液而助阳，亦治疟发寒多热少，或但寒不热喻嘉言曰：小柴胡本阴阳两停之方，可从寒热以为进退。此方加姜、桂则进而从阳，其加芩、连以退而从阴，可以类推。李梃曰：伤寒余热未尽，重感六淫之气，变而为疟，治法与杂病不同。寒多热少或单寒者，太阳邪变也，柴胡桂枝汤；热多寒少或单热，骨节烦痛者，阳明邪变也，白虎汤加桂；寒热相等或先热者，少阳邪变也，小柴胡汤，渴者去半夏，加花粉、知母。寒热大作，战栗，汗出不散者，太阳阳明合病也，桂枝石膏汤。服此后疟愈甚者，三阳合病也，恐传入阴经，急用桂枝黄芩汤。如传入阴经，从卯至午发而呕吐大便闭者，大柴胡汤下之；从午至酉发而腹痛便闭者，大承气汤下之；从酉至寅发而欲狂，善忘便黑者，桃仁承气汤微利之，不敢下者，栀子升麻汤。若挟痰食瘴气，治法与杂病略同。附桂枝石膏汤：桂枝一钱，黄芩二钱，石膏、知母各三钱。桂枝黄芩汤：即小柴胡加石膏二钱，知母二钱，桂枝五分。李梃曰：三方以桂枝治太阳，白虎治阳明，柴胡治少阳，意甚明显。挟痰合二陈，食积合平胃，溺涩合五苓，便闭合大柴胡。无汗，加葛根、苍术；有汗，加黄芪、白术；夜发，加白芍、桃仁；日久，加常山、槟榔吐之，治疟之法尽矣。本方去半夏，加花粉，名柴胡去半夏加瓜蒌根汤《金匮》，治往来寒热而渴及劳疟花粉润燥生津。太阳小便不利而渴，宜五苓；阳明大便不利而渴，宜调胃承气、大柴胡；已利而渴，宜白虎；少阳寒热往来而渴，宜此汤。遇劳即发名劳疟。本方去柴胡、黄芩，加厚朴，名厚朴生姜半夏甘草人参汤仲景，治发汗后腹胀满者凡吐下后胀满者，乃当汗不汗，误与吐下，表邪乘虚入里，邪气盛则实之证也。汗后表已解而胀满者，知非里实，缘脾胃气虚，阴气内壅而为胀也，法当补虚散滞。本方除半夏，加当归、白芍、大黄，名柴胡饮子子和，治肌热蒸热积热，汗后余热，脉洪实弦数表为肌热，里为蒸热，壅为积热，亦治疟疾喻嘉言曰：子和法中略施攻补，深中肯綮。本方加羌活、防风，名柴胡羌活汤，治瘟疫少阳证。本方加桔梗，名柴胡桔梗汤，治春嗽。本方合平胃散，名柴平汤，治湿疟身痛身重。本方加青黛，姜汁糊丸，名清镇丸洁古，治呕吐脉弦，头痛及热嗽。本方一分，加四物二分，名柴胡四物汤，治妇人日久虚劳，微有寒热。本方与四物各半，名调经汤。

黄连汤 升降阴阳 仲景

治伤寒胸中有热而欲呕，胃中有寒而腹痛。成氏曰：湿家下后，舌上有胎者，是丹田有热，胸中有寒，是邪气入里而为下热上寒也。此伤寒邪气传里而为下寒上热也。胃中有邪气，使阴不得升而独治于下，为下寒，腹中痛，阳不得降而独治于上，为肺中热，欲呕吐，与此汤以升降阴阳。

黄连炒　干姜炒　桂枝　甘草各三两　人参二两　半夏半升　大枣十二枚。

此足阳明药也。黄连苦寒泄热以降阳，姜、桂辛温除寒以升阴；人参助正祛邪，半夏和胃止呕，甘草、大枣调中止痛。上中二焦寒热交战，以此和解之。喻嘉言曰：湿家下之，舌上有胎者，丹田有热，胸中有寒也，仲景亦用此汤何耶？盖伤寒分表里中三治，表里之邪俱盛，则从中而和之，故有小柴胡之和法。至于丹田胸中之邪，在上下而不在表里，即变柴胡为黄连汤，以桂枝代柴胡，以黄连代黄芩，以干姜代生姜，引入胃中，听胃气之上下敷布，故不问下寒上热、上寒下热，皆可治之也。夫表里之邪则用柴、芩，用生姜之辛以散之，上下之邪则用桂、连，用干姜之辣以开之，仲景圣法灼然也。昂按：上下未有不分表里者，大概上焦属表，中下属里。胸中与太阳为近，故用桂枝。嘉言著眼虽高，而立言尚有未尽。

黄芩汤 太阳少阳两解 仲景

治太阳少阳合病，自下利者。合病者，谓有太阳之证身热头痛脊强，又有少阳之证耳聋胁痛、呕而口苦、寒热往来也；自利者，不因攻下而泄泻也。自利固多可温，然肠胃有积结与下焦客热，又非温剂所能止，或分利之，或攻泄之可也。成氏曰：太阳阳明合病下利，为在表，与葛根汤以汗之；少阳阳明合病下利，为阳邪入里，与承气汤以下之。此太阳少阳合病下利，为在半表半里，与黄芩汤以和解之。

黄芩三两　芍药　甘草各二两　大枣十二枚

此足太阳、少阳药也。成氏曰：虚而不实者，苦以坚之，酸以收之，黄芩、芍药之苦酸以坚敛；肠胃之气弱而不足者，甘以补之，甘草、大枣味甘以补肠胃之弱。昂按：二经合病，何以不用二经之药？盖合病而兼下利，是阳邪入里，则所重者在里，故用黄芩以彻其热，而以甘、芍、大枣和其太阴，使里气和则外证自解，和解之法非一端也。仲景之书，一字不苟，此证单言下利，故此方亦单治下利。《机要》用之治热痢腹痛，更名黄芩芍药汤，洁古因之加木香、槟榔、大黄、黄连、归尾、官桂，更名芍药汤，治下痢，仲景此方遂为万世治痢之祖矣。

本方加半夏半斤、生姜三两，名黄芩加半夏生姜汤仲景，治前证兼呕者呕，胃气逆也，加半夏、生姜以散逆气。《千金》曰：生姜，呕家圣药，是散其逆气也。《金匮》曰：呕家用半夏，以去其水，水去则呕止，是下其痰饮也，亦治胆腑发咳，呕苦水如胆汁胃气逆则呕苦，胆汁溢则口苦。本方除大枣，名黄芩芍药汤，治火升鼻衄及热痢。《外台》黄芩汤：黄芩、人参、干姜各三两，桂枝一两，半夏半升，大枣十二枚，治干呕下痢。

芍药甘草汤 腹痛

治腹中不和而痛。此阴阳气血不和，肝木乘脾之故也。腹痛有寒有热，有虚有实，有食积，有湿痰，有死血，有虫。寒痛者，痛无增减，或兼吐利；热痛者，时痛时止，腹满坚结；实痛者，痛甚胀满，手不可按；虚痛者，按之即止；食痛者，痛甚则利，利后痛减；死血痛者，痛有常处；湿痰痛者，脉滑，痰气阻碍，不得升降；虫痛者，时作时止，面白唇红。大抵胃脘下大腹痛者，多属食积外邪；绕脐痛者，属痰火积热；脐下小腹痛者，属寒，或瘀血，或溺涩。仲景用治误表发厥，脚挛吐逆，与干姜甘草汤以复其阳，厥愈足温者，更作此汤以和其阴，其脚即伸。酸甘相合，用补阴血。王海藏曰：稼穑作甘，甘者，己也；曲直作酸，酸者，甲也。甲己化土，此仲景妙方也。

白芍药　甘草炙，各四两　脉缓伤水，加桂枝、生姜；脉洪伤金，加黄芩、大枣；脉涩伤血，加当归；脉弦伤气，加芍药；脉迟伤寒，加干姜。

此足太阴、阳明药也。气血不和，故腹痛。白芍酸收而苦泄，能行营气；炙草温散而甘缓，能和逆气。又痛为木盛克土诸痛皆属肝木，白芍能泻肝，甘草能缓肝和脾也。虞天民曰：白芍不惟治血虚，大能行气。腹痛者，营气不和，逆于肉里，得白芍行其营血，又以甘草之甘缓和其逆气，此不治之治，乃所以深治之也。

本方去芍药，加干姜一两，炮，名甘草干姜汤仲景。别见寒门，《金匮》用此治肺痿，肺冷吐涎沫，小便数以此温之。本方加附子，名芍药甘草附子汤仲景。别见寒门。本方加黄芩，名黄芩芍药汤《机要》，治热痢，腹痛后重，身热，脓血稠粘，及鼻衄不止，脉洪数此即仲景之黄芩汤除大枣。本方加白术，名白术芍药汤《机要》，治脾湿水泻，身重困弱。《保命集》曰：泻痢不止，或暴下者，皆太阴受病，故不可离芍药；人不受湿，则不痢，故须白术。四时下痢，于白芍白术内，春加防风，夏加黄芩，秋加厚朴，冬加桂、附，更详外证治之。如身困倦，加白术；自汗逆冷，气息微，加桂、附以温之；如里急后重，脓血稠粘，虽在盛冬，于温药内亦加大黄。

瓜蒌薤白白酒汤　胸痹　《金匮》

治胸痹，喘息咳唾，胸背痛，短气。胸中者，心肺之分，故喘息而咳唾；诸阳受气于胸中，转行于背，气痹不行，故胸背为痛而短气。

瓜蒌一枚　薤白三两　白酒四斤

此上焦膻中药也膻中，两乳中间。经曰：膻中者，臣使之官，喜乐出焉。喻嘉言曰：胸中阳气如离照当空，旷然无外，设地气一上，则窒塞有加，故知胸痹者，阴气上逆之候也。仲景微则用薤白、白酒以益其阳，甚则用附子、干姜以消其阴。世医不知胸痹为何病，习用豆蔻、木香、诃子、三棱、神曲、麦芽等药，坐耗其胸中之阳，亦相悬矣。薤叶光滑，露亦难竚，故曰薤露。其性滑泄，能通气滞，故胸痹下重并用之。

本方加半夏，名瓜蒌薤白半夏汤《金匮》，治胸痹不得卧，心痛彻背以不得卧，故加半夏。本方除白酒，加枳实、厚朴、桂枝，名枳实薤白桂枝汤《金匮》，治胸痹，气结在胸，胸满，胁下逆抢心。

温胆汤　不眠　《集验》

治胆虚痰热不眠，虚烦惊悸，口苦呕涎。胆以温为候，虚则寒，寒则不眠，惊悸亦由于胆虚；虚火上溢，故口苦；呕吐，多属半表半里少阳胆经之邪。胆虚气郁，致脾生痰涎而烦呕，伤寒病后多有此证。

陈皮去白　半夏姜制　茯苓或用茯神　甘草　枳实麸炒　竹茹　加姜煎，或加枣。《局方》无茯苓。如心虚，加人参、枣仁；心内烦热，加黄连、麦冬；口燥舌干，去半夏半夏行水耗津，加麦冬、五味、花粉；表热未清，加柴胡；内虚，大便自利，去枳实，加白术；内实心烦，加黑栀子。

此足少阳、阳明药也。橘、半、生姜之辛温，以之导痰止呕，即以之温胆戴氏云：痰在胆经，神不归舍，亦令人不寐，枳实破滞，茯苓渗湿，甘草和中，竹茹开胃土之郁，清肺金之燥，凉肺金即所以平甲木也胆为甲木，金能平木，如是则不寒不燥而胆常温矣。经又曰：胃不和则卧不安。又曰：阳气满，不得入于阴，阴气虚，故目不得瞑。半夏能和胃而通阴阳，故《内经》用治不眠。二陈非特温胆，亦以和胃也。温胆汤，即二陈加枳实、竹茹。《三因》云：心虚胆怯，气郁生涎，涎与气搏，变生诸证，触事易惊，或梦寐不祥，或短气悸乏，或自汗，并温胆汤主之。呕则以人参代竹茹。《内经》半夏汤治痰盛不眠：半夏五合，糯米一升，用清水扬万遍，煮服，汗出即已。半夏除痰而利小便，糯米益阴而利大肠，使上下通则阴阳和矣。经又曰：诸水病者，故不得卧，卧则惊，惊则咳甚。《准绳》云：《内经》半夏汤皆去饮之剂，无饮者勿服。《金匮》治虚劳虚烦不眠，用酸枣仁汤：枣仁二升，甘草一两，知母、茯苓、川芎各二两。深师加生姜二两，此补肝之剂。经曰：卧则血归于肝。昂按：本草云枣仁炒用治胆虚不眠，生用治胆热好眠，窃谓胆热必有心烦口苦之证，何以反能好眠乎？温胆汤治不眠，用二陈加竹茹、枳实，二味皆凉药，乃以凉肺经之热，非以温胆经之寒也。其以温胆名汤者，以胆欲不寒不燥，常温为候耳。胆热好眠四字不能无疑也。

本方加人参、远志、枣仁、熟地，名十味温胆汤，治梦遗惊惕。

逍遥散 退热调经 《局方》

治血虚肝燥，骨蒸劳热，咳嗽潮热，往来寒热，口干便涩，月经不调。骨蒸潮热，肝血虚也；肝火乘肺，故咳嗽；邪在少阳，故往来寒热；火盛烁金，不能生水，故口渴便秘；肝藏血，肝病，故经水不调。

柴胡　当归酒拌　白芍酒炒　白术土炒　茯苓各一钱　甘草炙，五分　加煨姜、薄荷煎。

此足少阳、厥阴药也。肝虚则血病，当归、芍药养血而敛阴，木盛则土衰，甘草、白术和中而补土补土生金，亦以平木；柴胡升阳散热，合芍药以平肝，而使木得条达木喜条达，故以泻为补，取疏通之意，茯苓清热利湿，助甘、术以益土，而令心气安宁茯苓能通心肾；生姜暖胃祛痰，调中解郁；薄荷搜肝泻肺，理血消风，疏逆和中。诸证自已，所以有逍遥之名。有干咳嗽者，丹溪曰极为难治。此系火郁之证，乃痰郁其火，邪在中，用逍遥散以开之，下用补阴之剂可愈。昂按：此即后条《医贯》所言之旨也。

本方加丹皮、栀子，名八味逍遥散薛己，治怒气伤肝，血少目暗。目为肝窍。经曰：目得血而能视。肝伤血少则目昏。丹皮能泻血中伏火，栀子能泻三焦郁火，故薛氏加之以抑肝气，兼以调经也。《医贯》曰：古方逍遥散，柴胡、薄荷、当归、芍药、陈皮、甘草、白术、茯神，其加味者则丹皮、栀子。余以山栀屈曲下行泄水，改用吴萸炒连。其论五郁，曰东方先生木，木者生生之气，即火气也。火附木中，木郁则火亦郁矣。火郁则土自郁，土郁则金郁，金郁则水郁，五行相因，自然之理也。余以一方治木郁而诸郁皆愈，逍遥散是也。方中柴胡、薄荷二味最妙。盖胆乃甲木少阳之气，其气柔嫩，象草穿地而未伸，此时若被寒风一郁，即软萎遏抑不能上伸，不上伸则下克脾土，而金水并病矣。惟得温风一吹，郁气始得畅达也。盖木喜风摇，寒即摧萎，温即发生。柴胡、薄荷辛能发散，温能入少阳，古人立方之妙如此。其甚者，方中加吴茰炒连，即左金丸。黄连清心火，吴茰气臊，肝气亦臊，同气相求，以平肝木，木平则不生心火，火不刑金而金能制木，不直伐木而佐金以制木，此左金所以得名也。此法之巧者，然犹未也。继用六味地黄加柴胡、芍药以滋肾水，俾能生木。逍遥散风以散之也，地黄饮雨以润之也，木有不得其天者乎？此法一立，木火之郁既舒，木不下克土，土亦得滋润，无燥熇之患，金水自能相生，余谓一法可通五法也。如此推而广之，凡寒热往来，恶寒恶热，呕吐吞酸嘈杂，胸痛胁痛，小腹膨胀，头运盗汗，黄疸瘟疫，疝气飧泄等证，皆对证之方。推之伤寒、伤风、伤湿，除直中外，凡外感者皆作郁看，以逍遥散加减出入，无不获效。如小柴胡汤、四逆散、羌活汤，大同小异，然不若此方之响应也。倘一服即愈，少顷复发，或频发而愈甚，此必下寒上热之假证，此汤不可复投，当改用温补之剂，如阳虚以四君子汤加温热药，阴虚以六味汤加温热药。玄机之士，不须余赘矣。又曰：余于冬月正伤寒，麻黄、桂枝证作寒郁治，不恶寒者作火郁治，此余创论也。既曰寒邪，何故入内而反为热？不知即是木身之火为寒所郁，一步返归一步，久则纯热矣。三黄解毒解其火也，葛根、升麻火郁发之也，三承气土郁夺之也，小柴胡木郁达之也，此理甚简易。刘守真谓用麻黄、桂枝必加凉药，子和六神通解加石膏于麻黄、苍术中，陶氏谓九味羌活可代三方，皆非也。不若逍遥散，真可一方代三方也。火为寒郁，熬煎肾水，至木旺时，无生发滋润之本，故发热而渴，非外感也。余以六味汤滋其水，以柴胡舒其木，活人多矣。

六和汤 调和六气 《局方》

治夏月饮食不调，内伤生冷，外伤暑气，寒热交作，霍乱吐泻，及伏暑烦闷，倦怠嗜卧，口渴便赤，中酒等证。风寒暑湿之邪，伤脾则泻，伤胃则吐，伤肺则渴，伤膀胱则溺赤，阴阳相争则寒热交作，或霍乱转筋，脾主四肢，伤则倦怠。伤酒，亦以温散为治。

砂仁　藿香　厚朴　杏仁　半夏　扁豆　木瓜　人参　白术　赤茯苓　甘草　加姜、枣煎。伤暑，加香薷；伤冷，加紫苏。一方无白术，一方有苍术。

此足太阴、阳明药也。藿香、砂仁、杏仁、厚朴香能舒脾，辛能行气，而砂仁、厚朴兼能化食；木瓜酸能平肝舒筋肝木乘脾，故转筋，木瓜酸能敛肺，助肺金以平肝邪，故治霍乱转筋，扁豆、赤苓淡能渗湿清热，而扁豆又能散暑和脾；半夏辛温散逆而止呕，参、术甘温补正以匡邪；甘草补中，协和诸药，姜、枣发散而调荣卫，皆所以和之也。或加香薷者，用以祛暑；加紫苏者，用以发表散寒也。吴鹤皋曰：六和者，和六腑也。脾胃为六腑之总司，先调脾胃，则水精四布，五经并行，百骸九窍皆太和矣。昂按：六和者，和六气也。若云和六腑，则五脏又不当和乎？盖风寒暑湿燥火之气，夏月感之为多，故用诸药匡正脾胃，以拒诸邪而平调之也。

藿香正气散　外感内伤　《局方》

治外感风寒，内伤饮食，憎寒壮热，头痛呕逆，胸膈满闷，咳嗽气喘，及伤冷伤湿，疟疾中暑，霍乱吐泻，凡感岚瘴不正之气者，并宜增减用之。元气虚弱之人慎用。

藿香　紫苏　白芷　大腹皮　茯苓各三两　白术土炒　陈皮　半夏曲　厚朴姜制　桔梗各二两　甘草一两　每服五钱，加姜、枣煎。一方加木瓜气脱能收，气滞能和。伤食重者加消食药。

此手太阴、足阳明药也。藿香辛温，理气和中，辟恶止呕，兼治表里，为君；苏、芷、桔梗散寒利膈，佐之以发表邪；厚朴、大腹行水消满，橘皮、半夏散逆除痰，佐之以疏里滞；苓、术、甘草益脾去湿以辅正气，为臣使也。正气通畅，则邪逆自除矣。吴绶曰：若太阳伤寒，头痛发热，骨节痛者，此方全无相干，如妄用之，虽汗出亦不解，变成坏证者多矣。凡伤寒发热脉沉，元气虚人，并夹阴伤寒发热者，皆不可用。戴元礼曰：肥人多中，以气盛于外而歉于内也。肺为气出入之道，人肥者必气急，气急必肺邪盛，肺金克肝木，胆为肝之腑，故痰涎壅盛，治之必先理气。中后气未尽顺，痰未尽降，调理之剂当以藿香正气散和星香散。服此药非特治中风之证，中气、中恶、霍乱尤宜。

本方合三味香薷饮香薷、扁豆、黄连，名藿薷汤，治伏暑吐泻转筋。

三解汤　时行阳疟

治时行疟之通剂。此三阳经疟也。《机要》曰：疟有中三阳者，有中三阴者，其证各殊，同伤寒也。在太阳谓之寒疟，治多汗之；在阳明谓之热疟，治多下之；在少阳谓之风疟，宜和之。此三阳受病，谓之暴疟，发在夏至后处暑前，此伤之浅者也。在三阴经总谓之湿疟，当从太阴经论之，发在处暑后冬至前，此伤之重者。远而为痎，痎者老也，居西方，宜毒药疗之。李梴曰：凡疟须分阴阳：气虚属阳，血虚属阴；发于春夏属阳，发于秋冬属阴；自子至巳属阳，自午至亥属阴；邪浅在腑为阳，与营卫并行，故一日发；邪深在脏为阴，横连膜原，不能与卫气并行，故间日发或三四日一发。卫虚则先寒，营虚则先热。喻嘉言曰：疟发必有寒有热，盖外邪伏于半表半里，适在少阳所主之界，出与阳争，阴胜则寒，入与阴急，阳胜则热。即纯热无寒为瘅疟、温疟，纯寒无热为牝疟，要皆自少阳而造其极偏。补偏救弊，亦必还返少阳之界，使阴阳协和而后愈也。谓少阳而兼他经则有之，谓他经而不涉少阳则不成其为疟矣。脉纵屡迁，而弦之一字实贯彻之也。昂按：疟之不离少阳，犹咳之不离于肺，故经曰五脏六腑皆令人咳，然必传以与肺也。

柴胡　麻黄去节　泽泻各三钱

此足少阳药也。吴鹤皋曰：病有三在，在表、在里及半表半里也。疟邪藏于分肉之间，邪正分争，并于表则在表，并于里则在里，未有所并则在半表半里。麻黄之辛，能散表邪由汗而泄；泽泻味咸，能引里邪由溺而泄；柴胡升阳发热，居表里之间而和解之。此但可以治实疟，虚者当辨其气血而加补剂。昼发属气，夜发属血。

清脾饮　严用和

治疟疾热多寒少，口苦嗌干，小便赤涩，脉来弦数。热多，阳胜也；口苦嗌干，肝胆火也；热盛，故便赤；疟邪居于半表半里，属少阳甲胆之分，肝胆属木，故脉弦。

青皮　厚朴醋炒　柴胡　黄芩炒　半夏姜制　茯苓　白术土炒　甘草炙　草果　加姜煎。一方加槟榔。大渴，加麦冬、知母；疟不止，加酒炒常山一钱、乌梅二个。常山劫痰截疟，乌梅敛阴清热。

此足少阳、太阴药也。疟为肝胆之邪，然多因脾胃受伤而起。脾属湿土，重感于湿，湿生热，热生痰，故见前证也。脾既受病，木又克之，故用青皮、柴胡以破滞而伐肝柴胡疏上焦肝气，青皮疏下焦肝气，半夏、厚朴以行痰而平胃厚朴平胃，半夏燥痰。古云无痰不作疟；茯苓用以渗湿，黄芩用以清热；草果辛热，能散太阳之积寒，除痰而截疟能清膏粱之痰，盖先去其害脾者，而以白术、甘草调而补之也。此即小柴胡汤加减，从温脾诸方而一变也，虚疟忌用。吴鹤皋曰：清脾非清凉之谓，乃攻去其邪而脾部为之一清也。刘宗厚因草果之辛热而讥焉，是未达严用和氏之精矣。张子和曰：世医以疟为脾寒，甚者归之祟怪，良可笑也。刘宗厚曰：暑盛阳极，伏阴在内，人或纳凉澡浴，寒客肌肉之间，或饥饱劳役内伤而病作。肌肉属脾，发则恶寒战栗，乃谓之脾寒耳，实由风寒湿暍，邪郁腠理。夏时毛窍疏通而不为病，至秋气收敛之际，表邪不能发越，故进退不已，往来寒热，势如凌虐之状，所以名疟，即四时之伤寒也，十二经皆能为病。古方多兼理内伤取效，由脾胃和，精气通，阴阳和解，诸邪悉散，实非脾病也。世用发表解肌、温经散寒等法，亦未尝执于燥脾劫剂也。昂按：脾虚恶寒，胃虚恶热，寒热间作，脾亦有之，不独少阳也。虽十二经脏皆能为疟，而脾胃受伤者实多，故仲景小柴胡汤人参、甘草、半夏、姜、枣皆脾胃药，其治少阳独柴胡一味而已。严氏宗之，故以小柴胡加减而立清脾饮，是明从脾胃论治矣。刘氏之论亦主脾胃内伤，乃不敢翻子和之案，以为非脾病，恐不然也。又古方用辟邪丹、雄珠丸治鬼疟，盖杂病多有挟鬼证者，何独于疟必云无此也？

痛泻要方　痛泻　刘草窗

治痛泻不止。脾虚故泻，肝实故痛。吴鹤皋曰：此与伤食不同，伤食腹痛得泻便减，今泻而痛不止，故责之土败木贼也。戴氏曰：水泻腹不痛者，湿也；痛甚而泻，泻而痛减者，食积也；泻水腹痛肠鸣，痛一阵泻一阵，火也；或泻或不泻，或多或少者，痰也；完谷不化者，气虚也。

白术土炒，三两　白芍炒，二两　陈皮炒，两半　防风一两　或煎或丸。久泻，加升麻。

此足太阴、厥阴药也。白术苦燥湿，甘补脾，温和中；芍药寒泻肝火，酸敛逆气，缓中止痛；防风辛能散肝，香能舒脾，风能胜湿，为理脾引经要药东垣曰：若补脾胃，非此引用不能行；陈皮辛能利气，炒香尤能燥湿醒脾，使气行则痛止。数者皆以泻木而益土也。

黄连阿胶丸　冷热痢　《局方》

治冷热不调，下痢赤白，里急后重，脐腹㽲痛，口燥烦渴，小便不利。湿热郁于肠胃，故腹痛口渴而便秘。

黄连一两　茯苓二两　阿胶炒，一两　为末，水熬阿胶为丸，空心米汤下。《延年》除茯苓，加干姜、当归，名驻车丸，治同。

此手足阳明药也。黄连泻火燥湿，开郁消㽲，以平其痛热；阿胶补阴益血，润燥利肠，以和其里急；茯苓能令肺气下降，通于膀胱，清热利水，止渴除烦，为清解之平剂。黄连退热，茯苓除湿，阿胶润燥补虚。

仲景黄连阿胶汤：黄连四两，黄芩一两，芍药二两，阿胶三两，鸡子黄二枚，生用，治伤寒少阴病，得之二三日以上，心烦不得卧。二三日以上，寒变热之时也，少阴多病此传经之阳邪，阴气为阳热所灼，故心烦不得卧。芩、连之苦以除热，鸡子、阿胶之甘以益血，芍药之酸以收阴气，用苦寒甘润酸敛之剂收摄其欲亡之微阴，较之四逆，一水一火，为不同矣。

海藏黄连阿胶汤：黄连炒，四两，黄柏，阿胶炒，各一两，山栀五钱，每服四钱，治伤寒热毒入胃，下利脓血。血虚，加芎、归；腹痛，加芍药；血不止，加地榆。

姜茶饮 疟痢 东垣

治赤白痢及寒热疟。

生姜 陈细茶 每味约三钱，浓煎服，或微炒煎。

此足太阴、阳明药也。茶助阴，姜助阳，使寒热平调，并能消暑，解酒食毒。此方用之屡效，勿以药之平浅而忽之也。

本方除生姜，加陈白梅，蜜水煎，名梅蜜饮，治热痢。除茶，加木香、肉蔻，治冷痢。蜜最能治痢。

芦根汤 呕哕 《千金》

治伤寒病后，呕哕不下食。此由初病时热盛，多服冷药，饮冷水，热势既退，冷气便发，故脾胃虚寒而不和，噫哕食臭，腹内雷鸣而泻利也。

芦根一升　竹茹一升　生姜二两　粳米一合

此足太阳、阳明药也。芦根甘寒，降伏火，利小水，竹茹甘寒，除胃热，清燥金，生姜辛温，祛寒饮，散逆气，三者皆能和胃，胃和则呕止；加粳米者，亦藉以调中州也。

阴阳水 霍乱

治霍乱吐泻，有神功。按药中治霍乱者最多，然有寒热二证，而本草主治未尝分别言之，万一误用，立死不救。仓卒患此，脉候未审，切勿轻投偏热偏寒之剂，惟饮阴阳水为最稳。张子和曰：霍乱吐泻乃风湿暍三气合邪也。湿土为风木所克，郁则生热，心火上炎，故吐，吐者暍也；脾湿下注，故泻，泻者湿也；风急甚则转筋，转筋者风也。又邪在上焦则吐，在下焦则泻，在中焦则吐泻交作。

沸汤　井水　各半钟，和服。故又名生熟水。

此中焦分理阴阳之药也。阴阳不和而交争，故上吐下泻而霍乱，饮此辄定者，分其阴阳使和平也。

甘草黑豆汤 解毒

解百药毒，兼治筋疝。筋疝者，茎中掣痛，挺胀不堪，此由用春方邪术而得之。用此方者，亦取其解毒。

甘草二两　黑豆半升

此足阳明药也。甘草和中以解毒，黑豆散热以解毒。苏颂曰：古称大豆解百药毒，试之不然，又加甘草，其验乃奇。若治筋疝，当用甘草梢，以梢能径达茎中也。

本方加大黄，名大黄甘草汤，治上中下三焦消渴。

理气之剂

经曰：诸气膹郁，皆属于肺。又曰：怒则气上，喜则气缓，悲则气消，恐则气下，寒则气收，热则气泄，惊则气乱，劳则气耗，思则气结。九气不同，百病多生于气也。夫人身之所恃以生者，此气耳。源出中焦，总统于肺，外护于表，内行于里，周流一身，顷刻无间，出入升降，昼夜有常，曷尝病于人哉？及至七情交攻，五志并发，乖戾失常，清者化而为浊，行者阻而不通，表失护卫而不和，里失营运而弗顺。气本属阳，及胜则为火矣。河间所谓五志过极皆为火，丹溪所谓气有余便是火也。人身有宗气、营气、卫气、中气、元气、胃气、冲和之气、上升之气，而宗气尤为主。及其为病，则为冷气、滞气、上气、逆气、气虚，诸变证矣。无病之时，宜保之养之，和之顺之，病作之时，当审其何经何证、寒热虚实而补泻之。

补中益气汤　升阳补中　东垣

治烦劳内伤，身热心烦，头痛恶寒，懒言恶食，脉洪大而虚，或喘，或渴，或阳虚自汗宜本汤加麻黄根、浮小麦、升、柴，俱宜蜜水炒过，欲其引参、芪至表，故又不可缺，或气虚不能摄血，或疟痢脾虚，久不能愈，一切清阳下陷，中气不足之证。中者脾胃也，脏腑肢体皆禀气于脾胃。饥饱劳役，伤其脾胃，则众体无以禀气而皆病矣。阳气下陷，则阴火上乘，故热而烦，非实热也；头者诸阳之会，清阳不升，则浊气上逆，故头痛，其痛或作或止，非如外感头痛不休也；阳虚不能卫外，故恶寒自汗；气虚，故懒言；脾虚，故恶食；脾胃虚则火上于肺，故喘；金受火克，不能生水，故渴；脾虚不能统血，则血妄行而吐下；清阳下陷，则为泻痢；气血两虚，则疟不止，名痎疟，痎，老也。李东垣《内伤外感辨》伤于饮食劳役、七情六欲为内伤，伤于风寒暑湿为外感。内伤发热，时热时止；外感发热，热甚不休。内伤恶寒，得暖便解；外感恶寒，虽厚衣烈火不除。内伤恶风，不畏甚风，反畏隙风；外感恶风，见风便恶。内伤头痛，乍痛乍止；外感头痛，连痛不休，直待表邪传里方罢；内伤有湿，或不作渴，或心火乘肺，亦作燥渴；外感须二三日外，表热传里，口方作渴。内伤则热伤气，四肢沉困，无力怠倦嗜卧；外感则风伤筋，寒伤骨，一身筋骨疼痛。内伤则短气不足以息，外感则喘壅气盛有余。内伤则手心热，外感则手背热。天气通于肺，鼻者肺之外候，外感伤寒则鼻塞，伤风则流涕，然能饮食，口知味，腹中和，二便如常；地气通于脾，口者脾之外候，内伤则懒言恶食，口不知味，小便黄赤，大便或秘或溏。左人迎脉主表，外感则人迎大于气口；右气口脉主里，内伤则气口大于人迎。内伤证属不足，宜温宜补宜和；外感证属有余，宜汗宜吐宜下。若内伤之证误作外感，妄发其表，重虚元气，祸如反掌，故立补中益气汤主之。又有内伤外感兼病者，若内伤重者，宜补养为先，外感重者，宜发散为急。此汤惟上焦痰呕、中焦湿热、伤食膈满者不宜服。

黄芪蜜炙，钱半　人参　甘草炙，各一两　白术土炒

陈皮留白　当归各五分　升麻二分　柴胡二分　姜三片、枣二枚煎。如血不足，加当归；精神短少，加人参、五味；肺热咳嗽，去人参；嗌干，加葛根风药多燥，葛根独能止渴者，以其能升胃中清气，入肺而生水耳；头痛，加蔓荆子，痛甚加川芎；脑痛，加藁木、细辛；风湿相搏，一身尽痛，加羌活、防风；有痰，加半夏、生姜；胃寒气滞，加青皮、蔻仁、木香、益智；腹胀，加枳实、厚朴、木香、砂仁；腹痛，加白芍、甘草；热痛，加黄连；能食而心下痞，加黄连；咽痛，加桔梗；有寒，加肉桂；湿胜，加苍术；阴火，加黄柏、知母；阴虚，去升、柴，加熟地、山茱、山药；大便秘，加酒煨大黄；咳嗽，春加旋覆、款冬，夏加麦冬、五味，秋加麻黄、黄芩，冬加不去根节麻黄，天寒加干姜；泄泻，去当归，加茯苓、苍术、益智。

此足太阴、阳明药也。肺者气之本，黄芪补肺固表，为君；脾者肺之本土能生金，脾胃一虚肺气先绝，人参、甘草补脾益气，和中泻火，为臣东垣曰：参、芪、甘草，泻火之圣药。盖烦劳则虚而生热，得甘温以补元气，而虚热自退，故亦谓之泻；白术燥湿强脾，当归和血养阴，为佐补阳必兼和阴，不然则已亢；升麻以升阳明清气右升而复其本位，柴胡以升少阳清气左旋而上行，阳升则万物生，清升则阴浊降；加陈皮者，以通利其气陈皮同补药则补，独用则泻脾；生姜辛温，大枣甘温，用以和营卫，开腠理，致津液。诸虚不足，先建其中，中者何？脾胃是也。李东垣曰：脾胃虚者，因饮食劳倦，心火亢甚而乘其土位，其次肺气受邪，须多用黄芪，而人参、甘草次之。脾胃一虚，肺气先绝，故用黄芪以益皮毛而固腠理，不令自汗。上喘气短，故以人参补之。心火乘脾，用炙草甘温以泻火热而补脾元。若脾胃急痛并大虚，腹中急缩，宜多用之，中满者减之。白术苦甘温，除胃中之热，利腰脐间血。胃中清气在下，必加升麻、柴胡以升之，引参、芪、甘草甘温之气味上升，以补胃气之散而实其表，又缓带脉之缩急。气乱于中，清浊相干，用去白陈皮以理之，又助阳气上升，以散滞气。脾胃气虚为阴火，伤其生发之气，营血大亏，血减则心无所养，致令心满而烦，病名曰悗，故加甘辛微温之剂生阳气。仲景之法，血虚以人参补之，阳旺则能生阴血，更以当归和之，少加黄柏以救肾水，泻阴中伏火。如烦犹不止，少加生地黄补肾水，水旺则心火自降。李士材曰：虚人感冒，不任发散者，此方可以代之。东垣曰：肌热者，表热也。服此汤一二服，得微汗则已，非正发汗，乃阴阳气和，自然汗出也。《准绳》曰：凡四时伤寒，通宜补散，故丹溪治伤寒多用补中益气汤。气虚者，四君子加发散药；血虚者，四物汤加发散药。东垣治风湿，用补中益气加羌活、防风、升麻、藁本、苍术。海藏治风湿，无汗者用神术汤，有汗者用白术汤。治刚痉，神术汤加羌活、麻黄；治柔痉，白术汤加芪、术、桂心。治中暍，脉弦细芤迟者，用黄芪汤。此皆仲景所谓辛苦之人，触冒之病，伤寒是也。《明医杂著》云：发热有数种，治各不同。仲景论伤寒伤风，此外感也，故宜发表以解散之，此麻黄、桂枝之义也。感于寒冷之月，即时发病，故用辛热以胜寒，如春温之月则当变以辛凉之药，夏暑之月则当变以甘苦寒之剂。又有冬温，此天时不正，阳气反泄，用药不可温热；又有寒疫，却在温热之时，此阴气反逆，用药不可寒凉。又有瘟疫，沿门阖境相似者，此天地之厉气，当随时令参气运而治，宜辛凉甘苦寒之药以清热解毒。若夫饮食劳倦，为内伤元气，则真阳下陷，内生虚热，故东垣发补中益气之论，用甘温之药大补其气而提其下陷，此用气药以补气之不足也。又有劳心好色，内伤真阴，阴血既伤，则阳气偏盛而变为火，是谓阴虚火旺劳瘵之证，故丹溪发阳有余阴不足之论，用四物加黄柏、知母补其阴而火自降，此用血药以补血之不足也。又有夏月伤暑之病，虽属外感，却类内伤，东垣所谓清暑益气是也。又有因暑热而过食冷物以伤其内，或过取风凉以伤其外，此则非暑伤人，乃因暑而致之病，治宜辛热解表、辛温理中之药，却与伤寒治法相类者也。外感之与内伤，寒病之与热病，气虚之与血虚，如冰炭相反，治之若差，则轻病必重，重病必死矣。《医贯》曰：读伤寒书而不读东垣书，则内伤不明而杀人多矣。读东垣书而不读丹溪书，则阴虚不明而杀人多矣。东垣《脾胃论》深明饥饱劳役发热等证俱是内伤，悉类伤寒，切戒汗下。以为内伤多而外感少，只须温补，不必发散；如外感多内伤少，温补中少加发散，以补中益气为主。如内伤兼寒者加麻黄，兼风者加桂枝，兼暑者加黄连，兼湿者加羌活，实万世无疆之利，此东垣特发阳虚发热之一门也。然阴虚发热者，十之六七亦类伤寒。今人一见发热，则曰伤寒，须用发散，发散而毙，则曰伤寒之法已穷。余尝于阴虚发热者，见其大热面赤，口渴烦躁，与六味地黄丸，一大剂即愈。如下部恶寒足冷，上部渴甚躁极，或饮而反吐，即加肉桂、五味，甚则加附子冷饮，以此活人多矣。此丹溪发明阴虚发热之外，尚遗未尽之意也。

本方除当归、白术，加木香、苍术，名调中益气汤东垣，治脾胃不调，胸满肢倦，食少短气，口不知味心和则舌知味，及食入反出。本方加白芍、五味子，亦名调中益气汤东垣，治气虚多汗，余治同前补中汤纯用甘温，所谓劳者温之，损者温之。此加白芍、五味之酸以收耗散之气，有发有收，此东垣别开一路，以广补中之妙者乎。本方加苍术倍分，半夏、黄芩各三分，名参术益胃散东垣，治内伤劳倦，燥热短气，口渴无味，大便溏黄。本方去白术，加草蔻、神曲、半夏、黄柏，名升阳顺气汤东垣，治饮食劳倦所伤，满闷短气，不思食，不知味，时恶寒吴鹤皋曰：升、柴辛甘升其清，清升则阳气顺矣；柏皮苦寒降其浊，浊降则阴气顺矣。参、芪、甘草、当归补其虚，虚补则正气顺矣；半夏、陈皮利其膈，膈利则痰气顺矣；豆蔻、神曲消其食，食消则谷气顺矣。东垣曰：升、麻、柴胡味薄性阳，引脾胃清气行于阳道，以滋春气之和，又引参、芪、甘草上行，充实腠理，使卫外为固。凡补脾胃之药，多以升阳补气名之者此也。又曰：但言补之以辛甘温热之剂及味之薄者，诸风药是也，此助春夏之升浮者也，此便是泻秋收冬藏之药也，在人之身乃肝心也；但言泻之以酸苦寒凉之剂并淡味渗泄之药，此助秋冬之沉降者也，在人之身是肺肾也，本方加炒芩、神曲，名益胃升阳汤东垣，治妇人经水不调，或脱血后食少水泻东垣曰：脱血益气，古圣之法也。故先补胃气以助生发之气。本方加黄柏、生地，名补中益气加黄柏生地汤，治阴火乘阳，发热昼甚，自汗短气，口渴无味。本方加白芍、细辛、川芎、蔓荆，名顺气和中汤《宝鉴》，治清阳不升，头痛恶风，脉弦微细。本方加羌活、防风、细辛、川芎，名调荣养卫汤节庵，治劳力伤寒，身痛体热，恶寒微渴，汗出身痛，脉浮无力。

乌药顺气散 顺气祛风 严用和

治中风遍身顽麻，骨节疼痛，步履艰难，语言謇涩，口眼㖞邪，喉中气急有痰。风胜则气壅。壅于皮肤则顽麻，壅于骨节则烦痛，壅于经络则语涩行难，壅于口面则㖞邪，壅于胸喉则痰喘。

乌药　橘红各二钱　麻黄去节　川芎　白芷　桔梗　枳壳炒，各一钱　僵蚕去丝嘴，炒　炮姜　甘草炙，各五分　加姜、葱煎。虚汗者，去麻黄，加黄芪；手足不能举动，加防风、续断、威灵仙；拘挛，加木瓜；脚气，加牛膝、五加皮、独活。

此手太阴、足厥阴药也。风盛则火炽，故有痰火冲逆而上，此里气逆也；然中风必由外感风寒而发，内虚而外邪乘之，此表气逆也。麻黄、桔梗，肺家之药，发汗而祛寒，川芎、白芷，头面之药，散风而活血血活则风散；枳、橘利气行痰顺气正以行痰，橘红兼能发表，僵蚕清化散结蚕病风则僵，得清化之气，故因以治风，能散相火逆结之痰，黑姜温经通阳，甘草和中泻火；乌药能通行邪滞诸气。此乃先解表气而兼顺里气者，气顺则火散。风邪卒中当先治标，若气虚病久者非所宜也。厥逆痰壅，口噤脉伏，身温为中风，身冷为中气。中风多痰涎，中气无痰涎，以此为辨。中气因怒而得者尤多，《局方》用此治之。许学士云：暴怒伤阴，暴喜伤阳，忧愁不已，气多厥逆，往往得中气之证，不可作中风治。喻嘉言曰：中风证多挟中气。严用和曰：人之元气强壮，外邪焉能为害？必真气先虚，荣卫空疏，邪乃乘虚而入。若内因七情得者，法当调气，不当治风。外因六淫得者，亦先当治气，后依所感六气治之，此良法也。宜八味顺气散，方用人参、白术、茯苓、甘草、陈皮、青皮、白芷、乌药，并不用前方枳、梗、麻黄、僵蚕风药，正先治气后治风之妙旨。后人或谓不当，杂入白芷，不知白芷香而不燥，正和荣卫之善药也。《局方》合二方，用人参、白术、陈皮、甘草、干姜、川芎、厚朴、桔梗、麻黄、白芷，更加葛根，治感风头痛，鼻塞声重，尚为合宜。《玉机微义》曰：严氏此论迥出前人，其用药则未也，何也？四君子补脾胃药，更加白芷去手阳明经风，乌药通肾胃间气，陈皮理肺气，青皮泄肝气，若风果在于手阳明、肺、肝、胃、肾，而气实者可用，但经有十二，五脏之气互有胜负，此方安能尽其变乎？况真气先虚之人亦难用也。

苏子降气汤 降气 《局方》

治虚阳上攻，气不升降，上盛下虚，痰涎壅盛，喘嗽呕血，或大便不利。肺为气主，肺虚火盛，故气高痰涌，或喘或嗽，甚则呕血也；火炎津枯，有升无降，故大便不利。又有气痛便秘，用通剂而愈不通，或暂通复秘，因而下血者，亦当顺气，气顺则自通，当求温暖之剂。

苏子　半夏　前胡　厚朴姜炒　橘红　当归各一钱　甘草炙　肉桂五分　加姜煎。一方无桂，有沉香。沉香能升降诸气，温而不燥。

此手太阴药也。苏子、前胡、厚朴、橘红、半夏皆能降逆上之气，兼能除痰，气行则痰行也，数药亦能发表，既以疏内壅，兼以散外寒也风痰壅盛，多挟外感；当归润以和血，甘草甘以缓中；下虚上盛，故又用肉桂引火归元也。《玉机微义》曰：此散郁和中之剂。《准绳》曰：口鼻出血，皆由上盛下虚，有升无降，血随气升。法当先顺其气，气降则血归经矣，宜苏子降气汤加入人参、阿胶各一钱，下养正丹。昂按：方内多破气发表之药，又有半夏、肉桂，血证亦当审用。养正丹金石烹炼而成，尤觉非宜。

木香顺气汤 调中顺气 东垣

治阴阳壅滞，气不宣通，胸膈痞闷，腹胁胀满，大便不利。胸膈痞闷者，脾胃受伤，中气不运，不能升降，浊气在上，则生䐜胀也；腹胁胀满者，肝火盛也；大便秘者，清阳不升，故浊阴不降也。

木香 草蔻仁炒 益智 苍术各三分 厚朴四分 青皮 陈皮 半夏 吴茱萸汤泡 干姜 茯苓 泽泻各二分 升麻 柴胡各一分 当归五分

此足太阴、阳明药也。木香、厚朴、青皮、陈皮辛能行气，兼能平肝；草蔻、益智香能舒脾，苍术、半夏燥能胜湿，干姜、吴茱温能散寒；升、柴之轻以升其阳，苓、泻之淡以泄其阴，盖脾为中枢，使中枢运转，则清升浊降，上下宣通，而阴阳得位矣；然皆气药，恐其过燥，故重用当归以濡其血，共成益脾消胀之功也。

四磨汤 七情气逆 严氏

治七情气逆，上气喘急，妨闷不食。怒则气上，思则气结。忧愁不已，气多厥逆，重则眩仆，轻则上气喘急，满闷妨食。

槟榔 沉香 乌药 人参等分 浓磨，煎三四沸，温服。一方人参易枳壳。一方去人参，加枳实、木香，白酒磨服，名五磨饮子，治暴怒卒死，名曰气厥。

此手太阴药也。气上宜降之，故用槟榔、沉香槟榔性如铁石，沉香入水独沉，故皆能下气；气逆宜顺之，故用乌药；加人参者，降中有升，泻中带补，恐伤其气也。大实者仍宜枳壳。

越鞠丸 六郁 丹溪

统治六郁，胸膈痞闷，吞酸呕吐，饮食不消。六郁，气郁、血郁、痰郁、火郁、湿郁、食郁也。六者之中，以气为主，气行则郁散矣。吞酸呕吐，由于痰火；饮食不消，由气不运行。丹溪曰：气升则食自降。六郁不言风寒者，风寒郁则为热也。滑伯仁曰：郁者，结聚而不得发越，当升者不得升，当降者不得降，当变化者不得变化，所以传化失常而病见矣。气郁者，胸膈痛；湿郁者，周身痛或关节痛，遇阴寒即发；痰郁者，动则气喘，寸脉沉滑；热郁者，昏瞀便赤，脉沉数；血郁者，四肢无力，能食；食郁者，嗳酸腹饱，不能食，寸口紧盛。经曰：木郁达之，火郁发之，土郁夺之，金郁泄之，水郁折之。

香附醋炒　苍术泔浸炒　抚芎　神曲炒　栀子炒黑，等分　曲糊为丸。如湿郁，加茯苓、白芷；火郁，加青黛；痰郁，加南星、半夏、瓜蒌、海石；血郁，加桃仁、红花；气郁，加木香、槟榔；食郁，加麦芽、山楂、砂仁；挟寒，加吴茱萸。又或春加防风，夏加苦参，冬加吴茱萸，经所谓升降浮沉则顺之，寒热温凉则逆之也。

此手足太阴、手少阳药也。吴鹤皋曰：越鞠者，发越鞠郁之谓也。香附开气郁，苍术燥湿郁，抚芎调血郁，栀子解火郁，神曲消食郁。陈来章曰：皆理气也，气畅而郁舒矣。朱丹溪曰：郁为燥淫，燥乃阳明秋金之位。肺属金主气，主分布阴阳，伤则失职，不能升降，故经曰诸气膹郁，皆属于肺。又郁病多在中焦，中焦，脾胃也，水谷之海，五脏六腑之主，四脏一有不平，则中气不得其和而先郁矣。此方药兼升降者，将欲升之必先降之，将欲降之必先升之。苍术辛烈雄壮，固胃强脾，能径入诸经，疏泄阳明之湿，通行敛涩，香附阴中快气之药，下气最速，一升一降，故郁散而平；抚芎足厥阴药，直达三焦，上行头目，下行血海，为通阴阳血气之使，不但开中焦而已。胃主行气于三阳，脾主行气于三阴，脾胃既布，水谷之气得行，则阴阳脏腑不受燥金之郁，皆由胃气而得通利矣。或问丹溪曰：《脉诀》云热则生风，冷则生气。吾子引仲景之言而斥其非，然则诸气诸饮，呕吐吞酸，反胃诸病，将无寒证耶？曰：五脏各有火，五志激之，其火随起。若诸寒为病，必须身犯寒气，口食寒物，非若诸火病自内作，所以气病寒者十无一二。

七气汤 行气消痰 《三因方》亦名四七汤

治七情气郁，痰涎结聚，咯不出，咽不下，胸满喘急，或咳或呕，或攻冲作痛。七气者，寒热喜怒忧愁恶也。七情之病令人气结痰聚，阴阳不得升降，故有痞满、喘咳、冲痛等证。

半夏姜汁炒，五钱　厚朴姜汁炒，三钱　茯苓四钱　紫苏二钱　加姜、枣煎。

此手足太阴药也。气郁则痰聚，故散郁必以行气化痰为先。半夏辛温，除痰开郁，厚朴苦温，降气散满；紫苏辛温，宽中畅肺，定喘消痰，茯苓甘淡，渗湿益脾，通心交肾。痰去气行，则结散郁解而诸证平矣。

本方加白芍、陈皮、人参、桂心，亦名七气汤《三因》，治七情郁结，阴阳反戾，吐利交作，寒热眩运，痞满噎塞。

四七汤 温中解郁 《局方》亦名七气汤

治七情气郁，痰涎结聚，虚冷上气，或心腹绞痛，或膨胀喘急。《针经》云：胃络不和，喘出于阳明之逆；真元耗散，喘出于肾气之上奔。

人参　官桂　半夏各一钱　甘草五分　加姜煎。心腹痛，加延胡索。能行血中气滞，气中血滞。

此手太阴药也。李士材曰：夫七情过极，皆伤其气，丹溪以越鞠丸主之，而此独异者，盖郁久则浊气闭塞而清气日薄矣，故虽痛虽膨而不用木香、枳壳。用人参以壮主气之脏肺，官桂以制谋虑之郁肝者将军之官，谋虑出焉。郁久肝火必盛，桂能平肝；郁久生痰，半夏为之驱逐；郁故不和，国老为之调停甘草。况桂性辛温，疏气甚捷，郁结者还为和畅矣。汤名四七者，以四味治七情也。《玉机微义》曰：经云：寒则气收，宜辛散之，甘缓之。此治气虚寒郁药也。

代赭旋覆汤 痞硬噫气 仲景

治伤寒发汗若吐若下解后，心下痞硬，噫气不除。汗吐下后，大邪虽解，胃气弱而不和，虚气上逆，故痞硬噫气，即俗所谓嗳气也。

旋覆花即金沸草，三两　代赭石一两　人参二两　甘草三两　半夏半升　生姜五两　大枣十二枚

此足阳明药也。成氏曰：硬则气坚，旋覆之咸以软痞硬，怯则气浮，代赭之重以镇虚逆代赭色赤体重，又能养阴血，止反胃；辛者散也，生姜之辛以散虚痞，甘者缓也，人参、甘草、大枣之甘以补胃弱。《纲目》云：病解后痞硬噫气，不下利者用此汤，下利者生姜泻心汤。《活人》云：有旋覆代赭证，或咳逆，气虚者先服四逆汤，胃寒者先服理中汤，后服此汤为良。周扬俊曰：予每借之以治反胃噎食，气逆不降者，神效。

丁香柿蒂汤 呃逆　严氏

治久病呃逆，因于寒者。按方书无呃字，或作咳逆，或作哕气，仲景书中亦作哕。《说文》曰：哕，气牾也。海藏、东垣皆以哕为干呕，人多非之，今从俗作呃逆。此病有因痰阻气滞者，有因血瘀者，有因火郁者，有因胃热失下者，此皆属实；有因中气大虚者，有因大下胃虚，阴火上冲者，此皆属虚。寒热虚实，治法不一。古方以此汤治寒呃，虽病本于寒，然亦有火也。呃在中焦，谷气不运，其声短小，得食即发呃；在下焦，真气不足，其声长大，不食亦然。

丁香　柿蒂各二钱　人参一钱　生姜五片　一方加陈皮、半夏、茯苓、甘草、良姜。

此足阳明、少阴药也。丁香泄肺温胃而暖肾，生姜去痰开郁而散寒；柿蒂苦涩而降气；人参所以辅真气使得展布也。火呃亦可用者，盖从治之法也。以热攻热，

名曰从治。朱丹溪曰：人之阴气因胃为养，土伤则木挟相火直冲清道而上作呃逆，古人以为胃寒，用丁香柿蒂不能清痰利气，唯助火而已。李时珍曰：朱氏但执以寒治热，矫枉之过矣。按古人治阴呃每用桂、附、干姜、吴茱、丁香、茴香诸辛热药，多有取效者，治阳呃用橘红竹茹汤。《玉机微义》曰：呃逆本由阴气已虚，阳火暴甚，直冲而上，出于胃入于肺而作声，东垣用凉药者，所以泻热降火也。若阴证呃逆，以阴气先消，阳火亦竭，浮于胸中，亦欲散也，故不用寒药，而反以温药养胃，留其阳火，胃气一和，阳生则阴长之说也。或问：治阳呃者何以不用知、柏？吴鹤皋曰：此少阳虚邪，非实邪也，故用柿蒂、竹茹之味薄者主之，若知、柏味厚，则益戕其中气，否塞不益盛乎？古人盖深权之矣。

本方除人参、生姜，亦名丁香柿蒂汤严氏，治同本方。除人参、生姜，加竹茹、橘红，名丁香柿蒂竹茹汤，又名橘红竹茹汤。《宝鉴》去人参，加青皮、陈皮，《三因》去人参，加良姜、甘草，名丁香散，治同。

橘皮竹茹汤 呕逆呃逆

治久病虚羸，呕逆不已胃寒则呕，胃热亦呕，有停痰有积饮皆作呕。此为久病虚火上逆而干呕者，亦治呕利后胃虚呃逆。

橘皮　竹茹　人参　甘草　半夏　麦冬　赤茯苓　枇杷叶　加姜、枣煎。胃寒者，去竹茹、麦冬，加丁香；实火，去人参。

此足阳明药也。胃火上冲，肝胆之火助之，肺金之气不得下降，故呕。竹茹、枇杷叶、麦门冬皆能清肺而和胃，肺金清则肝气亦平矣肝木挟相火而上冲，故作呃，金能平木；二陈所以散逆气陈皮、半夏，赤茯苓所以降心火；生姜呕家之圣药；久病虚羸，故以人参、甘草、大枣扶其胃气也。

《金匮》橘皮竹茹汤：橘皮三升，竹茹二升，人参一两，甘草五两，生姜半斤，大枣三十枚，治哕逆。即呃逆，吐利后胃虚膈热所致。按前方即此方而加半夏、麦冬、赤茯苓、枇杷叶。

定喘汤 哮喘

治肺虚感寒，气逆膈热而作哮喘。膈有胶固之痰，外有非时之感，则令人哮喘。由寒束于表，阳气并于膈中，不得泄越，故膈热气逆。声粗为哮，外感之有余也；气促为喘，肺虚而不足也。

白果二十一枚，炒黄　麻黄　半夏姜制　款冬花各三钱　桑白皮蜜炙　苏子二钱　杏仁去皮尖　黄芩各钱半　甘草一钱　加姜煎。

此手太阴药也。表寒宜散，麻黄、杏仁、桑皮、甘草辛甘发散，泻肺而解表；里虚宜敛，款冬温润，白果收涩，定喘而清金；苏子降肺气，黄芩清肺热，半夏燥湿痰，相助为理，以成散寒疏壅之功。

理血之剂

人身之中，气为卫，血为营。经曰：营者，水谷之精也，调和五脏，洒陈于六腑，乃能入于脉也。生化于脾，总统于心，藏受于肝，宣布于肺，施泄于肾，灌溉一身，目得之而能视，耳得之而能听，手得之而能摄，掌得之而能握，足得之而能步，脏得之而能液，腑得之而能气，出入升降，濡润宣通，靡不由此也。饮食日滋，故能阳生阴长，取汁变化而赤为血也。注之于脉，充则实，少则涩，生旺则诸经恃此长养，衰竭则百脉由此空虚。血盛则形盛，血弱则形衰。血者，难成而易亏，可不谨养乎？阴气一伤，诸变立至，妄行于上则吐衄，妄行于下则肠风，衰涸于内则虚劳，枯槁于外则消瘦，移热膀胱则溺血，阴虚阳搏则崩中，湿蒸热瘀则血痢，火极似水则色黑，热胜于阴发为疮疡，湿滞于血则为瘾疹，凝涩于皮肤则为冷痹，蓄血在上则善忘，蓄血在下则如狂，跌仆损伤则瘀恶内聚，此皆失于摄养，变为诸病也。

四物汤 养血

治一切血虚及妇人经病。月经先期为热，后期为寒为虚，为郁为痰。朱丹溪曰：经水者，阴血也。阴必从阳，故其色红。上应于月，其行有常，故名曰经。为气之配，因气而行。成块者，气之凝；将行而痛者，气之滞；行后作痛者，气血俱虚也。色淡，亦虚也。错经妄行者气之乱，紫者气之热，黑则气之甚也。今人见紫黑作痛成块，率指为风冷乘之而用温热之剂，祸不旋踵矣。经曰：亢则害，承乃制。热甚则兼水化，所以热则紫，甚则黑也。若曰风冷必须外得，设或有之，十不一二也。《玉机微义》曰：寒则凝而不行，既行而紫黑，故知非寒也。

当归酒洗　生地黄各三钱　芍药二钱　川芎钱半

凡血证，通宜四物汤。如凉血，心加黄连，肝条芩，肺枯芩，大肠实芩，胆黄连，肾、膀胱黄柏，脾生地，胃大黄，三焦地骨皮，心包络丹皮，小肠山栀、木通；如清气，心与包络加麦冬，肺枳壳，肝柴胡、青皮，脾白芍，胃干葛、石膏，大肠、三焦连翘，小肠赤茯苓，膀胱滑石、琥珀。血虚，加龟板；血燥，加人乳；瘀血，加桃仁、红花、韭汁、童便行之；暴血，加薄荷、玄参散之；血不止，加炒蒲黄、京墨，久不止加升麻引血归经。妇人经血紫黑，脉数为热，加芩、连；血淡脉迟为寒，加桂、附。人肥有痰，加半夏、南星、橘红；人瘦有火，加黑栀、知母、黄柏。郁者，加木香、砂仁、苍术、神曲；瘀滞，加桃仁、红花、延胡、肉桂。气虚，加参、芪；气实，加枳、朴。

此手少阴，足太阴、厥阴药也心生血，脾统血，肝藏血。当归辛苦甘温，入心脾生血，为君；生地甘寒，入心肾滋血，为臣；芍药酸寒，入肝脾敛阴，为佐；川芎辛温，通上下而行血中之气，为使也。川芎入厥阴心包、肝经，上行头目，下行血海。血海，冲任也。《玉机微义》曰：川芎，血中之气药也，通肝经，性味辛散，能行血滞于气也；地黄，血中血药也，通肾经，性味甘寒，能生真阴之虚也；当归，血中主药也，通肝经，性味辛温，分三治，全用活血，各归其经也；芍药，阴分药也，通脾经，性味酸寒，能和血，治血虚腹痛也。此特血病而求血药之属者也。若气虚血弱，又当从长沙。血虚，以人参补之，阳旺即能生阴血也。辅佐之属若桃仁、红花、苏木、丹皮、血竭者，血滞所宜；蒲黄、阿胶、地榆、百草霜、棕榈灰者，血崩所宜；苁蓉、锁阳、牛膝、枸杞、龟版、夏枯草、益母草者，血虚所宜；乳香、没药、五灵脂、凌霄花者，血痛所宜；乳酪、血液之物，血燥所宜；姜、桂，血寒所宜；苦参、生地汁，血热所宜。苟能触类而长，可应无穷之变矣。丹溪治阴虚发热，于血药四物汤亦分阴阳。血之动者为阳，芎、归主之；血之静者为阴，地、芍主之。血之阴不足，虽芎、归辛温亦不用，血之阳不足，虽姜、桂辛热亦用之，与泻火之法正治从治相同。吴鹤皋曰：天地之道，阳常有余，阴常不足，人身亦然，故血者难成而易亏。夫草木无情，安能生血？以地、芍能养五脏之阴，芎、归能调营中之气，阴阳调和而血自生耳。若夫失血太多，气息几微之际，慎勿与之，盖四物阴类，非所以生物者也。当重用参、芪以固欲绝之气，故曰脱血者先益其气，否则川芎香窜，反能耗气，气血双亡而死矣。故凡虚损胃虚气弱之人，皆不宜多服。或问：四物汤是女门专药，于内亦有脾胃药乎？一阳子曰：四物汤隐潜脾胃治法，人昧久矣。脾经少血多气，当归、地黄生血，溉灌脾经；土畏贼邪，木来克土，芍药能泻木补脾；肝欲散，用川芎之辛以启之，非制木补土脾胃之药乎？或曰：产后禁用芍药否？曰：新产血气未平，恐芍药酸收作痛耳。芍药专治血虚气痛，新产正血气虚痛之时，醇酒微炒，用之何害？又血块凝滞作祸，不可泥于产后大补气血，放胆下之，用玉烛散无妨，推陈致新，亦是补法。只因产后大补气血一语致积血而殒者多矣。附子和玉烛散：归尾、生地、川芎、赤芍、大黄、芒硝、甘草，治经闭腹痛，体瘦善饥。取《尔雅》四气和谓之玉烛之义也。

本方加黄柏、知母，名知柏四物汤，再加玄参，名滋阴降火汤，治阴虚有火。知柏四物蜜丸，名坎离丸，治阴虚嗽血丹溪论劳瘵主乎阴虚。盖自子至巳属阳，自午至亥属阴，阴虚则热在午后子前；寤属阳，寐属阴，阴虚则盗汗从寐时出；升属阳，降属阴，阴虚则气不降，痰涎上逆，吐出不绝；脉浮属阳，沉属阴，阴虚则浮之洪大，沉之空虚。宜用四物、竹沥，加炒柏、龟版补阴降火之剂，又须远嗜欲，薄滋味，静心调养以助之。《准绳》云：丹溪论劳瘵主乎阴虚，用四物加知、柏主之，世医遵用，百无一效，何哉？盖阴虚火必上炎，芎、归辛温，非滋虚降火之药；川芎上窜，非虚炎短乏者所宜，地黄泥膈，非胃弱痰多食少者所宜。知、柏辛苦大寒，虽曰滋阴，其实燥血，虽曰降火，久而增气，反能助火，至其败胃，所不待言。不若用苡仁、百合、天冬、麦冬、桑皮、地骨、丹皮、酸枣、五味子、枇杷叶之类，佐以生地汁、藕汁、人乳、童便等。如咳嗽则多用桑皮、枇杷叶，有痰增贝母，有血增苡仁、百合、阿胶，热甚增地骨，食少增苡仁至七八钱，而麦冬当为之主，以保肺金而滋化源，无不辄效。又曰：虚劳之疾，百脉空虚，非黏滞之物填之不能实也，精血枯涸，非濡湿之物滋之不能润也。当用参、芪、地黄、二冬、枸杞、五味之属各煎，又另用青蒿以童便熬膏，合前诸汁并鹿角胶、霞天膏化服。大抵苡仁、百合之属治肺虚，参、芪、地黄膏之属治肾虚，盖心肝属阳，肺肾属阴，故补肺肾即是补阴，非知、柏、四物之谓也。本方加黄连、胡黄连，名二连四物汤《元戎》，治虚劳血虚，五心烦热，热入血室，夜分发热血室，冲脉也。冲为血海，昼静夜热，阳陷阴中，名热入血海。本方加黄柏、黄芩、甘草，名三黄四物汤，治阴虚潮热。本方用生熟二地，加黄芪、丹皮、升麻、柴胡，名三黄补血汤，治亡血、血虚，六脉俱大，按之空虚二地补血，丹皮凉血，黄芪补气，升、柴升阳。气旺则能生血，阳生则阴自长矣。本方加桃仁、红花，名《元戎》四物汤，治脏结便秘，扑损瘀血。本方加羌活、防风一用秦艽，名治风六合汤，治风虚眩运，风秘便难，蜜丸名补肝丸肝以泻为补也。本方加木香、槟榔，名治气六合汤，治血虚气滞，或血气上冲。本方加羌活、天麻，蜜丸，名神应养真丹，治足厥阴经受风寒暑湿，瘫痪不遂，语言謇涩，及血虚脚气。本方加桃仁、红花、竹沥、姜汁，治半身不遂，在左者属瘀血瘀血不去则新血不生，故用桃仁、红花活血去瘀，加竹沥、姜汁者，以痰无分左右也。本方去白芍，加防风，名防风当归散，治发汗过多而成痉证，宜去风养血。本方去地黄，加干姜，名四神汤，治妇人血虚，心腹疠痛疠音鸠，又音绞，急痛也。本方加阿胶、艾叶、甘草，名胶艾汤，治冲任虚损，经水淋漓，及血虚下痢别见经产门。本方加艾叶、四制香附童便、盐水、酒、醋各浸三日，醋丸，名艾附暖宫丸，治子宫虚冷，再加阿胶，名妇宝丹，治虚寒，经水不调。本方加丹皮、地骨，治妇人骨蒸。本方除芍药、地黄，名芎归汤，为末名佛手散，又名一奇散，又名君臣散，治产后血虚头痛，胎动下血，服此自安，子死腹中，服此即下，催生神效。本方合四君子，名八珍汤，治心肺虚损，气血两虚四君补气，四物补血，再加黄芪、肉桂，名十全大补汤，兼助阳固卫王海藏曰：桂枝、甘草，小建中也；加黄芪即黄芪建中也；参、术、苓、草，四君也；芎、归、芍、地，四物也；以气血俱衰，阴阳并弱，法天地之成数，故曰十全散。十全汤去白芍，加山茱、五味、防风、苁蓉，入姜、枣煎，名大补黄芪汤《宝鉴》，治气血两虚，自汗不止黄芪畏防风，合用最能止汗，及阳虚发厥。四物、四君合小柴胡，名三合散河间，治产后日久虚劳。本方四物各七钱，加防风一两，栀子、黄芩、黄连各三钱，每服五钱，如脉实加大黄，名生地黄连汤海藏，治妇人血风证，去血过多，因而燥涸，循衣摸床，撮空闭目，扬手掷足，错语失神，脉弦浮而虚。男子去血过多，亦有此证。节庵曰：大承气汤，气药也，自外而之内者用之；生地黄连汤，血药也，自内而之外者用之。气血合病，循衣摸床，证同自气之血，血而复之气者，大承气汤下之；自血之气，气而复之血者，生地黄连汤主之。二者俱不大便，此是承气汤对子，又与三黄石膏汤相表里，是皆三焦包络虚火之病也。病既危急，只得以此降血中之伏火耳。《纲目》曰：四物与桂枝、麻黄、白虎、柴胡、理中、四逆、茱萸、承气、凉膈等皆可作各半汤，此易老用药大略也。

当归补血汤 补血 东垣

治伤于劳役，肌热面赤，烦渴引饮，脉大而虚。血实则身凉，血虚则身热。此以饥饱劳役伤其阴血，虚阳独胜，故肌热烦渴与阳明白虎证无异，但白虎证得之外感，实热内盛，故脉大而长，按之有力，此证得之内伤，血虚发热，脉洪大而无力，《内经》所谓脉虚血虚是也，误服白虎汤必毙。

黄芪炙，一两　当归酒洗，二钱　空心服。

此足太阴、厥阴药也。当归气味俱厚，为阴中之阴，故能滋阴养血；黄芪乃补气之药，何以五倍于当归而又云补血汤乎？盖有形之血生于无形之气，又有当归为引，则从之而生血矣。经曰阳生则阴长，此其义耳。讱庵曰：病本于劳役，不独伤血，而亦伤气，故以二药兼补之也。

归脾汤　引血归脾　《济生》

治思虑过度，劳伤心脾，怔忡健忘，惊悸盗汗，发热体倦，食少不眠，或脾虚不能摄血，致血妄行，及妇人经带。心藏神而生血，心伤则不能生血而血少，故怔忡健忘，惊悸盗汗，汗者心之液也；脾主思而藏血，脾伤则血不归脾，故不眠；脾主肌肉，故肌热；脾主四肢，故体倦；脾不健运，故食少；脾不能统血则妄行，而有吐衄、肠风、崩漏等证。有触而心动曰惊，无惊而自动曰悸，即怔忡也。上气不足，下气有余，肠胃实而心气虚，故善忘。

人参　白术土炒　茯神　枣仁炒　龙眼肉各二钱　黄芪炙，钱半　当归酒洗　远志各一钱　木香　甘草炙，各五分　姜、枣煎。

此手少阴、足太阴药也。血不归脾则妄行，参、术、黄芪、甘草之甘温所以补脾；茯神、远志、枣仁、龙眼之甘温酸苦所以补心远志苦泄心热，枣仁酸敛心气，心者脾之母也；当归滋阴而养血，木香行气而舒脾，既以行血中之滞，又以助参、芪而补气汪机曰：木香与补药为佐则补，与泄药为君则泄，气壮则能摄血，血自归经，而诸证悉除矣。治实火之血，顺气为先，气行则血自归经；治虚火之血，养正为先，气壮则自能摄血。《医贯》曰：心生血，脾统血，肝藏血，凡治血证须按三经用药。远志、枣仁补肝，以生心火；茯神补心，以生脾土；参、芪、甘草补脾，以固肺气；木香香先入脾，总欲使血归脾耳。

养心汤 补心血

治心虚血少，神气不宁，怔忡惊悸。心主血而藏神。经曰：静则神藏，躁则消亡。心血虚则易动，故怔忡惊悸，不得安宁也。

黄芪蜜炙　茯苓　茯神　当归酒洗　川芎　半夏曲各一两　甘草炙，一钱　柏子仁去油　酸枣仁炒　远志去心，炒　五味子　人参　肉桂各二钱半　每服五钱。

此手少阴药也。人参、黄芪以补心气，川芎、当归以养心血；二茯、远志、柏仁、酸枣以泄心热，而宁心神；五味收神气之散越，半夏去扰心之痰涎；甘草补土以培心子，赤桂引药以入心经。润以滋之，温以补之，酸以敛之，香以舒之，则心得其养矣。

人参养荣汤 养荣

治脾肺气虚，荣血不足，惊悸健忘，寝汗发热，食少无味，身倦肌瘦，色枯气短，毛发脱落，小便赤涩。经曰：脾气散经，上输于肺，此地气上升也；肺主治节，通调水道，下输膀胱，此天气下降也。脾肺虚，则上下不交而为否，荣血无所藉以生。肺虚，故气短；脾虚，故食少；心主脉，脉属荣，荣虚血少则心失其养，故惊悸健忘，寝汗发热；肺主皮毛，脾主肌肉，血虚火盛，故肌瘦色枯，毛发脱落也。亦治发汗过多，身振脉摇，筋惕肉瞤。汗为心液，汗即血也。发汗过多则血液枯涸，筋肉无以荣养，故有振摇瞤惕之证。

人参　白术　黄芪蜜炙　甘草炙　陈皮　桂心　当归酒拌，各一钱　熟地黄　五味子炒，杵　茯苓各七分　远志五分　白芍钱半　加姜、枣煎。

此手少阴、手足太阴气血药也。熟地、归、芍养血之品，参、芪、苓、术、甘草、陈皮补气之品，血不足而补其气，此阳生则阴长之义，且参、芪、五味所以补肺肺主气，气能生血，甘、陈、苓、术所以健脾脾统血，归、芍所以养肝肝藏血，熟地所以滋肾肾藏精，精血相生；远志能通肾气上达于心，桂心能导诸药入营生血。五脏交养互益，故能统治诸病，而其要则归于养荣也。薛立斋曰：气血两虚而变现诸证，莫能名状，勿论其病，勿论其脉，但用此汤，诸证悉退。喻嘉言曰：方内皆心脾之药而注肺虚，误也，养荣原不及肺。昂按：肺主气，凡补气药皆是补肺，气旺自能生血，即此便是养荣，便是补心、补脾，理实一贯。古方补血汤，黄芪五倍于当归，而云补血，岂非明证乎？况五脏互相灌溉，传精布化，专赖傅相之功，焉得谓养荣不及于肺也哉？又按：生脉散，保肺药也，而云生脉者，脉即血也。肺者，傅相之官，治节出焉。

龙脑鸡苏丸 清热理血 《局方》

治肺有郁热，咳嗽吐血，衄血下血，热淋消渴，口臭口苦，清心明目。肺有郁热，故咳嗽；甚则逼血上行，故吐衄；肺移热于大肠，则下血；肺热则膀胱绝其化源，故淋秘；肺热则渴而多饮，为上消；脾胃有热，则口臭；肝胆有热，则口苦。

鸡苏叶一名龙脑薄荷，一两六钱　生地黄六钱　麦冬四钱　蒲黄炒　阿胶炒　木通　银柴胡各二钱　甘草钱半　黄芪　人参各一钱　先将木通、柴胡浸二日熬汁，地黄浸汁熬膏，再加蜜三两炼过，和丸梧子大，每服二十丸，细嚼汤下。一方有黄连。

此手足太阴、少阳药也。肺本清肃，或受心之邪焰，或受肝之亢害，故见诸证。薄荷辛凉，轻扬升发，泻肺搜肝，散热理血，故以为君；生地黄凉血，炒蒲黄止血，以疗诸血；柴胡平肝，解肝热，木通利水，降心火；麦冬、阿胶润燥清肺，参、芪、甘草泻火和脾，此亦为热而涉虚者设，故少佐参、芪也。喻嘉言曰：此丸两解气分血分之热，宜常服之。

咳血方 咳血 丹溪

治咳嗽痰血。咳者有声无物，嗽者有物无声，咳嗽者有声有物也。肺为华盖，至清之脏，有火则咳，有痰则嗽。肺主气，气逆为咳；肾主水，水泛为痰。肾脉上入肺，循喉咙，其支者从肺络心，属胸中，故病则俱病矣。涎唾中有少血散漫者，此肾从相火炎上之血也；若血如红缕从痰中咳出者，此脉络受热伤之血也；若咳出白血浅红色，似肉似肺者，必死。凡唾中带血，咯出有血或血丝，属肾经；鼻衄出血，咳嗽有血，属肺经；呕吐成盆成碗者，属胃经，阳明多血多气故也；自两胁逆上吐出者，属肝经；溺血，属小肠、膀胱经；下血，属大肠经；牙宣出血，属胃、肾虚火。舌血谓之舌衄，汗孔出血谓之肌衄，心与肝也。又惊而动血者属心，怒而动血者属肝，忧而动血者属肺，思而动血者属脾，劳而动血者属肾。

青黛水飞　瓜蒌仁去油　海石去砂　山栀炒黑　诃子肉等分　为末，蜜丸，噙化。嗽甚，加杏仁。

此手太阴药也。肝者将军之官，肝火上逆，能烁心肺，故咳嗽痰血也。青黛泻肝而理血，散五脏郁火，栀子凉心而清肺，使邪热下行，二者所以治火；瓜蒌润燥滑痰，为治嗽要药能清上焦痰火，荡除郁热垢腻，海石软坚止嗽，清水之上源能软坚痰，痰除则嗽止。肺为水之上源，二者降火而兼行痰；加诃子者，以能敛肺而定痰喘也。不用治血之药者，火退则血自止也。

独圣散 肺痿咯血

治多年咳嗽肺痿，咯血红痰。

白及　为末，每服二钱，临卧糯米汤下。

此手太阴药也。人之五脏，惟肺叶坏烂者可以复生。白及苦辛收涩，得秋金之令，能补肺止血，故治肺损红痰，又能蚀败疽死肌，为去腐生新之圣药。台州狱吏悯一重囚，囚感之，云：吾七犯死罪，遭刑拷，肺皆伤损。

得一方，用白及末，米饮日服，其效如神。后日凌迟，剖其胸，见肺间窍穴数十，皆白及填补，色犹不变也。

清咽太平丸 咯血

治膈上有火，早间咯血，两颊常赤，咽喉不清。肺属金，肃清之脏也。木火焚灼，肺金受刑，故咯血。早间寅卯，木旺生火之时。两颊，肺肝之部也。十二经脉惟足太阳在表，不历膈咽，余皆上循喉咙，尽能作病，而君相二火为尤甚，诸火上逆，故咽喉不清。

薄荷一两　川芎　防风　犀角　柿霜　甘草各二两　桔梗三两　蜜丸。

此手太阴药也。薄荷辛香升浮，消风散热消风故疏肝，散热故清肺，是以能治血症；防风血药之使，泻肺搜肝防风泻肺火，散肝火，为上部血药之使；川芎血中气药，升清散瘀清升则浊降，为通阴阳血气之使；柿霜生津润肺，犀角凉心清肝；甘草缓炎上之火势，桔梗载诸药而上浮，又甘、桔相合，为清咽利膈之上剂也。

还元水 火嗽失血　饮自己溺，名轮回酒

治咳血吐血，及产后血运，阴虚久嗽，火蒸如燎。血生于心，统于脾，藏于肝，宣布于肺。静则归经，热则妄行。火伤肺络，血随咳出，或带痰中，为咳血；吐出多者，为吐血；产后去血过多，则发运；肺主皮毛，故热如火燎。

童便　取十一二岁无病童子，不茹荤辛，清彻如水者，去头尾，热饮，冬则用汤温之。或加藕汁、阿胶和

服，有痰加姜汁。

此手太阴、足少阴药也。童便咸寒，降火滋阴，润肺散瘀，故治血证火嗽血运如神。北齐褚澄曰：喉不容物，毫发必咳。血既渗入，愈渗愈咳，愈咳愈渗。饮溲溺百不一死，服寒凉药百不一生。李时珍曰：小便性温不寒，饮之入胃，随脾之气上归于肺，下通水道而入膀胱，乃其旧路，故能治肺病，引火下行。其味咸而走血，故治血病当热饮，热则真气尚存，其行自速，冷则惟有咸寒之性而已。李士材曰：炼成秋石，真元之气渐失，不及童便远矣。

麻黄人参芍药汤 内虚外感吐血　东垣

治吐血，外感寒邪，内虚蕴热。东垣尝治一贫士，病脾胃虚，与补药愈后，继居旷室，卧热炕，咳而吐血。东垣谓：此人虚弱，冬居旷室，衣服单薄，是重虚其阳，表有大寒，壅遏里热，火邪不得舒伸，故血出于口。当补表之阳，泻里之虚热。因思仲景治伤寒脉浮紧，当以麻黄汤发汗，而不与之，遂成衄血，却与麻黄汤立愈，与此甚同。因作此汤，一服而愈。

桂枝五分，补表虚　麻黄去外寒　黄芪实表益胃　甘草炙，补脾　白芍安太阴，各一钱　人参益元气而实表　麦冬保肺气，各三分　五味子五粒，安肺气　当归五分，和血养血　热服。

此足太阳、手足太阴药也。《纲目》曰：观此一方，足以为万世模范矣。盖取仲景麻黄汤与补剂各半服之，但凡虚人当服仲景方者，当以此为则也。

犀角地黄汤 凉血 《济生》

治伤寒胃火热盛，吐血衄血，嗽血便血，蓄血如狂，漱水不欲咽，及阳毒发斑。口血曰吐，鼻血曰衄。吐行浊道，衄行清道，喉与咽二管不同也。经者循经之血，走而不守，随气而行，火气急迫，故随经直犯清道，上脑而出于鼻为衄，其从肺窍而出于咽者则为咳血、咯血。其存胃中者为守营之血，守而不走，胃虚不能摄血，或为火逼，故呕吐，从喉而出也。吐血之热在腑，衄血之热在经。杂病衄血为里热，伤寒衄血为表热。在腑，胃也；在经，肺也；里热，脏腑也；表热，太阳也。经曰：心移热于肺，则咳嗽出血。便血有寒热二证，伤寒便血，为传经热邪。瘀血在上焦则善忘，在下焦则如狂。漱水不欲咽，热在经未入里也。蓄血发躁而内不渴，故虽漱水而不欲咽。海藏曰：大凡血证，皆不饮水，惟气证则饮水。经曰：阳明病，口燥漱水不欲咽者，必衄。伤寒当发汗而不发汗，邪热入里，逼血妄行，故见诸证。斑疹者，热甚伤血，里实表虚，发于皮肤而为斑疹。伤寒下早，热毒乘虚入胃，则发斑，下迟，热留胃中亦发斑，或多服热药亦发斑。见红点者为疹，如锦纹者为斑，疹轻而斑重。色紫黑者，热极而胃烂也，多死。凡斑疹慎不可汗，汗之重令开泄，更增斑烂，亦不可遂下，恐斑毒内陷也。

生地黄两半　白芍一两　丹皮　犀角各二钱半，角尖尤良。鹿取茸，犀取尖，其精气尽在是也。作器物者多被蒸煮，不堪入药　每服五钱。热甚如狂者，加黄芩一两；因怒致血者加栀子、柴胡。黄芩泻上中二焦之火，栀子泻三焦之火，柴胡平少阳、厥阴之火。节庵加当归、红花、桔梗、陈皮、甘草、藕汁，名加味犀角地黄汤，所治同。当归引血归经，藕汁凉血散瘀，桔梗以利上焦，陈皮以导中焦，红花以行下焦。

此足阳明、太阴药也。血属阴本静，因诸经火逼，遂不安其位而妄行。犀角大寒，解胃热而清心火，芍药酸寒，和阴血而泻肝火肝者心之母，丹皮苦寒，泻血中之伏火，生地大寒，凉血而滋水，以共平诸经之僭逆也。海藏曰：血分三部，药有重轻。犀角地黄汤治上血如吐衄之类，桃仁承气汤治中血如血蓄中焦、下痢脓血之类，抵当汤丸治下血如蓄血如狂之类。又曰：此证足太阴所主，脾不裹血，越而上行，实者犀角地黄汤，虚者黄芩芍药汤。凡病呕吐血者，咸用芍药主之，故知太阴药也。《医贯》曰：犀角地黄汤乃衄血之的方。盖犀水兽也，可以分水，可以通天。鼻衄之血，以任督而至巅顶，入鼻中，惟犀角能下入肾水，引地黄滋阴之品由肾脉而上，故为对证。若阴虚火动吐血与咳咯，可借用成功，若阳虚劳嗽及脾胃虚者，皆所不宜。伤寒汗出不彻，能逼动经血。误发其汗，亦动经血，二者不同。陶尚文治一人，伤寒四五日，吐血不止，医以犀角地黄汤、茅花汤治之，反剧。陶切其脉，浮数而紧，遂用麻黄汤，汗出而愈。此取脉不取证也，可谓得仲景心法矣。使脉不浮紧而数，其可用乎？经曰：伤寒脉浮紧，不发汗，因致衄者，麻黄汤主之。又曰：太阳病、脉浮紧发热，身无汗，自衄者愈。风寒在经，郁而为热，不得汗解，衄则热随血散，俗名红汗，故愈。若全未发汗致衄者，仍须用麻黄发之。成无已曰：伤寒衄者，为邪气不得发散，壅盛于经，逼迫于血也。桂枝、麻黄汤治衄者，非治衄也，即是发散经中邪气耳。血郁于上而吐血者，谓之薄厥；留于下而瘀者，谓之蓄血。此由太阳随经，瘀热在里，血为热所搏结于下焦，少腹当硬，小便自利。朱肱《活人》书言瘀血入里，吐衄血者，犀角地黄汤，乃阳明圣药。如无犀角，代以升麻。二药性味相远，何以为代？盖以升麻能引诸药同入阳明也。朱二允曰：升麻性升，犀角性降，用犀角止血，乃借其下降之气清心肝之火，使血下行归经耳。倘误用升麻，血随气升，不愈涌出不止乎？故古方亦未可尽泥也。犀能通顶，而又下降蓄血。

桃仁承气汤 仲景

伤寒外证不解，热结膀胱，小腹胀满，大便黑，小便利，躁渴谵语，蓄血发热如狂，及血瘀胃痛，腹痛胁痛，疟疾实热夜发，痢疾蓄血急痛。热邪自太阳不解，传入膀胱之经，与血相搏，若血自下则热随血出而愈，不下者血蓄下焦，故小腹急胀。皮见青紫筋，大便黑者，血瘀也；小便利者，血病而气不病也。小便利而小腹仍急，故知为蓄血。心主血，邪热上干，心君不宁，故躁烦谵语而如狂。瘀血聚于阳明则胃痛，在太阴则腹痛，在厥阴则胁痛。疟夜发者，热入血分也。《活人》云：不当汗而汗之，亡其津液，阳扰之极则侵阴也，故躁血蓄于胸中也。李梴曰：太阳证则如狂，阳明证则善忘，少阳证则寒热如疟。伤寒有用大承气不解，反便坚善食者，瘀血也。凡胸中满，心下满者，皆气也；腹中满者，或燥矢，或宿食；小腹满者，或溺或血停蓄而胀满也。清阳出上窍，故上满者为气而非物；浊阴出下窍，故下满者为物而非气。俱是热病，惟冷结膀胱小腹满一证为寒，有手足厥冷，为可辨。昂按：痰满亦有在上焦者。

桃仁五十枚，去皮尖，研　大黄四两　芒硝　甘草　桂枝各二两

此足太阳药也。大黄、芒硝荡热去实，甘草和胃缓

中，此调胃承气汤也；热甚搏血，血聚则肝燥，故加桃仁之苦甘以润燥而缓肝，加桂枝之辛热以调营而解外，直达瘀所而行之也。《准绳》曰：桂枝轻扬上行，此当是桂，非枝也。喻嘉言曰：用桃仁以达血所，加桂枝以解外邪，亦犹大柴胡汤用柴胡解外相似，益见太阳随经之邪非桂枝不解耳。昂按：伤寒与杂病不同，仲景之书专为伤寒而设，故当用枝。程郊倩曰：五苓散与桃仁承气均为太阳犯腑之药，一利前而主气分，一利后而主血分，治各不同。撄宁生曰：血溢血泄诸蓄妄者，其始也，率以桃仁、大黄行血破瘀之剂折其锐气，然后区别治之。滑伯仁号撄宁生。或问：失血复下，虚何以当？苏伊举曰：血既妄行，迷失故道，不去蓄利瘀，则以妄为常，何以御之？且去者自去，生者自生，何虚之有？

本方加青皮、枳实、当归、芍药、苏木汁、柴胡，名桃仁承气饮子。节庵加青皮、枳实者，破血必行气也；加当归、芍药，去瘀而生新也；柴胡平肝升清而散表热，苏木助桃仁、桂心以逐瘀血。

抵当汤 血蓄下焦 仲景

治太阳病六七日，表证仍在，脉微而沉，反不结胸，其人发狂者，以热在下焦，少腹当硬满，小便自利者，必有蓄血，令人善忘。所以然者，以太阳随经瘀热在里故也。表证仍在，谓发热恶寒、头痛项强未罢也。太阳为经，膀胱为腑，此太阳热邪随经入腑，热与血搏，故为蓄血。脉沉为在里，表证仍在，则邪气犹浅，不结于胸中而发狂。经曰：热结膀胱，其人如狂。又曰：血并于下，乱而善忘。小腹硬满而小便不利者为溺涩，硬满而小便利者为蓄血。《准绳》

曰：玩仍在二字，则邪气为不传里，非犹浅也。膀胱为太阳本经，曰热结下焦，曰少腹硬满，曰小便自利者，膀胱之证，故总结曰随经瘀热也。在里二字乃随经膀胱之里，非三阴之里也。按太阳在阳、在表即有沉紧、沉滑之脉，皆不得以里阴名之。

水蛭三十个，猪脂熬黑　虻虫三十个，去头足翅　桃仁廿枚，去皮尖，研　大黄四两，酒浸

此足太阳药也。成氏曰：苦走血，咸渗血，虻虫、水蛭之苦咸以除蓄血；甘缓结，苦泄热，桃仁、大黄之甘苦以下结热。程郊倩曰：表证仍在，脉微而沉，是有表证而无表脉，热在下焦可知，非桂枝所能散，桃仁承气所能攻，缘热结膀胱与瘀热在里。邪有浅深，故桃仁承气与抵当汤攻有缓急。

本方减水蛭十个，虻虫、桃仁各减五个，分为四丸，每水煮一丸，名抵当丸，治本病无善忘如狂之证者。水蛭即蚂蝗蚑，咸寒有毒，乃食血之虫，能通肝经聚血，最难死，虽炙为末，得水便活，若入腹中，生子为患，田泥和水饮下之。虻虫即蚊虫，因其食血，故用以治血。二药险峻，世人罕用，故更制代抵当汤。吴鹤皋曰：古人用蚊虫、水蛭治血积，以其善吮血耳。若天鼠矢，乃食蚊而化者也，当亦可以治血积，本草称其下死胎，则其能攻血块也何疑！

附代抵当丸：大黄四两　生地　归尾　桃仁　穿山甲　玄明粉各一两　桂三钱　蜜丸桃仁、归尾、生地润以通之，桂心热以动之，大黄、玄明粉苦寒咸寒以推荡之，加穿山甲引之以达于瘀所也。

槐花散　便血　《本事》

治肠风脏毒下血。血之在身，有阴有阳。阳者顺气而

行，循流脉中，调和五脏，洒陈六腑，谓之营血；阴者居于络脉，专守脏腑，滋养神气，濡润筋骨。若感内外之邪而受伤，则或循经之阳血至其伤处为邪气所沮，漏泄经外，或居络之阴血因留著之邪溃裂而出，则皆渗入肠胃而泄矣。世俗率以肠风名之，不知风乃六淫之一耳，若肠胃受火热二淫与寒燥湿怫郁其气，及饮食劳力伤其阴络之血者，亦可谓之肠风乎？《针经》曰：阳络伤则血外溢而吐衄，阴络伤则血内溢而便溺。戴氏以随感而见色鲜者为肠风，积久而发色瘀者为脏毒。又云：色鲜为热，自大肠气分来；色瘀为寒，自小肠血分来。或曰：肠风者风邪淫胃，脏毒者湿邪淫胃。脏毒、肠风之血出于肠脏之间，五痔之血出于肛门蚀孔处，治各不同。

槐花炒　侧柏叶杵　荆芥炒黑　枳壳炒，等分　为末，每三钱，米饮下。

此手足阳明药也。侧柏养阴燥湿，最清血分，槐花疏肝泻热，能凉大肠；荆芥散瘀搜风为风病血病要药，枳壳宽肠利气。此病多由湿热风燥之邪，如久不愈者，不宜纯用寒凉，须兼温补及升举药。大法凉血用槐角、地榆、扁柏、条芩、炒连、栀子、生地，和血用阿胶、当归、川芎、白芍，风湿用秦艽、防风、荆芥、苍术、茯苓，血瘀少加桃仁、红花、苏木，宽肠用枳壳，升举用升麻，生血补气加人参、黄芪、白术、甘草。柏叶生而向西，禀金兑之正气，能制肝木，木主升，金主降，升降相配，夫妇之道和，则血得以归肝。故仲景治吐血不止，气血虚寒，用柏叶汤：柏叶、干姜各三两，艾三把，马粪汁一升，合煮服。马属午为离，假之以降心火

本方除柏叶、荆芥，加当归、黄芩、防风、地榆，酒糊丸，名槐角丸《局方》，治同凉血疏风。本方加当归、生地、川芎，入乌梅、生姜煎，名加减四物汤《济生》，

治同补血凉血。若以风为虚象者，盖非风客于肠胃故也。本方除柏叶、枳壳，加当归、川芎、熟地、白术、青皮、升麻，亦名槐花散，又名当归和血散东垣，治肠澼下血，湿毒下血。本方除柏叶、枳壳，加青皮等分，亦名槐花散洁古，治血痢腹不痛，不里急后重。单用槐花、荆芥炒黑，为末，酒服，亦治下血经验方。

秦艽白术丸 血痔 东垣

治痔疮、痔漏有脓血，大便燥结，痛不可忍。手阳明大肠，庚金也，清燥主收，司行津液，以从足阳明胃土之化，旺则生化万物。人或醉饱入房，酒热留著，忍精不泄，流注篡间，前阴之气归于大肠，木乘火势而侮燥金，火就燥则大便闭而痔作矣。受病者燥气也，为病者胃湿也。湿热火燥四气合邪，法当泻火润燥，疏风和血止痛。二阴之交名篡。燥金，大肠也。

秦艽 白术 归尾酒洗 桃仁研，一两 枳实麸炒 皂角子烧存性 泽泻各五钱 地榆三钱 面糊丸。

此手足阳明药也。李东垣曰：秦艽、桃仁、归尾润燥和血秦艽为风药中润剂，皂角仁以除风燥，地榆以破血止血，枳壳苦寒以补肾而泄胃实，泽泻淡渗，使气归于前阴，以补清燥受胃之湿邪也清燥谓大肠也，白术之苦以补燥气之不足，其味甘以泻火而益元气，故曰甘寒泻火，乃假枳壳之寒也，大便秘涩以大黄推之，其津液益不足，用当归和血，加油润之剂，自然软利矣。

本方除白术、枳实、地榆，加苍术、黄柏、大黄、槟榔、防风，名秦艽苍术汤，治同李东垣曰：肠头成块者，湿也；作大痛者，风也；大便燥结者，兼受火热也。是湿热风燥四气合邪，当去四者，以破气药兼之，治法全矣。本方除皂角、枳实、地榆，加防风、升麻、柴胡、陈皮、大黄、黄柏、红花、炙草，名秦艽防风汤，治痔漏，大便时疼痛东垣曰：如无痛者，非痔漏也。本方用秦艽一味，加羌活、防风、麻黄、升麻、柴胡、藁本、细辛、黄柏、炙草、红花，名秦艽羌活汤，治痔漏成块下垂，不任其痒。本方除地榆，加大黄、红花，名秦艽当归汤，治痔漏，大便燥结疼痛。以上皆东垣方。

芍药汤 血痢　洁古

治下痢，脓血稠粘，腹痛后重。下痢皆属湿热，赤为伤血，白为伤气，脓血稠黏，气血两伤也。腹痛后重，气血皆滞也。刘河间曰：行血则脓血自愈，调气则后重自除。

芍药一两　归尾　黄芩　黄连各五钱　大黄三钱　木香　槟榔　甘草炙，二钱　桂钱半　每服五钱。痢不减，加大黄。

此足太阴、手足阳明药也。芍药酸寒，泻肝火，敛阴气，和营卫，故以为君；大黄、归尾破积而行血，木香、槟榔通滞而行气，黄芩、黄连燥湿而清热，盖下痢由湿热郁积于肠胃，不得宣通，故大便重急，小便赤涩也；辛以散之，苦以燥之，寒以清之，甘以调之，加肉桂者，假其辛热以为反佐也。昂按：此方盖本仲景黄芩汤而加行血调气之药。

本方除桂、甘草，加枳壳，名导滞汤一作导气汤，治前证兼渴者。此方今人多用。大法治痢以甘、芍和中止腹痛，热痛加芩、连，寒痛加姜、桂；以木香、槟榔行气除后重，气分加枳壳、滑石宽肠，血分加当归、桃仁和血；以秦艽、皂子祛肠风，黄芩、黄连清热毒；以白术、陈皮调胃，茯苓、泽泻渗湿，枳实、大黄破积。呕吐，加石膏、姜汁；气虚，加黄芪、参、术；血虚，加芍、归、阿胶、黑姜、柏叶；痢已后重不解，去槟榔换条芩，加升麻提之。

苍术地榆汤 血痢 洁古

治脾经受湿，痢疾下血。

苍术泔浸，炒，三两　地榆炒黑，二两　每一两煎。

此足太阴、阳明药也。苍术燥湿强脾，升阳而开郁；地榆清热凉血，酸收能断下。为治血痢肠风之平剂，初起者勿用。

本方加芍药、阿胶、卷柏，名芍药地榆汤河间，治泄痢脓血，乃至脱肛。阿胶补血与液，为肺、大肠要药，能治热痢。

小蓟饮子 血淋

治下焦结热而成血淋。心主血，小肠其腑也。热甚搏血，流入胞中，与便俱出，为血淋。盖小便必自小肠渗入膀胱，心热者小肠必热，经所谓胞移热于膀胱则癃，溺血是也，然热必兼湿。戴氏曰：血鲜者，心、小肠实热；血瘀者，肾、膀胱虚冷。《准绳》曰：多有热极而血凝黑者，未可便以为冷也。小便不利曰癃，痛者为血淋，不痛者为溺血。

小蓟　蒲黄炒黑　藕节　滑石　木通　生地黄　栀子炒　淡竹叶　当归　甘草各五分

此手足太阳药也。小蓟、藕节退热散瘀；生地凉血，蒲黄止血生行血，炒涩血；木通降心肺之火，下达小肠，栀子散三焦郁火，由小便出；竹叶凉心而清肺肺为清水之源，凡通淋者必先清肺，滑石泻热而滑窍；当归养阴，能引血归经，甘草益阳，能调中和气也。

复元活血汤　损伤积血

治从高坠下，恶血留于胁下，疼痛不可忍者。不问伤在何经，恶血必留于胁下，以肝主血故也。

柴胡五钱　当归　瓜蒌根　穿山甲炮，各二钱　甘草　红花各二钱　桃仁五十，去皮尖，研　大黄一两，酒浸　每服一两，加酒煎，以利为度。

此足厥阴药也。原文曰：肝胆之经行于胁下，属厥阴、少阳，故以柴胡引用为君；以当归活血脉，以甘草缓其急为臣，亦能生新血，阳生则阴长也；以穿山甲、花粉、桃仁、红花破血润血为佐；以大黄荡涤败血为使。气味相合，各有攸归，痛自去矣。

祛风之剂

六淫，风寒暑湿燥火也。六者之中，风淫为首，故经曰风者百病之长也。至其变化，乃为他病，无常方，然致自风气也。又曰：风者善行数变，腠理开则洒然寒，闭则热而闷，其寒也则衰饮食，其热也则消肌肉。盖天地间唯风无所不入，人受之者，轻为感冒，重则为伤，又重则为中，然必其人真气先虚，营卫空疏，然后外邪乘虚而入，经所谓邪之所凑，其气必虚是也。故中风之证，河间以为将息失宜，心火暴甚，丹溪以为湿生痰，痰生热，热生风，东垣以为本气自病。若以风为虚象者，所以治之有清热、化痰、养血、顺气之不同，而不专用祛风之药也。按《内经》风论、痿论、痹论分为三篇，病原不同，治法亦异，丹溪常著论辨之。然岐伯曰中风大法有四，风痹其一也，故治痹诸方亦次本门。

小续命汤　六经中风通剂　《千金》

治中风不省人事，神气溃乱，半身不遂，筋急拘挛，口眼㖞邪，语言謇涩，风湿腰痛，痰火并多，六经中风，及刚柔二痉。阴虚火旺，痰随火涌，故不省人事。血虚风中左体，为左不遂；气虚风中右体，为右不遂；风中筋脉，则拘急；风中口面，则㖞邪；风中舌本，则语涩；风湿中腰，则腰痛。痉者，项背强直，手足反张也。伤风有汗为柔痉，以风能散气也；伤寒无汗为刚痉，以寒能涩血也。亦有血虚筋脉无所荣养而成痉者。凡中风口开为心绝，手撒为脾绝，眼合为肝绝，遗尿为肾绝，鼻鼾为肺绝，吐沫直视，发直头摇，面赤如妆，汗缀如珠者，皆不治。或只见一二证，尚有得生者。《金匮·中风篇》曰：寸口脉浮而紧，紧则为寒，浮则为虚，虚寒相搏，邪在皮肤。浮者血虚，脉络空虚，贼邪不泻，或左或右，邪气反缓，正气则急，正气引邪，㖞僻不遂。邪在于络，肌肤不仁；邪在于经，脊重不伸；邪入于腑，则不识人；邪入于脏，舌即难言，口吐涎沫。释曰：中络者邪方入卫，尚在经络之外，故但肌肤不仁，中经则入荣脉之中，骨肉皆失所养，故身体重著，至中腑、中脏，则离外而内，邪入深矣。中腑必归于胃者，胃为六腑之总司也；中脏必归于心者，心为神明之主也。风入胃中，胃热必盛，蒸其津液，结为痰涎，胃之大络入心，痰涎壅盛，堵其出入之窍，故中腑则不识人也。诸脏受邪，进入于心则神明无主，故中脏者舌纵难言，廉泉开而流涎沫也。廉泉穴在舌下，窍通于肾，津液之所出也。

防风一钱二分　桂枝　麻黄　杏仁去皮尖，炒研　川芎酒洗　白芍酒炒　人参　甘草炙　黄芩酒炒　防己各八分　附子四分　每服三钱，加姜、枣煎。筋急语迟脉弦者，倍人参，加薏仁、当归，去芍药以避中寒；烦躁不大便，去桂、附，倍芍药，加竹沥；日久不大便，胸中不快，加大黄、枳壳；脏寒下利，去防己、黄芩，倍附子，加白术；呕逆，加半夏；语言謇涩，手足战掉，加石菖蒲、竹沥；身痛发搐，加羌活；口渴，加麦冬、花粉；烦渴多惊，加犀角、羚羊角；汗多，去麻黄、杏仁，加白术；舌燥，去桂、附，加石膏。

此六经中风之通剂也。吴鹤皋曰：麻黄、杏仁，麻黄汤也，治太阳伤寒，桂枝、芍药，桂枝汤也，治太阳中风，此中风寒有表证者所必用也；人参、甘草补气，川芎、芍药补血，此中风寒气血虚者所必用也；风淫，故主以防风，湿淫佐以防己，寒淫佐以附子，热淫佐以黄芩，病来杂扰，故药亦兼该也。按中风有解表、攻里、行中道三法，内外证俱有者，先解表而后攻里。《医贯》曰：此治冬月直中风寒之的方，亦麻黄、桂枝之变法。六经有余之表证须从汗解，如有便溺阻隔，宜三化汤、麻仁丸通利之。然邪之所凑，其气必虚，世间内伤者多，此方终不可轻用也。昂按：此方为治风套剂，今人罕用，然古今风方多从此方损益为治。喻嘉言曰：中风之脉，必有所兼，兼寒则浮紧，兼风则浮缓，兼热则浮数，兼痰则浮滑，兼气则浮涩，兼火则盛大，兼阳虚则脉微，兼阴虚则脉数或细如丝。虚滑为头痛，缓迟为营卫衰。然虚浮迟缓，正气不足，尚可补救；急大数疾，邪不受制，必死无疑。若数大未至急疾，尚有不死者。《保命集》曰：厥阴泻痢不止，脉沉迟，手足厥逆，脓血稠黏，此为难治，宜麻黄汤、小续命汗之，谓有表邪宿于内，当散表邪，则脏腑自安矣。又曰：厥阴风泻，以风治风，小续命、消风散主之。

易老六经加减法：本方倍麻黄、杏仁、防风，名麻黄续命汤，治太阳中风，无汗恶寒；本方倍桂枝、芍药、杏仁，名桂枝续命汤，治太阳中风，有汗恶风；本方去附子，加石膏、知母，名白虎续命汤，治阳明中风，无汗身热，不恶寒；本方加葛根，倍桂枝、黄芩，名葛根续命汤，治阳明中风，身热有汗，不恶风；本方倍附子，加干姜、甘草，名附子续命汤，治太阴中风，无汗身凉；本方倍桂、附、甘草，名桂附续命汤，治少阴中风，有汗无热；本方加羌活、连翘，名羌活连翘续命汤，治中风六经混淆，系之于少阳、厥阴，或肢节挛急，或麻木不仁。《玉机微义》曰：此方无分经络，不辨寒热虚实，虽多亦奚以为？易老治分六经，庶乎活法。

本方去防风、防已、附子、白芍，加当归、石膏，即《古今录验》续命汤，治中风痱音肥，身不自收，口不能言，冒昧不知痛处，或拘急不能转侧。《录验方》去人参，加干姜、黄芩、荆沥，即《千金》大续命汤，通治五脏偏枯贼风。

侯氏黑散　中风　《金匮》

治中风四肢烦重，心中恶寒不足者。四肢烦重，风中经络，热而挟湿也；心中恶寒，阳虚也。《外台》用治风癫。

菊花四十分　防风　白术各十分　桔梗八分　人参　茯苓　当归　川芎　干姜　桂枝　细辛　牡蛎　矾石各三分　上末，用温酒调方寸匕，服二十日，日三，再冷食服四十日，共六十日止，则药积腹中不下，热食即下矣。

此手太阴、少阴、足厥阴药也。菊花秋生，得金水之精，能制火而平木，木平则风息，火降则热除，故以为君；防风、细辛以祛风，当归、川芎以养血，人参、白术以补气；黄芩以清肺热，桔梗以和膈气；茯苓通心气而行脾湿，姜、桂助阳分而达四肢；牡蛎、白矾酸敛涩收，又能化顽痰；加酒服者，以行药势也。喻嘉言曰：治风而驱风补虚，谁不能之？至驱补之中而行堵截之法，则非思议可到。方用矾石以固涩诸药，使积而不散，以渐填其空窍，则旧风尽去，新风不受矣。盖矾性得冷则止，得热则行，故又嘱以宜冷食也。中风入脏，最防风邪乘虚进入心中，故以菊花为君。仲景制方，匠心独创，乃中风证首引此散，岂非深服其长乎？后世悉用脑、麝引风入心，莫有知其非者，故举《金匮》黑散、风引二汤以明其治。脑，冰片也。

附《金匮》风引汤：大黄、干姜、龙骨各四两，桂枝三两，甘草、牡蛎各二两，滑石、石膏、寒水石、赤石脂、白石脂、紫石英各六两，杵筛，取三指撮，煮三沸，温服。治大人风引瘫痪，小儿惊痫瘛疭，日数十发。巢氏用治脚气。按黑散、风引二汤，喻氏以为仲景圣方，而程云来《金匮直解》又云侯氏黑散、风引汤、防己地黄汤、头风摩膏、矾石汤所主皆非中风历节之证，是宋人校正附入唐人之方，遂尽删之。又云：仲景方书之祖，复取侯氏方为法耶？愚谓仲景多方，岂无祖述，而必创自一人之手乎？方若果佳，虽出自唐宋，其可删耶？但瘫痪必气血不足之人，风引汤用大黄为君，又石药居其大半，独不曰石药之气悍乎？喻氏难深赞之，亦未知其果尝以此治风而获实验乎？抑亦门外之揣摩云尔也。若黑散之君菊花，又加气血、解表、除痰之药，视此不同矣。昂按：中风为危笃之证，古方佳者颇少，兹录续命、黑散、风引诸剂，要存其源流焉耳。

大秦艽汤 搜风活血降火 《机要》

治中风手足不能运掉，舌强不能言语，风邪散见，不拘一经者。经曰掌受血而能握，足受血而能步，又脾主四肢，脾虚血弱，不能荣筋，故手足不掉也；舌为心苗，肾脉连舌本，心火盛而肾水衰，故舌本木强也。六经形证，谓口开手撒，眼合鼻鼾，吐沫遗尿，直视头摇诸证也。此则外无六经形证，内无便溺阻隔，为中经络中之稍轻者。

秦艽　石膏各二两　当归酒洗　白芍酒炒　川芎　生地酒洗　熟地　白术土炒　茯苓　甘草炙　黄芩酒炒　防风　羌活　独活　白芷各一两　细辛五钱　每服一两。雨湿，加生姜；春夏，加知母；心下痞，加枳壳。

此六经中风轻者之通剂也。以秦艽为君者，祛一身之风也；以石膏为臣者，散胸中之火也；羌活散太阳之风膀胱，白芷散阳明之风胃，川芎散厥阴之风肝，细辛、独活散少阴之风肾，防风为风药卒徒，随所引而无所不至者也；大抵内伤必因外感而发，诸药虽云搜风，亦兼发表，风药多燥，表药多散，故疏风必先养血，而解表亦必固里，当归养血，生地滋血，川芎活血，芍药敛阴和血，血活则风散而舌本柔矣；又气能生血，故用白术、茯苓、甘草补气以壮中枢，脾运湿除，则手足健矣脾主四肢，湿则筋痿；又风能生热，故用黄芩清上，石膏泻中，生地凉下，以共平逆上之火也。刘宗厚曰：秦艽汤、愈风汤虽皆有补血之药，而行经散风之剂居其大半，将何以养血而益筋骨也？天麻丸养血壮筋骨，庶几近理。喻嘉言曰：此方既云养血而筋自柔，何得多用风燥药？既云静以养血，何复用风药以动之？是言与方悖矣。偶论三化汤、愈风汤及大秦艽汤，皆似是而非者。昂按：此方用之颇众，获效亦多，未可与愈风、三化同日语也。此盖初中之时外挟表邪，故用风药以解表，而用血药、气药以调里，非专于燥散者也。治风有解表、攻里、行中道三法，内外证俱有者，先解表而后攻里是也。若愈风解表而风药太多，三化攻里而全用承气，则非中证所宜矣。

附易老天麻丸：天麻祛风、牛膝强筋、萆薢祛风湿强筋骨、玄参壮水制火，各六两，杜仲七两，使筋骨相著　当归十两，和血，生地一斤，益真阴，羌活十两，去骨筋风　附子炮，一两，行经，蜜丸。一方有独活五两。

三生饮 卒中

治中风卒然昏愦，不省人事，痰涎壅盛，语言謇涩等证。李东垣曰：中风非外来风邪，乃本气自病也。凡人年逾四旬，气衰之际，或忧喜忿怒伤其气者，多有此证，壮岁之时无有也。若肥盛者则间有之，亦是形盛气衰而如此耳。昂按：此即东垣主乎气之说。

生南星一两　生川乌去皮　生附子去皮，各五钱　木香二钱　每服一两，加人参一两煎。

此足太阴、阳明、厥阴，手少阳药也。南星辛烈，散风除痰，附子猛峻，温脾逐寒，乌头轻疏，温脾逐风，三药通行经络，无所不至，皆用生者，取其力峻而行速也；重加人参，所以扶其正气，少佐木香，所以行其逆气也。《医贯》曰：观东垣之论，当以气虚为主，纵有风邪，亦是乘虚而袭，经曰邪之所凑，其气必虚是也。当此之时，岂寻常药饵所能通达于上下哉？急以三生饮一两，加人参一两煎服，即醒。此乃行经治痰之剂，斩关擒王之将，必用人参两许，驱驾其邪而补助真气，否则不惟无益，适以取败。观先哲用芪附、参附，其义可见。若遗尿手撒，口开鼻鼾，为不治，然服前药亦多有生者。喻嘉言曰：脏为阴，可胜纯阳之药；腑为阳，必加阴药一二味制其僭热；经络之浅，又当加和荣卫并宣导之药。

地黄饮子 风痱 河间

治中风舌喑不能言，足废不能行，此少阴气厥不至，名曰风痱音肥，急当温之。风痱如瘫痪是也。刘河间曰：中风瘫痪，非为肝木之风实甚，亦非外中于风，良由将息失宜，心火暴甚，肾水虚衰，不能制之，则阴虚阳实，而热气拂郁，心神昏冒，筋骨不用，而卒倒无知也。亦有因喜怒思悲恐五志过极而卒中者，皆为热甚。俗云风者，言末而忘其本也。治宜和脏腑，通经络，便是治风。昂按：此即河间主乎火之说。盖西北风气刚劲，虚人感之，名真中风，可用风药下药；南方卑湿，质弱气虚，虽有中证而实不同，名类中风，宜兼补养为治。

熟地黄　巴戟去心　山茱萸　肉苁蓉酒浸　附子　官桂　石斛　茯苓　石菖蒲　远志　麦冬　五味子等分。每服五钱，入薄荷少许，姜、枣煎服。

此手足少阴、太阴，足厥阴药也。熟地以滋根本之阴，巴戟、苁蓉、官桂、附子以返真元之火；石斛安脾而秘气，山茱温肝而固精；菖蒲、远志、茯苓补心而通肾脏，麦冬、五味保肺以滋水源。使水火相交，精气渐旺，而风火自息矣。《医贯》曰：观刘氏之论，则以风为末而以火为本，殊不知火之有余，水之不足也。刘氏原以补肾为本，观其地黄饮子可见矣，故治中风又当以真阴虚为本。但阴虚有二，有阴中之水虚，有阴中之火虚。火虚者，专以河间地黄饮子为主；水虚者，当以六味地黄丸为主。果是水虚，辛热之药与参、芪之品俱不可加。或曰：风淫所胜，治以辛凉，何故反用桂、附使火盛制金，不能平木，而风不益甚耶？曰：此是肾虚，真阴失守，孤阳发越，若非桂、附，何以追复其散失之元阳？其痰涎上涌者，水不归元也；面赤烦渴者，火不归元也。惟桂、附能引火归元，水火既归其元，则水能生木，木不生风而风自息矣。

顺风匀气散 㖞邪不遂

治中风半身不遂，口眼㖞斜。半身不遂，偏枯也。经曰：胃脉沉鼓涩，胃外鼓大，心脉小坚急，皆属偏枯，男子发左，女子发右，不喑，舌转可治。盖心是神机开发之本，胃是水谷充大之标，标本相得，则膻中气海之宗气盈溢，分布四脏三焦，上下中外无不周。若标本相失，宗气虚耗，分布不周于经脉则偏枯，不周于五脏则喑。口眼㖞邪者，足阳明之脉挟口环唇，寒则筋急，热则筋弛，左寒右热则左急而右缓，右寒左热则右急而左缓。阳明燥金主紧缩，风病而成筋缩，木极似金，反兼胜己之化，燥之甚也，治宜辛凉，不可用桂、附。《元戎》曰：酒湿之病，亦能作痹证，口眼㖞邪，半身不遂，舌强不正，浑似中风，当泻湿毒，不可作风病治之而汗也。《衍义》、《易简》，言与此同。

白术二钱　乌药钱半　人参　天麻各五分　白芷　苏叶　木瓜　青皮　甘草炙　沉香磨，各三分　加姜煎。

此足厥阴、阳明药也。邪之所凑，其气必虚，偏枯㖞僻，或左或右，盖血脉不周而气不匀也。天麻、苏、芷以疏风气，乌药、青、沉以行滞气，参、术、炙草以补正气，疏之行之补之而气匀矣，气匀则风顺矣；用木瓜者，能于土中泻木，调荣卫而伸筋也。戴复庵曰：治风之法，初得之即当顺气，及其久也即当活血。若不顺气，遽用乌、附，若不活血，遽用羌、防、天麻辈，未见其能治也。然顺气则可，破气泻气则不可。

豨莶丸 风痹 张咏

治中风㖞僻，语言謇涩，肢缓骨痛，及风痹走痛，或十指麻木，肝肾风气，风湿诸疮。㖞邪语涩，风中于经也；肢缓骨痛，风而兼湿也；风痹肿痛，湿热流注也。世俗谓之流火，即《内经》所谓行痹、痛痹也。十指麻木，气血不足，或有湿痰死血在胃中也。

豨莶草　以五月五日、七月七日、九月九日采者佳，不拘多少，拣去粗茎，留枝叶花实，酒拌蒸晒九次，蜜丸。豨莶辛苦气寒，其味莶臭，必蒸晒九次，加以酒蜜，则苦寒之阴浊尽去，而清香之美味见矣。数不至九，阴浊尚在，则不能透骨驱风而却病也。

此足少阴、厥阴药也。豨莶能祛风散湿，行大肠之气，加以酒蒸蜜丸，气味清和，故能补肝润肾，益气强筋湿去则筋强。然风药终燥，若风痹由于脾肾两虚，阴血不足，不由风湿而得者，亦忌服之。唐成讷有进豨莶表。宋张咏进豨莶表云：其草金棱银线，素茎紫荄，节叶相对，颇类苍耳。臣吃百服，眼目清明，即至千服，鬓发乌黑，筋力轻健，功验多端。昂按：此药不但搜风，尤能胜湿，湿去则脾胃健而筋骨强。凡中风挟湿者，服之尤宜。

牵正散 牵风 《直指方》

治中风口眼㖞邪，无他证者。足阳明之脉侠口环唇，足太阳之脉起于目内眦，阳明内蓄痰热，太阳外中于风，故牵急而㖞邪也，又曰：木不及，则金化缩短乘之，木为金乘，则土寡于畏，故口眼㖞斜。口目常动，故风生焉；耳鼻常静，故风息焉。

白附子 僵蚕 全蝎等分 为末，每二钱，酒调服。

此足阳明、厥阴药也。吴鹤皋曰：艽、防之属，可以驱外风，而内生之风非其治也肝有热则自生风，与外感之风不同；星、夏之属，可以治湿痰，而风虚之痰非其治也。三药疗内生之风，治虚热之痰，得酒引之，能入经而正口眼。又曰：白附辛可祛风白附去头面之游风，蚕、蝎咸能软痰僵蚕清化轻浮，能上走头面，驱风散痰；全蝎直走厥阴，为治风要药；辛中有热凡药辛者必热，可使从风，蚕、蝎有毒，可使破结。约有用热以攻热，用毒以攻毒者，《大易》所谓同气相求，《内经》所谓衰之以其属也。

附改容膏：蓖麻子一两，冰片三分，共捣为膏，寒月加干姜、附子各一钱，左㖞贴右，右㖞贴左。即正。或用鳝鱼血，或用蜣螂捣敷，亦良。盖三物皆追风拔毒之品也。

如圣饮 刚柔二痉 节庵

治刚柔二痉，面赤项强，头摇口噤，角弓反张与瘛疭音炽纵同法。痉者，太阳中风，重感寒湿而为病也。风则燥而动，寒则引而紧，湿则著而拘，故头摇口噤，项强而反张也。风挟寒则血涩无汗，为刚痉；风挟湿则液出有汗，为柔痉。筋急而缩为瘛，筋弛而缓为疭，伸缩不已为瘛疭，俗谓之搐是也。

羌活　防风　白芷　柴胡　甘草　黄芩　半夏　川芎　芍药　当归　乌药　加姜煎，入姜汁、竹沥服。柔痉，加白术、桂枝；刚痉，加苍术、麻黄；口噤咬牙，大便实，加大黄。

此足太阳、厥阴药也。羌、防、芎、芷、柴胡、甘草，辛甘以发散风邪；用乌药者，治风须顺气也；用归、芍者，治风先活血也；用半夏、竹沥、姜汁者，风必挟痰也；用黄芩者，风必生热也。柔痉加白术、桂枝，有汗欲其无汗；刚痉加苍术、麻黄，无汗欲其有汗。口齿属阳明，阳明实则口噤咬牙而便秘，故加大黄以泄胃热也。

独活汤　瘛疭昏愦　丹溪

治风虚瘛疭，昏愦不觉，或为寒热。筋急而缩为瘛，缓而纵为疭，伸缩不已为瘛疭，木曰曲直之象也。肝虚而风乘之，入于血脉则瘛疭，若在皮肤，则为寒热，若移邪于所生则昏愦不觉也。所生心也，木能生火。

独活　羌活　防风　细辛　桂心　白薇　当归　川芎　半夏　人参　茯神　远志　菖蒲各五钱　甘草炙，二钱半　每服一两，加姜、枣煎。

此手少阴、足厥阴药也。肝属风木而主筋，故瘛疭为肝邪。肝欲散，急食辛以散之。二活、防风祛风，细辛、桂心温经，半夏除痰；芎、归辛散风而温和血，血活则风散，辛以散之，即辛以补之也木喜条达，故以散为补；心为肝子，肝移热于心则昏愦，故以人参补心气，菖蒲开心窍，茯神、远志安心神；白薇咸寒，退热而治厥，使风静火息，血活神宁，而瘛疭自已矣。

活络丹 湿痰死血

治中风手足不仁，日久不愈，经络中有湿痰死血，腿臂间忽有一二点痛。

川芎炮，去脐皮　草乌炮，去皮　胆星各六两　地龙即蚯蚓，洗，焙干　乳香去油　没药另研，各三两三钱　酒丸，酒下。

此足太阴、厥阴药也。吴鹤皋曰：胆星辛烈，所以燥湿痰，二乌辛热，所以散寒湿；蚯蚓湿土所生，欲其引乌、星直达湿痰所结之处，《大易》所谓同气相求也蚯蚓咸寒，清热利水；风邪注于肢节，久则血脉凝聚不行，故用乳香、没药以消瘀。乳香活血，能去风伸筋，没药能散瘀血，生新血，二药并能消肿止痛，故每相须而行。

消风散 风热

治风热上攻，头目昏痛，项背拘急，鼻嚏声重，及皮肤顽麻，瘾疹瘙痒，妇人血风。血风者，妇人冲任二经为风袭伤，致生血病也。

荆芥　陈皮去白　厚朴姜汁炒　甘草炙，各五钱　防风　羌活　藿香　僵蚕洗炒　蝉蜕　川芎　茯苓　人参各二两　为末，每服三钱，茶汤下，疮癣酒下。

此足太阳、手太阴药也。羌、防、荆、芎之辛浮以治头目项背之风，僵蚕、蝉蜕之清扬以去皮肤之风，藿香、厚朴以去恶散满，参、苓、甘、橘以辅正调中，使风邪无留壅也。

清空膏　头风头痛　东垣

治正偏头痛，年深不愈，及风湿热上壅，头目及脑苦痛不止。偏头痛者，少阳相火也。丹溪曰：有痰者多，左属风属火，多血虚，右属痰属热，多气虚。《准绳》曰：医书多分头痛、头风为二门，然一病也，浅而近者名头痛，深而远者为头风，当验其邪所从来而治之。

黄芩酒炒　黄连酒炒　羌活　防风各一两　柴胡七钱　川芎五钱　甘草炙，两半　为末，每服三钱，茶调如膏，白汤送下。如少阴头痛，加细辛；太阴头痛，脉缓有痰，去羌活、防风、川芎、甘草，加半夏；如偏头痛服之不愈，减羌活、防风、川芎一半，加柴胡一倍散少阳相火；如自汗发热，恶热而渴，此阳明头痛，只与白虎汤加白芷。李东垣曰：太阴头痛，必有痰也；少阴头痛，足寒而气逆也。太阴、少阴二经虽不上头，然痰与气壅于膈中，头上气不得畅而为痛也。

此足太阳、少阳药也。头为六阳之会，其象为天，清空之位也。风寒湿热干之，则浊阴上壅而作实矣。

羌、防入太阳，柴胡入少阳，皆辛轻上升，祛风胜湿之药；川芎入厥阴，为通阴阳血气之使；甘草入太阴，散寒而缓痛，辛甘发散为阳也；芩、连苦寒，以羌、防之属升之，则能去湿热于高巅之上矣。芩、连用酒炒，非独制其寒，欲其上升也。丹溪曰：东垣清空膏诸般头痛皆治，惟血虚头痛从鱼尾相连痛者不治。鱼尾，眼角也。又云：治少阳头痛，如痛在太阳、厥阴者勿用，盖谓巅顶痛也。头痛用羌活、防风、柴胡、川芎、升麻、细辛、藁本之异者，分各经也；用黄芩、黄连、黄柏、知母、石膏、生地之异者，分各脏泻火也；用茯苓、泽泻者，导湿也；用参、芪者，补气也；用芎、归者，养血也。王海藏曰：热在至高之分，当以轻剂抑之，从缓治也。若急服之，上热未除，中寒生矣。

胃风汤　胃风　易老

治风冷乘虚客于肠胃，飧泄注下，完谷不化，及肠风下血。又治风虚能食，牙关紧闭，手足瘛疭，肉瞤面肿，名曰胃风。胃受风气，木邪克土，故完谷不化，谓之飧泄；胃有风湿，流入大肠，故下血；阳明胃脉入牙缝，故牙紧；脾主四肢，故瘛疭；胃主肌肉，故肉瞤；阳明之脉营于面，故面肿瘛疭，手足抽掣也。瞤，动也。

人参　白术土炒　茯苓　当归酒炒　川芎　芍药酒炒　桂炒，等分　加粟米百余粒煎。此即十全汤去黄芪、地黄、甘草。

此足阳明、厥阴药也。胃风者，胃虚而风邪乘之也。风属肝木，能克脾土，故用参、术、茯苓以补脾气而益卫，当归、川芎以养肝血而调荣；芍药泻肝而能和脾，肉桂散风而能平木木得桂而枯，削桂钉木根，其木即死，又辛能散风，故能住泄泻而疗风湿也。又曰：白术、茯苓能壮脾而除湿，川芎、肉桂能入血而驱风。《玉机微义》曰：此方名治风，而实非治风，乃补血和血益胃之药。血痢而挟湿者，实可倚仗。

东垣胃风汤：升麻、白芷各一钱三分，麻黄不去节，葛根各一钱，柴胡、羌活、藁本、苍术、蔓荆、草蔻、黄柏、当归、炙草各五分，加姜、枣煎，亦治胃风证。喻嘉言曰：风入胃中，何以反能食？盖风能生热，即《内经》瘅成为消中之理也。是方能去其风，不去其热，以热必随风而解耳。又曰：必加竹沥、花粉、石膏、萎蕤、生地、梨汁甘寒之药，入升麻、葛根、甘草为剂，始为克当。或问：二药补散不同而所治共一证，何欤？喻嘉言曰：按风成为寒热，乃风入胃中而酿营卫之偏胜。此方乃驱胃风，使从外解之药。若夫久风为飧泄，则风已入里，又当用人参为君，桂枝、白术为臣，茯苓、甘草为佐使，而祛风于内。此表里之权衡，《内经》之要旨也。

上中下通用痛风丸 痛风　丹溪

痛风有寒、有湿、有热、有痰、有血之不同，此为通治。按此即《内经》所谓行痹、痛痹也。经曰：风寒湿三者杂合而为痹也。盖风痹痿厥病多杂合，故世俗每言有病风而不痛者，则为不仁，此气血两虚，其证为加重矣。

黄柏酒炒　苍术泔洗　南星姜制，各二两　神曲炒　川芎　桃仁去皮尖，捣　龙胆草下行　防已下行　白芷各一两　羌活　威灵仙酒拌，上下行　桂枝各三钱，横行

红花二钱　面糊丸。

此治痛风之通剂也。黄柏清热，苍术燥湿此二妙散也，治痿正药，龙胆泻火，防己行水，四者所以治湿与热也；南星燥痰散风，桃仁、红花活血去瘀，川芎为血中气药，四者所以治痰与血也；羌活祛百节之风，白芷祛头面之风，桂枝、威灵仙祛臂胫之风，四者所以治风也；加神曲者，所以消中州陈积之气也。疏风以宣于上，泻热利湿以泄于下，活血燥痰消滞以调其中，所以能兼治而通用也。证不兼者，以意消息可矣。丹溪曰：大法痛风用苍术、南星、川芎、当归、白芷、酒芩，在上者加羌活、桂枝、威灵仙，在下者加牛膝、防己、木通、黄柏。薄桂能横行手臂，领南星、苍术诸药至痛处。

史国公药酒方　风痹

治中风语言謇涩，手足拘挛，半身不遂，痿痹不仁。语言謇涩，风中舌本也；半身不遂，邪并于虚也；手足拘挛，风燥其筋而血不濡也；痿痹不仁，风而兼湿，顽麻痿躄也。

羌活　防风　白术土炒　当归酒洗　川牛膝酒浸　川萆薢　杜仲姜汁炒断丝　松节杵　虎胫骨酥炙　鳖甲醋炙　晚蚕砂炒，各二两　秦艽　苍耳子炒，捶碎，各四两　枸杞五两　茄根八两，蒸熟　为粗末，绢袋盛，浸无灰酒三十斤，煮熟，退火毒服，每日数次，常令醺醺不断。

此足厥阴药也。防风、羌活、苍耳、秦艽、松节、茄根、蚕砂、萆薢，既以祛风，兼以燥湿松节能除骨节间之风，茄根散血消疮，能疗冻疮，亦散寒之品；当归、枸杞、杜仲、牛膝补阴润燥，养血营筋；白术补气而健脾脾主四肢，虎胫驱风而壮骨风从虎，故虎骨治风。虎虽死犹立不仆，其气力皆在前胫，且胫骨能入手足，若腰脊痛，又当用脊骨；鳖甲亦厥阴血分之药，能益阴血而去肝风。风湿去，气血旺，则病除矣。

蠲痹汤 风痹 严氏

治中风身体烦痛，项背拘急，手足冷痹，腰膝沉重，举动艰难。项背拘急，风也；腰膝沉重，湿也；营卫虚而风湿干之，故或拘急，或顽麻，或重痛，而举动艰难也。经曰：营虚则不仁，卫虚则不用。不仁，皮肤不知痛痒也；不用，手足不为人用也。岐伯曰：中风大法有四：一曰偏枯，半身不遂也；二曰风痱，身无疼痛，四肢不收也；三曰风癔，奄忽不知人也；四曰风痹，诸痹类风状也。

黄芪蜜炙　当归酒洗　赤芍酒炒　羌活　防风　片子姜黄酒炒　甘草炙　加姜、枣煎。

此足太阳、厥阴药也。辛能散寒，风能胜湿，防风、羌活除湿而疏风；气通则血活，血活则风散，黄芪、炙草补气而实卫黄芪畏防风，合用而其功益大，当归、赤芍活血而和营；姜黄理血中之气，能入手足而祛寒湿也。《准绳》曰：凡风痹偏枯，未有不因真气不周而病者也。治之不用黄芪为君，人参、归、芍为臣，防风、桂枝、钩藤、荆沥、竹沥、姜汁、韭汁、葛汁、梨汁、乳汁之属为佐，而徒杂沓乎乌、附、羌、独，以涸营而耗卫，如此死者，实医杀之也。

三痹汤 风寒湿痹

治气血凝滞，手足拘挛，风寒湿三痹。经曰：风寒湿三者杂合而为痹也。其风气胜者为行痹，寒气胜者为痛痹，湿气胜者为著痹也。以冬遇此者为骨痹，以春遇此者为筋痹，以夏遇此者为脉痹，以至阴遇此者为肌痹，以秋遇此者为皮痹。痹在于骨则重，在于脉则血凝而不流，在于筋则屈不伸，在于肉则不仁，在皮则寒。痛者，寒气多也，其寒者，阳气少阴气多也；其热者，阳气多阴气少也，故为痹热；其多汗而濡者，湿也，阳气少阴气盛，故汗出而濡也。

人参　黄芪　茯苓　甘草　当归　川芎　白芍　生地黄　杜仲姜汁炒断丝　川牛膝　川续断　桂心　细辛　秦艽　川独活　防风等分　加姜、枣煎。

此足三阴药也。喻嘉言曰：此方用参、芪、四物一派补药，内加防风、秦艽以胜风湿，桂心以胜寒，细辛、独活以通肾气，凡治三气袭虚而成痹患者，宜准诸此。昂按：风痹诸方，大约祛风胜湿泻热之药多，而养血补气固本之药少，惟此方专以补养为主，而以治三气之药从之。散药得补药以行其势，辅正驱邪，尤易于见功，故喻氏取之。

独活寄生汤 风寒湿痹 《千金》

治肝肾虚热，风湿内攻，腰膝作痛，冷痹无力，屈伸不便。肾，水脏也，虚则寒湿之气凑之，故腰膝作实而痛；冷痹者，阴邪胜也；肝主筋，肾主骨，《灵枢》曰：能屈而不能伸者病在筋，能伸而不能屈者病在骨。

独活　桑寄生如无真者，以续断代之　秦艽　防风　细辛　当归酒洗　芍药酒炒　川芎酒洗　熟地黄　杜仲姜汁炒断丝　牛膝　人参　茯苓　甘草　桂心等分　每服四钱。此即前汤除黄芪、续断，加桑寄生。

此足少阴、厥阴药也。独活、细辛入少阴，通血脉，偕秦艽、防风疏经升阳以祛风；桑寄生益气血，祛风湿，偕杜仲、牛膝健骨强筋而固下。芎、归、芍、地所以活血而补阴，参、桂、苓、草所以益气而补阳。辛温以散之，甘温以补之，使血气足而风湿除，则肝肾强而痹痛愈矣。朱丹溪曰：久腰痛，必用官桂以开之方止，腹胁痛亦然。

本方除独活、寄生，加羌活、续断，名羌活续断汤，治同。

沉香天麻丸 惊风 《宝鉴》

治小儿因惊发搐，痰多眼白，痫瘛筋挛。小儿神气尚弱，惊则神思无依，又动于肝风，风火相扇，故痰壅心痫而筋挛搐掣。

羌活五钱　独活四钱　沉香　益智仁　川乌各二钱　附子炮　天麻　防风　半夏各三钱　当归　甘草　僵蚕各钱半　每服五钱，姜三片煎。

此足厥阴药也。《宝鉴》曰：恐则气下精怯而上焦闭。以羌活、独活苦温引气上行，又入太阳为引，故以为君；天麻、防风辛温以散之，当归、甘草辛温以补气血之不足，又养胃气，故以为臣；乌、附、益智大辛温，行阳退阴，又治客寒犯胃，肾主五液，入脾为涎，以生姜、半夏燥湿行痰；沉香辛温，体重气清，去怯安神，为使。

通顶散 中风取嚏

治初中风，不知人事，口噤不开。风鼓火盛，痰涎上壅，故不省人事；风冷之气客于胸中，滞而不能发，故口噤不开。

藜芦　甘草生用　细辛　人参　川芎各一钱　石膏五钱　为末，用一字吹入鼻中。有嚏者，肺气未绝，可治。

此手太阴，少阴药也。吴鹤皋曰：中风不省人事，病已极矣，非平药可以开其壅塞，故用藜芦与人参、细辛，取其相反而相用也藜芦苦寒有毒，入口即吐，能通脑顶，令人嚏，与人参、细辛相反。细辛散风通窍，温经破痰；肺苦气上逆，故用石膏之重以坠之气即火也，痰随火涌，故用石膏辛寒入肺降火，甘草之平以缓之；川芎之用，取其清气利窍而已。川芎升清阳而开诸郁，为通阴阳血气之使。凡诸卒中、尸厥、郁冒，皆当发表，还魂汤用麻黄、桂枝，清魂汤用荆芥，及用皂角、半夏搐鼻取嚏，藜芦、砒石折齿取痰，皆所以开发三焦，使表邪流通也。中暑忌用冷水闭表，亦同此意。

乌梅擦牙关方 口噤

治中风口噤不开。胃阳明之脉，循颊车入齿缝，风寒中之，轻则战栗鼓颔，重则口噤不开。有中风而口开不噤者，筋先绝也，不治。

乌梅　揩擦牙龈，涎出即开。

此足阳明、厥阴药也。酸先入筋，木能克土酸属木，阳明胃属土，使牙关酸软则开矣。若以铁器搅之，恐伤其齿也。

祛寒之剂

寒中于表宜汗，寒中于里宜温。盖人之一身，以阳气为主。经曰：阳气者，若天与日，失其所则折寿而不彰。寒者，阴惨肃杀之气也，阴盛则阳衰，迨至阳竭阴绝则死矣。仲景著书，先从伤寒以立论，诚欲以寒病为纲而明其例也。其在三阳者，则用桂、麻、柴、葛之辛温以散之，其在三阴者，非假姜、附、桂、萸之辛热，参、术、甘草之甘温，则无以祛其阴冷之邪沴，而复其若天与日之元阳也。诸伤寒湿者，皆视此为治矣。

理中汤　温中　仲景

治伤寒太阴病，自利不渴，寒多而呕，腹痛粪溏，脉沉无力，或厥冷拘急，或结胸吐蛔，及感寒霍乱。太阴，脾经也。腹满而吐，食不下，自利腹痛，为太阴病。自利，渴者为热，不渴者为寒。喜呕腹痛便溏，皆虚寒所致。寒彻于外，则手足厥冷拘急；寒凝于中，则结胸泄泻吐蛔。霍乱者，阴阳不和而挥霍撩乱，或吐或泻，亦有寒热二证，若阴寒所致者宜此汤。三阳传阴经而下利者，为协热利；阴寒直中阴经而下利者，为寒利。外邪传里而腹痛者，其痛不常；阴寒在内而腹痛者，痛无休止，时欲作利。大腹属太阴，少腹属少阴，脐下属厥阴，亦有挟食积与痰火者。三阳下利身热，太阴下利手足温，少阴、厥阴下利身冷，其大较也。下利，虽有表证，不可发汗，以下利为邪气内攻，走津液而胃虚也。

白术东壁土炒，二两　人参　干姜炮　甘草炙，各一两　每服四钱。自利腹痛者，加木香；不痛利多者，倍白术；渴者，倍白术白术益气燥湿，故能生津；踡卧沉重，利不止，加附子此兼少阴证；腹满，去甘草甘令人满；呕吐，去白术，加半夏、姜汁白术甘壅，姜、夏散逆；脐下动气，去术，加桂白术补气，桂泄奔豚；悸，加茯苓饮停则悸，茯苓利水宁心；阴黄，加茵陈；寒结胸，加枳实。本方等分，蜜丸，名理中丸。仲景曰：大病瘥后喜唾，久不了，胃中有寒，宜理中丸温之。

此足太阴药也。人参补气益脾，故以为君；白术健脾燥湿，故以为臣；甘草和中补土，故以为佐；干姜温胃散寒，故以为使。以脾土居中，故曰理中。王海藏曰：上吐下泻不止，当渴而反不渴，脉微细而弱者，理中汤主之。经又曰：伤寒下之，利不止，医以理中主之，利益甚。理中者理中焦，此利在下焦，赤石脂禹余粮汤主之。复利不止者，当利其小便。宋徽宗食冰太过，病脾疾，国医不效。召杨介，进大理中丸。上曰：服之屡矣。介曰：疾因食冰，臣请以冰煎此药，是治受病之源也。果愈。

本方三两，加附子一枚，名附子理中汤亦可作丸，即四逆汤加参、术，治中寒腹痛身痛，四肢拘急渐伤曰伤，卒中曰中。有中脏、中腑、中经络皮肉筋脉之殊，治之当分微甚，微则不换金正气散加附子、附子五积散，甚者脐腹痛，四肢厥，附子理中汤、姜附汤。入肝加木瓜，入肺加桑白皮，入脾加术，入心加茯苓。本方加枳实、茯苓，蜜丸，名枳实理中丸崔行功，治寒实结胸欲绝，胸膈高起，手不可近，用大陷胸不瘥者崔曰：此是下后虚逆，气已不理，而毒复上攻，气毒相搏结于胸者，用此丸先理其气，次疗诸疾，用之如神。渴者加花粉，自汗者加牡蛎。本方去甘草，加茯苓、川椒、乌梅，名理中安蛔丸陶仲文，治胃寒吐蛔蛔得甘则动，故去甘草；得酸则止，得辛则伏，故加椒、梅。本方加桂枝，倍甘草，名桂枝人参汤仲景，治太阳表证不除，而数下之，协热而利，心下痞硬，表里不解者欲解表里之邪，全藉中气为敷布，故用理中以和里，而加桂枝以解表，不名理中而名桂枝者，到底先表之意也。大抵阳热为邪则腹满而咽干，阴寒为邪则腹满而吐利。本方加黄连、茯苓，名连理汤，治伤暑泻而作湿若外感盛暑，内伤生冷者，非此不可。本方加陈皮、茯苓，名补中汤，治泄泻，泻不已者加附子，恶食，食不化加砂仁。本方加当归、白芍、陈皮、厚朴、川芎，入姜煎，名温胃肠，治忧思郁结，脾肺气凝，胀满上冲，饮食不下。本方加黄芪、白芍、陈皮、藿香，名黄芪汤海藏。亦出理中例法。本方加青皮、陈皮，名治中汤，治前证腹满痞闷兼食积者。

四逆汤

阴证厥逆　仲景　四逆者，四肢厥逆也，再加干姜二两，即通脉四逆汤

治三阴伤寒四逆汤为少阴主药，然三阴通用之，太阳证脉沉亦有用此者，身痛腹痛，下利清谷，恶寒不渴，四

肢厥冷，或反不恶寒，面赤烦躁，里寒外热，或干呕，或咽痛，脉沉微细欲绝。腹痛自利，里寒也，三阴自利居多，身凉脉静者顺，身热脉大者逆；内寒，故恶寒不渴；四肢者诸阳之本，寒则血脉微涩，阳气不能敷布，故一身尽痛而手足厥冷也；反不恶寒，面赤发躁者，阴盛格阳于外也；寒留胸中，故食入即吐；膈有寒饮，故逆而干呕；虚火上炎，故咽痛；脉沉者，寒则伏藏也。按少阴脉有沉有紧有数，而仲景统以微细言之，盖沉必重按始得，紧数亦在沉细中见，不似阳证浮大而紧数也。薛慎斋曰：人知数为热，不知沉细中见数为寒甚，真阴寒证脉常有七八至者，但按之无力而数耳，宜深察之。

附子一枚,生用　干姜一两　甘草炙,二两　冷服。面赤者,格阳于上也,加葱九茎以通阳喻嘉言曰:阳虚之人,虽有表证,其汗仍出,其手足必厥,才用表药,立至亡阳,不用表药,外邪不服,故用前汤加葱为治;腹痛者,真阴不足也,加芍药二两以敛阴;咽痛,阴气上结也,加桔梗一两以利咽;利止,脉不出,加人参二两以助阳,补气血;呕吐,加生姜二两以散逆气。以上皆通脉四逆汤加减法也。

此足少阴药也。寒淫于内，治以甘热，故以姜、附大热之剂伸发阳气，表散寒邪附子生用亦能发表；甘草亦补中散寒之品，又以缓姜、附之上僭也甘草为君，干姜为臣，附子为使。必冷服者，寒盛于中，热饮则格拒不纳，经所谓热因寒用，又曰治寒以热，凉而行之是也。此奇制之大剂也。肝肾位远，非大剂不能达。仲景曰：伤寒，医下之，续得下利清谷，腹满身痛者，急当救里，宜四逆汤；清便自调，身痛者，急当救表，宜桂枝汤。盖身痛尚属表证，急则先救里而后解表也。厥阴篇曰：大汗出，热不去，内拘急，四肢痛，又下利厥逆而恶寒者，四逆汤主之。按厥阴证四肢厥冷，指甲青，脉沉疾，按之有力者，为阳厥，当下之，宜大承气汤；如脉沉迟，按之无力者，则为阴厥，宜四逆汤，更须速灸之。凡传经热邪，则为阳厥，溺赤而四肢热；直中真寒，谓之阴厥，阴缩而四肢冷。程郊倩曰：世言传经为热厥，直中为寒厥，斯言甚谬。三阳之厥，多得于失下，此为热厥。少阴之厥，悉属于寒厥。阴之热厥，仲景书仅有伤寒一二日至四五日而厥者必发热一条。果如传邪之说，则在四五日固得矣，论中何云一二日？不知何经之邪而神速若此。其曰厥应下之者，下其热，非下其厥也。遇发热则可下，遇厥则万不可下矣。推原其故，厥阴与少阳，一腑一脏，少阳在三阳为尽，阳尽则阴生，故有寒热之往来，厥阴在三阴为尽，阴尽则阳接，故有寒热之胜复。凡遇此证，不必论其来自三阳，起自厥阴，只论热与厥之多少，热多厥少，知为阳厥，厥多热少，知为阴厥。热在后而不退，则阳过胜而阴不能复，遂有喉痹便血等证；厥在后而不退，则阴过胜而阳不能复，遂有除中亡阳等证。仲景所以调停二治法，须合阴阳进退之机。阳胜宜下，小承气汤中已去芒硝之寒，而有厚朴之温。在厥阴中破阳以行阴，阴胜宜温，纵有阳邪，一见厥利，便宜乌梅丸，聚辛热之品而加苦寒之佐；在厥阴中破阴以行阳，虽有上热，如篇首消渴气上冲心之证，亦不虑其为扞格也。扶阳抑阴之旨微矣。又曰：乌梅丸于辛酸入肝药中微加苦寒，纳逆上之阳邪而顺之使下也，名曰安蛔，实是安胃，故并主下利，见阴阳不相顺接而下利之证，皆可以此方括之也。经曰：凡阴阳不相顺接便为厥，手足逆冷是也。方中行曰：三阴三阳之脉，俱相接于手足。阴主寒，阳主热，阳气内陷，不与阴气相顺接，则手足厥冷也。阴阳经脉皆从手足指起。附喻嘉言论桂附丸曰：脏为阴，可胜纯阳之药，腑为阳，必加阴药一二味制其僭热。经络之浅，又当加和营卫并宣导之药。

本方加白术、大枣，名术附汤《金匮》，治风湿相搏，身体烦痛，及中寒发厥心痛。本方除甘草，名干姜附子汤仲景，治下后复汗，昼躁夜静，不呕不渴，无表证，脉沉微，无大热者昼日烦躁，虚阳扰乱，外见假热也；夜安静，不呕渴，脉沉微，无大热，阴气独治内，系真寒也。凡阴虚之极阳必厥，阳虚之极阴必躁。姜、附直从阴中回阳，不当以昼日烦躁而疑之矣，又治中寒厥逆，眩仆无汗，或自汗淋漓中寒之证，身强口噤，眩运，无汗或自汗者，腠理素虚而阳微也。伤寒发热，中寒不发热，以此为异。仲景于伤寒则详之，而中寒未之及，何也？曰：阳动阴静，阴寒既郁而成热，遂从乎阳，传变不一，靡有定方，故不必详也。昂按：自汗者，或兼风也，及外热烦躁，阴盛格阳阴证似阳。姜附汤加当归、肉桂，入蜜和，服，名姜附归桂汤喻嘉言曰：服姜附汤后继服此汤，因姜、附专主回阳，而卒中寒邪，先伤营血，故加归、桂逐营分之邪，始得药病相当也，再加人参、甘草，名姜附归桂参甘汤，加姜煎喻氏曰：服前汤后继当服此，兼补气血。本方除甘草，加葱四茎，名白通汤复阳通脉，再加人尿、猪胆汁，名白通加人尿猪胆汁汤仲景。见后。本方加人参一两，名四逆加人参汤仲景，治恶寒脉微复利，利止亡血恶寒脉微复利，阳虚阴胜也。利止则津液内竭，故云亡血。与四逆温经复阳，加人参生津益血；再加茯苓六两，名茯苓四逆汤仲景，治汗下后病不解而烦躁过汗则亡阳而表虚，误下则亡阴而里虚，阴阳表里俱虚，乃生烦躁，故用茯苓、人参入心以除烦，附子、干姜入肾以解躁。本方除干姜，加芍药三两，名芍药甘草附子汤仲景，治伤寒发汗不解，反恶寒者，虚故也汗出表不解而恶寒，独曰反，其为过汗阳弱可知。汗出为营虚，恶寒为卫虚，若重补其阴则恶寒愈甚，但回其阳则阴愈劫矣，故用附子以回阳，而加芍药以敛阴，此营卫两虚之救法。李梴曰：汗后亡阳恶寒者，表虚也，芍药附子甘草汤；下后恶寒者，里虚也，四逆汤；其有表邪未尽者，必兼发热，柴胡加桂汤。有里实，热伏于内，阳微于外，而恶寒便坚者，犹须下之，《伤寒百问》曰汗后恶寒人必虚，下后发热人必实是也。本方除附子，用甘草四两、干姜二两，名甘草干姜汤仲景，治伤寒脉浮，自汗，小便数，心烦，微恶寒，脚挛急，用桂枝汤误攻其表，得之便厥，咽中干，烦躁吐逆，与此汤以复其阳脉浮自汗，便数恶寒，阳不足也。攻表重虚其阳，得汤便厥，胃之津液伤也，故与甘草益气，干姜助阳，犹虑辛热有伤其阴，随与芍药甘草汤益其阴血，复其津液。故证虽邻于少阴，而不敢用四逆也。若厥愈足温者，更作芍药汤以和其阴，其脚即伸，芍药、甘草各四两仲景。别见和解门。本方加吴茱萸，名茱萸四逆汤，治厥阴、少阴腹痛。本方加当归、木通，名当归四逆汤，治感寒手足厥冷，脉细欲绝，及男妇寒疝，脐下冷，引腰胯而痛寒伤营血，故加当归、木通，能通血脉。仲景当归四逆汤见后。本方加茵陈，名茵陈四逆汤，治阴黄。本方加生脉散、陈皮，名回阳返本汤，治阴盛格阳。本方加官桂、良姜、半夏，名浆水散洁古，治虚寒水泻，冷汗脉微，甚者呕吐，此为急病。浆水者，泄利浆水，澄彻清冷也。又曰加浆水煎之。

当归四逆汤 厥阴寒厥　仲景

治厥阴伤寒，手足厥寒，脉细欲绝。成氏曰：手足厥寒者，阳气外虚，不温四末；脉细欲绝者，阴血内弱，脉行不利。与此汤复阳生阴。

当归　桂枝　芍药　细辛各三两　甘草炙　通草即

木通各二两　大枣二十五枚　仲景又曰：其人素有久寒者，加吴茱萸二升，生姜半斤，酒六升和煮，名四逆加吴茱萸生姜汤。

此足厥阴药也。成无己曰：脉者血之府也，诸血皆属于心。通脉者，必先补心益血。苦先入心，当归之苦以助心血；心苦缓，急食酸以收之，芍药之酸以收心气；肝苦急，急食甘以缓之，大枣、甘草、通草以缓阴血。四逆之名多矣，而有因寒因热之不同。此则因风寒中血脉而逆，故以当归、细辛血中之气药为君；通脉散逆，必先去血中之邪，故以桂枝散太阳血分之风，细辛散少阴血分之寒，为辅；未有营卫不和而脉能通者，故以芍药、甘草、大枣调和营卫；通草利九窍，通血脉关节，诸药藉之以破阻滞而厥寒散矣。周扬俊曰：四逆汤全从回阳起见，四逆散全从和解表里起见，当归四逆全从养血通脉起见。不欲入辛热之味，恐劫其阴也。盖少阳脏中重在真阳，阳不回则邪不去，厥阴脏中职司藏血，不养血则脉不起。即遇久寒之人，亦不用干姜、附子，止用吴茱之走肝者自上而下，生姜之辛散者自内达外足矣。

四逆散

阳证厥热　仲景　此和解之寒剂，因名四逆，附次于此

治伤寒少阴证，阳邪入里，四逆不温，或咳或悸，或小便不利，或腹中痛，或泄利下重。阳邪传里，热结于里，故四肢逆而不温；气逆挟痰，故咳；气虚挟饮，故悸；里有结热，故小便不利，腹痛下利。伤寒，邪在三阳则手足必热，至太阳则手足温，至少阴则热邪渐深，四肢逆而不温，至厥阴则手足逆冷。经曰：热深厥亦深，热微厥亦微。与此汤，以散传经之热。

柴胡　芍药炒　枳实麸炒　甘草炙，等分　为末，水调饮。咳，加五味子、干姜，并主下利五味收逆气，干姜散肺寒。肺与大肠相表里，上咳下利，治法颇同；悸，加桂枝引导阳气；小便不利，加茯苓甘淡渗泄；腹痛，加附子以补虚散寒；泄利下重，加薤白能通大肠以泄气滞。

此足少阴药也。伤寒以阳为主，若阳邪传里而成四逆，有阴进之象，又不敢以苦寒下之，恐伤其阳。经曰：诸四逆，不可下也。故用枳实泄结热，甘草调逆气，柴胡散阳邪，芍药收元阴。用辛苦酸寒之药以和解之，则阳气敷布于四末矣。此与少阳之用小柴胡意同。有兼证者，视加法为治。陶节庵曰：病在一经，有用热药又用寒药者，如少阴证有用白虎汤、四逆散寒药者，有用真武汤、四逆汤热药者。庸医狐疑，讵能措手？不知寒药治少阴，乃传经之热证也，热药治少阴，乃直中之寒证也。昂按：仲景伤寒论阳明证，热药仅一茱萸汤，少阳证药主和解，亦有加干姜者，其余四经用姜、附、萸、桂者不可胜数，岂必一一皆直中之邪乎？阳明、少阳二经并无热剂，岂直中者独不中此二经乎？况仲景书中说传经者有矣，并无直中字面，何所据而以寒热分之？故程郊倩以直中寒邪、传经热邪二说，虽古来相传之语，要未可为定论也。

真武汤　散寒利水　仲景

治少阴伤寒腹痛，小便不利，四肢沉重疼痛，自下利者，此为有水气，或咳或呕，或小便利伤寒脉沉细，欲吐不吐，心烦，但欲寐，五六日利而渴者，为少阴证。凡人寤则气行于阳，寐则气行于阴，然必自少阴始，故少阴证但欲寐，阴气胜也，一有阳扰则反是矣。周扬俊曰：但欲寐，非能寐也，昏昏如梦耳。六经中惟少阴证难辨，少阴属肾，肾病不能制水，水饮停为水气。腹痛者，寒湿内甚也；四肢沉重疼痛，寒湿外甚也；小便不利，自下利者，湿胜而水谷不利也；或咳或呕，皆停饮也，又太阳病发汗，汗出不解，仍发热，心悸头眩，筋惕肉瞤，振振欲擗地，气虚恶寒。汗出过多则心悸，汗为心液，汗去心虚，如鱼失水则跃也，水停心下亦心悸，心属火，火畏水，故悸也；虚阳内动，故头眩；汗多则液少，不能荣养筋肉，故筋惕惕而跳，肉瞤瞤而动也；振振欲擗地者，亡阳无奈，欲擗地而入也。程郊倩曰：汗多亡阳，夫人知之。然有卫外之阳，为周身营卫之主，此阳虚，遂有汗漏不止、恶寒身痛之证；有膻中之阳，为上焦心肺之主，此阳虚，遂有叉手冒心及奔豚之证；有肾中之阳，为下焦真元之主，此阳虚，遂有发热眩悸、瞤振擗地之证；有胃中之阳，为中焦水谷生化之主，此阳虚，遂有腹胀满、胃不和而成心下痞之证。救误者，须观脉证，知犯何逆，以法治之。膻中，两乳中间，肾气凌心则成奔豚。肾之真阳盛，则水皆内附，而与肾气同其收藏矣；肾之阳虚，不能制水，则泛滥为病，故上凌心而成眩悸，中侮土而致呕泻也。方名真武，盖取固肾为义。

附子一枚，炮　白术三两，炒　茯苓　白芍炒　生姜各三两　水寒相搏，咳者，加五味子、细辛、干姜五味敛肺气，细辛、干姜散水寒；小便利，去茯苓茯苓渗水；下利，去芍药，加干姜芍药酸寒，干姜辛热；呕，去附子，加生姜一倍。附子补气，生姜散逆。

此足少阴药也。茯苓、白术补土利水，能伐肾邪而疗心悸；生姜、附子回阳益卫，能壮真火而逐虚寒；芍药酸收，能敛阴和营而止腹痛补阳必兼和阴，不欲偏胜。

经曰：寒淫所胜，治以辛热，湿淫所胜，佐以酸平。真武，北方之神，一龟一蛇，司水火者也，肾命象之。此方济火而利水，故以名焉。程郊倩曰：水气惟太阳与少阴有之，以二经同司表水也。然太阳从表得之，肤腠不宣，水气为玄府所遏，故以小青龙发之；少阴由下焦有寒，不能制服本水，客邪得深入而动其本气，缘胃阳衰而提防不及也，故用真武汤温中镇水，收摄其阴气。按青龙主太阳表水，十枣主太阳里水，真武主少阴里水。玄府，汗孔也。喻嘉言曰：阳明、少阳绝无用附子法，惟太阳经有不得不用之证。盖太阳膀胱为肾之腑，肾中阳虚阴盛，势必传出于腑，以故才见脉微恶寒、漏汗恶风、心悸头眩、筋惕肉瞤、躁扰等证。纵有传经热邪，不得不用姜、附以消阴而回阳也。昂按：观嘉言此论，亦谓传经热邪难以执泥，缘仲景书中无此说也。

本方去生姜，加人参二两，名附子汤仲景，治少阴病身体痛，手足寒，骨节痛，脉沉者肾主骨，寒淫则痛。此一身骨节尽痛，乃阳虚阴盛而生内寒所致，非外感也，若以外感之痛治之则杀人矣。故用参、附助阳而胜肾寒，加芍药敛阴以为阳之附也，及少阴病得之一二日，口中和，背恶寒者。背为胸中之府，诸阳受气于胸中，转行于背。背为阳，腹为阴，阳气不足，阴寒内盛，则背为之恶寒。若风寒在表而恶寒，则一身尽寒矣。昂按：背为太阳部分，然少阴肾脉亦贯脊，与太阳相表里，又背居北方，与肾同位，故寒伤少阴而背恶寒，亦其义也。又有阴气不足，阳气乘虚内陷阴中，表阳新虚，背微恶寒者，经所谓伤寒无大热，口渴心烦，背微恶寒是也，白虎加人参汤主之。一为阴寒内盛，一为阳气内陷，何以明之？盖阴寒为病，内无燥热则口中和，阳气内陷，则销烁津液，口燥舌干而渴也。欲辨阴阳寒热之不同，当以口中燥润详之。一法看小便之清赤，清者为寒，赤者为热也。

白通加人尿猪胆汁汤 阴证厥逆 仲景

治少阴病下利，脉微者，与白通汤，利不止，厥逆无脉，干呕而烦。服此汤后，脉暴出者死，微续者生。肾者胃之关也。前阴利水，后阴利谷，寒邪客之则不能禁固，故下利也。与白通汤复阳散寒，服后利不止，厥逆无脉，干呕烦者，寒气太甚，内为格拒，阳气逆乱也。服此汤后，脉暴出者，正气因发泄而脱也，故死；脉微续者，阳气渐复也，故生。

葱白四茎　干姜一两　附子一枚，炮　人尿五合　猪胆汁一合　腹痛者，真阴不足也，去葱，加芍药二两以敛阴；呕者，加生姜二两以散逆；咽痛者，加桔梗二两以利咽；利止，脉不出者，加人参二两以助阳。

此足少阴药也。葱白之辛以通阳气，姜、附之热以散阴寒，此白通汤也；服而不应者，乃阴盛格拒乎阳，药不能达于少阴，故加人尿、猪胆汁为引，取其与阴同类，苦入心而通脉，寒补肝而和阴，下咽之后，冷体既消，热性便发，性且不违，而致大益，经曰逆而从之，从而逆之，正者正治，反者反治，此之谓也。以热治寒，以寒治热，为正治；以热治热，以寒治寒，为反治，亦曰从治，谓从其性而伏之也。按厥有阴阳二证，阴厥者，身凉不渴，脉迟细而微，阳厥者，阳热极而反厥，虽厥而烦渴谵妄，身复时温而脉数也。若阳厥极深，至于身冷，脉微欲绝，为热极而将死矣，急以大承气下之则厥愈，所谓寒药反能生脉而令身暖也。若以热药助其阳，则阴气暴绝，阳亦绝而死矣。若阴已先绝，而阳亦将绝，于此时而后下之，则阴阳俱竭而亦死矣。阳厥用白通、四逆，亦当急投，缓则无及。

附葱熨、艾灸法：专治阴毒，手足逆冷，腹痛暴绝。服白通汤或四逆汤后，用葱一大握，以绳缠束，切去两头，留白寸许，以火炙热，安脐上，先将麝香半分填脐中，次放葱饼，用熨斗盛火熨，令热气从脐入腹，痛甚者连熨二三饼，身温有汗即瘥，否则不治。或用艾灸关元、气海脐下一寸五分名气海，二寸为丹田，三寸名关元，各二三十壮，内外协攻，务令一时之内阴散阳回，得汗而解葱能通中，艾性温热，麝能开窍，助之以火，故有回阳之功。或曰用酽醋拌麸皮炒熟，袋盛蒸熨，比前法尤捷。

吴茱萸汤 吐利寒厥 仲景

治阳明证，食谷欲呕，若得汤反剧者，则属上焦食谷欲呕，胃寒也；得汤反剧，则为太阳热呕矣，少阴证吐利，手足厥冷，烦躁欲死吐则耗阳，利则损阴。厥冷者，阴寒气甚；烦躁者，阳气内争，厥阴证干呕吐涎，头痛。厥阴之脉挟胃，干呕吐沫，里寒内格也；厥阴之脉上巅，头痛，寒气上逆也。按三阳皆有头痛，太阴、少阴二经之脉不上循头，故无头痛，惟厥阴与肾脉会于巅，亦有头痛。然风温在少阴，湿温在太阴，而头反痛，是又不可拘拘者。李东垣曰：太阴头痛，必有痰也，少阴头痛，足寒而气逆也。盖太阴、少阴二经虽不上头，然痰与气逆，壅于膈中头上，气不得畅而为痛也。

吴茱萸一升，泡　人参三两　大枣十二枚　生姜六两

此足厥阴、少阴、阳明药也。治阳明食谷欲呕者，吴茱、生姜之辛，以温胃散寒下气，人参、大枣之甘，

以缓脾益气和中。喻嘉言曰：此明呕有太阳，亦有阳明。若食谷而呕者，属胃寒，与太阳之恶寒呕逆原为热证者不同火热上冲而呕，恐误以寒药治寒呕也。若服吴茱萸汤反剧者，则仍属太阳热邪，而非胃寒明矣宜葛根加半夏汤、小柴胡汤、栀子豉汤、黄芩汤。若少阴证吐利厥逆，至于烦躁欲死，肾中之阴气上逆，将成危候肾中阴盛，上格乎阳而为吐逆，故用吴茱散寒下逆，人参、姜、枣助阳补土，使阴寒不得上干，温经而兼温中也。吴茱萸为厥阴本药，故又治肝气上逆，呕涎头痛。

本方加附子，名吴茱萸加附子汤，治寒疝腰痛，牵引睾丸，尺脉沉迟。

大建中汤 中寒腹痛 《金匮》

治心胸中大寒痛，呕不能饮食，腹中寒气上冲，皮起出见有头足，上下痛而不可触近者。阳受气于胸中，阳虚则阴邪得以中之，阴寒之气逆而上冲，横格于中焦，故见高起痛呕，不可触近之证；心为阳，寒为阴，寒乘于心，冷热相激，故痛；寒乘于脾，脾冷弱不消水谷，心脾为子母之脏，为邪所乘，故痛而呕，复不能饮食也。

蜀椒二合　干姜四两　人参二两　煎，去滓，纳饴糖一升，微煎，温服。

此足太阴、阳明药也。蜀椒辛热，入肺散寒，入脾暖胃，入肾命补火；干姜辛热，通心助阳，逐冷散逆；人参甘温，大补脾肺之气；饴糖甘能补土，缓可和中。盖人之一身以中气为主，用辛辣甘热之药温健其中脏，以大祛下焦之阴而复其上焦之阳也。昂按：俗云诸痛无补法，此证至于不可触近，痛亦甚矣，仲景乃用人参、饴糖大补之药，将以仲景为信欤？抑以后人为然欤？

十四味建中汤 虚损阴斑

治气血不足，虚损劳瘠，短气嗜卧，欲成劳瘵，及阴证发斑，寒甚脉微。阴证发斑者，或因汗吐下后中气虚乏，或因欲事损伤肾气，或因过服凉药，遂成阴证。寒伏于下，逼其无根失守之火上冲，薰肺而发斑点，其色淡红，隐隐见于肌表，与阳证发斑色紫赤者不同。此胃气极虚，若服寒药，立见危殆。吴鹤皋曰：以参、芪、桂、附而治斑，法之变者也。医不达权，安足语此。

黄芪蜜炙　人参　白术土炒　茯苓　甘草蜜炙　半夏姜制　当归酒洗　白芍酒炒　熟地　川芎　麦冬　肉苁蓉　附子　肉桂　加姜、枣煎。

此足三阴、阳明气血药也。黄芪益卫壮气，补中首药；四君补阳，所以益气参、术、苓、草，四物补阴，所以养血芎、归、芍、地，阴阳调和，则血气各安其位矣；半夏和胃健脾，麦冬清心润肺；苁蓉补命门相火之不足，桂、附引失守之火而归元。于十全大补之中而有加味，要以强中而戢外也。

本方除茯苓、白术、麦冬、川芎、熟地、苁蓉，名八味大建中汤，治同。本方除川芎、熟地、白术、附子、苁蓉，加柴胡、细辛、陈皮，名乐令建中汤，治脏腑虚损，身体羸瘦，潮热自汗，将成劳瘵，大能退虚热，生气血。喻嘉言曰：乐令建中汤，柴胡、细辛为君，意在退热，而阴虚之热则不可退，十四味建中汤用桂、附、苁蓉，意在复阳，而阴虚之阳未必可复，又在用方者之善为裁酌耳。又曰：二方治脏气素虚，以之两建其脾肾之阳，盖虚劳之病，多本脾肾，故引伸建中之法，乃后人超出之方也。

小建中汤 温中散寒 仲景

治伤寒阳脉涩，阴脉弦，腹中急痛邪气入里，与正气相搏，则腹痛。涩者血不足也，弦者木克土也。太阳在表，无腹痛；少阳在半表半里，有胸胁痛而无腹痛。阳明腹满急痛者，里实也，宜下之，大柴胡汤、小承气汤；三阴下利而腹痛者，里寒也，宜温之，四逆汤、附子理中汤；肠鸣泄泻而痛者，里虚有寒也，宜小建中汤温中散寒，伤寒二三日，心悸而烦悸者阳气虚也，烦者阴血虚也。气血内虚，与此汤，先建其里。倍芍药者，酸以敛阴，阴收则阳归附也；加饴糖者，甘以润土，土润则万物生也；仍不去姜、桂，以散邪也。通治虚劳悸衄，里急腹痛，梦遗失精，四肢酸痛，手足烦热，咽燥口干，虚劳黄疸。黄疸，小便利而色白者，是无热也，不可除热，当作虚寒治之。喻嘉言曰：虚劳病至于亡血失精，精血枯槁，难为力矣。急宜建其中脏，使饮食增而阴血旺，故但用稼穑作甘之味生其精血，而酸辛酸苦在所不用，舍是无良法也。稼穑作甘，饴糖是也。

桂枝　生姜各三两　芍药六两　甘草一两，炙　大枣十二枚　入饴糖一升，微火解服。呕家不可用建中，以甜故也。此即桂枝加芍药汤，但桂有厚薄耳。昂按：此汤以饴糖为君，故不名桂枝芍药而名建中。今人用建中者绝不用饴糖，失仲景遗意矣。吴鹤皋曰：桂枝当是桂。桂枝味薄，故用以解表；桂味厚，故用以建里。

此足太阴、阳明药也。《准绳》曰：脾居四脏之中，生育荣卫，通行津液，一有不调，则失所育所行矣。必以此汤温健中脏，故名建中。脾欲缓，急食甘以缓之，故以饴糖为君，甘草为臣；桂枝辛热，辛，散也，润也，荣卫不足，润而散之，芍药酸寒，酸，收也，泄也，津液不通，收而行之，故以桂、芍为佐；生姜辛温，大枣甘温，胃者卫之源，脾者荣之本，《针经》曰荣出中焦，卫出上焦，是以卫为阳，益之必以辛，荣为阴，补之必以甘，辛甘相合，脾胃健而荣卫通，故以姜、枣为使。李东垣曰：《伤寒论》云阳脉涩，阴脉弦，法当腹中急痛。以芍药之酸，土中泻木，为君；饴糖、炙草甘温，补脾养胃，为臣；水挟木势，亦来侮土，肉桂大辛热，佐芍药以退寒水；姜、枣辛甘而温，发散阳气，行于经脉皮毛，为使。或谓桂枝汤解表而芍药少，建中汤温里而芍药多，何也？皮肤为近则制小其服，心腹为远则制大其服，所以不同也。昂按：此即表欲其散、里欲其收之义。小建中治腹痛者，以木来克土，取芍药为君，土中泻木也；理中汤治腹痛者，以水来侮土，取干姜为君，土中泻水也；平胃散治腹痛自利者，取苍术为君，泻土除湿也。云岐子曰：建中为补，能补中焦之虚，而不能补上焦下焦之虚；调胃为泻，能泻中焦之实，而不能泻上焦下焦之实。

本方加黄芪两半，名黄芪建中汤《金匮》，治虚劳诸不足《准绳》曰：血不足而用黄芪，黄芪味甘，加以甘草，大能生血，此仲景之妙法。盖稼穑作甘，甘能补胃，胃为气血之海，气血所从生也。经曰无阳则阴无以生，以甘益胃而生血，旨哉！今人但知参、芪为气药，故特表而出之。昂按：补血汤，黄芪五倍于当归而云补血，即此义，亦治伤寒汗后身痛，表虚恶寒，脉迟弱者。身痛乃六经俱有之证，有表有里，有寒有热，有风有湿。阳证身痛，但拘急，身不能转侧，阴寒身痛，体势沉重，宛如被杖，以此别之。此证因过汗耗损阴气，血少不能荣养筋骨，故痛；阳虚，故脉迟；汗后，故脉弱。用黄芪、甘草之甘以补中气，芍药之酸以收阴气，桂枝辛热，外以益卫而实表，内以和荣而补阴。使中气建立，则能生育荣卫，通行津液，表不虚而身痛自汗皆止，虚劳不足可愈矣。

白术附子汤 风虚头眩 《近效方》

治风虚，头重眩苦极，食不知味，用此暖肌补中，益精气。

白术二两　甘草一两　附子一枚，炮　每服五钱，姜五片、枣一枚煎。

此足太阴、少阴药也。喻嘉言曰：肾气空虚，外风入之，风挟肾中阴浊之气厥逆上攻，头间重眩，极苦难耐，兼以脾虚不知食味，此脾肾两虚，风已入脏。方中全不用风药，但用附子暖其水脏，白术暖其土脏，水土一暖，则浊阴之气尽趋于下而二证自止，制方之义精矣。

本方加桂枝，不用姜、枣，名甘草附子汤仲景，治风湿相搏，一身烦痛，汗出恶风，小便不利，或身微肿风则上先受之，湿则下先受之，殆至两相搏结，注经络，流关节，入肌骨，无处不到，则无处不痛也。风胜则卫气不固，故汗出而恶风；湿胜则水道不行，故小便不利而微肿。用白术以益土燥湿，桂枝以散风固表，附子以驱阴助阳，甘草以和中益气也。本方加官桂、川芎，名芎术除湿汤，治寒湿头痛眩运。

益元汤 阴躁 《活人》

治面赤身热，不烦而躁，饮水不入口，名戴阳证。成氏曰：烦躁者，先烦渐至躁也；躁烦者，先躁而迤进复烦也。从烦至躁为热，先躁后烦谓怫。怫然更作躁闷，此为阴盛格阳也，虽大躁欲于泥水中卧，但饮水不得入口是也。此气欲脱而争，譬如灯将灭而复明矣。按内热曰烦，谓心中郁烦，为有根之火，故但烦不躁及先烦后躁者，皆可治；外热曰躁，谓身体手足动扰，欲裸衣入井，为无根之火，故但躁不烦及先躁后烦者，皆不治。

附子炮 干姜 艾叶 黄连 知母 人参 麦冬 五味子 甘草 加姜、枣、葱白煎，入童便一匙，冷服。

此足少阴药也。附子、干姜、艾叶回阳之药，协以人参、甘草，补其阳虚，退其阴火，所谓甘温能除大热也；黄连以折泛上之火，知母以滋在下之阴王海藏曰：烦出于肺，躁出于肾。成无己曰：烦，阳也，躁，阴也，以静其躁，盖阳无阴则孤阳无所附丽，故扶阳亦兼和阴也；麦冬、五味补肺清心，合人参以生其脉；加童便而冷服者，热因寒用也。戴氏曰：烦躁，阴阳经皆有之。阳明经胃有燥屎，故烦，当下之；太阳经已得汗而烦者，五苓散；少阳亦有烦，宜小柴胡汤。按先贤治烦躁俱作，有属热者，有属寒者。治独烦不躁，多属热，惟悸而躁者为虚寒；治独躁不烦者，多属寒，惟火邪者属热。阴烦者少阴为多，由阳气传入阴经，阴得阳而烦。自利而烦渴不眠者，辰砂五苓散。若非是阳气传阴，阴气犯阴经，吐利，手足厥冷而烦，经云阳虚阴乘之，故寒，又云阴盛发躁，欲坐井中，吴茱萸汤，甚者四逆汤加葱白。外有虚烦一证，乃病愈后阴阳未复，时发烦热，竹叶石膏汤。痰多，睡不宁者温胆汤，呕者橘皮汤。

回阳救急汤 三阴寒厥　节庵　自注云：即四逆汤

治三阴中寒，初病身不热，头不痛，恶寒战栗，四肢厥冷，引衣自盖，踡卧沉重，腹痛吐泻，口中不渴，或指甲唇青，口吐涎沫，或无脉，或脉沉迟无力。初病无身热头痛，是无表证，邪不在阳也；恶寒厥逆，是寒中于里，阳气不宣于四肢也；引衣自盖，踡卧沉重，是寒中少阴也；腹痛吐泻，不渴，是寒中太阴也；指甲唇青，口吐涎沫，是寒中厥阴也。至于沉迟无脉，阴寒为已甚矣。战栗，有属阴者，阳微阴胜，邪气内争而正不胜，故心寒足踡，鼓颔厥冷而一身战摇也；有属阳者，真阳来复，正气鼓动，外争而胜，故身为振摇，遂大汗以解也。

附子炮　干姜　肉桂　人参各五分　白术　茯苓各一钱　半夏　陈皮各七分　甘草二分　五味子九粒　加姜煎，入麝三厘，调服。无脉，加猪胆汁苦入心而通脉；泄泻，加升麻、黄芪；呕吐，加姜汁；吐涎沫，加盐炒吴茱萸。

此足三阴药也。寒中三阴，阴盛则阳微，故以附子、姜、桂辛热之药祛其阴寒，而以六君温补之药助其阳气；五味合人参，可以生脉；加麝香者，通其窍也。

四神丸 肾泻 脾泻

治肾泻脾泻。肾泻者，五更时泻也。经曰肾者胃之关也，前阴利水，后阴利谷。肾属水，水旺于子，肾之阳虚，不能键闭，故将交阳分则泻也。脾泻者，脾之清阳下陷，不能运化阑门，故元气不足，不能分别水谷，不痛而泻也。两证皆由肾命火衰，不能上生脾土故也。杨仁斋曰：肾命之气交通，水谷自然克化矣。阑门在大小肠之交，主分别水谷。

破故纸四两，酒浸一宿，炒 五味子三两，炒 肉豆蔻二两，面裹煨 吴茱萸一两，盐汤炮 用大枣百枚、生姜八两切片同煮，枣烂去姜，取枣肉捣丸，每服二钱，临卧盐汤下。若平旦服之，至夜药力已尽，不能敌一夜之阴寒故也。

此足少阴药也。破故纸辛苦大温，能补相火以通君火，火旺乃能生土，故以为君；肉蔻辛温，能行气消食，暖胃固肠；五味咸能补肾，酸能涩精；吴茱辛热，除湿燥脾，能入少阴、厥阴气分而补火；生姜暖胃，大枣补土，所以防水。盖久泻皆由肾命火衰，不能专责脾胃，故大补下焦元阳，使火旺土强，则能制水而不复妄行矣。

本方单用破故纸、肉豆蔻，名二神丸，治同火乃土之母，破故纸补肾，为癸水，肉豆蔻厚肠胃，为戊土，戊癸化火，同为补土母之药。许学士曰：有全不进食者，服补脾药皆不效，予授二神丸，顿能进食。此病不可全作脾治，盖肾气怯弱，真元衰削，是以不能化食，如鼎釜之下无火，物终不熟也。本方单用五味子、吴茱萸，名五味子散，治同。本方除五味子、吴茱萸，加茴香一两，木香五钱，姜煮枣丸，亦名四神丸澹寮，治同。茴香亦暖肾之药，木香行气而实大肠，用以疏肝利脾，不使木盛克土也。《薛氏医案》云：脾胃虚寒下陷者，补中益气汤加木香、肉蔻、补骨脂；脾气虚寒不禁者，六君子汤加炮姜、肉桂；命门火衰，脾土虚寒者，宜八味丸；脾肾气血俱虚者，十全大补汤送四神丸；大便滑利，小便秘涩，或肢体尽肿，喘嗽吐痰，为脾肾亏损，宜《金匮》加减肾气丸。

感应丸 寒积泻痢

治新旧冷积泻痢等证。

木香　肉豆蔻　丁香各两半　干姜炮　百草霜各一两　杏仁一百四十粒，去皮尖　巴豆七十粒，去心皮膜，研，去油　巴豆　杏仁另研，同前药末和匀，用好黄蜡六两溶化，重绢滤去渣，好酒一升于砂锅内煮数沸，候酒冷蜡浮，用清油一两铫内熬熟，取蜡四两同化成汁，就铫内和前药末乘热拌匀，丸如豆大，每服三十丸，空心姜汤下。

此手足阳明药也。肉蔻逐冷消食，下气和中，丁香暖胃助阳，宣壅除癖；木香升降诸气，和脾疏肝，杏仁降气散寒，润燥消积；炮姜能逐痼冷而散痞通关，巴豆善破沉寒而夺门宣滞，寒积深痼非此莫攻；百草霜和中温散，亦能消积治痢，为佐也。《医贯》曰：此方神妙不可言，虽有巴豆，不令人泻，其积自然消化。李时珍曰：一妇年六十余，溏泻五载，犯生冷油腻肉食即作痛，服升涩药泻反甚，脉沉而滑。此乃脾胃久伤，积冷凝滞，法当以热下之，用蜡匮巴豆丸五十粒，服二日，遂愈。自是每用治泻痢，愈者近百人。

导气汤 寒疝

治寒疝疼痛。阴气积于内，复为寒邪所袭，荣卫不调，则成疝病。囊冷结硬如石，或引睾丸而痛，名寒疝。疝有七种，寒疝、水疝、筋疝、血疝、气疝、狐疝、㿗疝也。证虽见于肾病，实本乎肝，以厥阴肝脉络于阴器故也。此方乃治疝之通剂，以疝病多因寒湿所致也。女子阴菌亦同此类。张子和曰：凡遗尿癃秘，阴痿胞痹，精滑白淫，皆男子之疝也；血涸不月，足躄咽干癃秘，小腹有块，前阴突出，后阴痔核，皆女子之疝也。但女子不名疝而名瘕。

川楝子四钱　木香三钱　茴香三钱　吴茱萸一钱，汤泡　长流水煎。

此足厥阴、少阴药也。川楝苦寒，能入肝舒筋，使无挛急之苦，又能导小肠、膀胱之热，从小水下行，为治疝之主药；木香升降诸气，通利三焦，疏肝而和脾，茴香能入肾与膀胱，暖丹田而祛冷气，吴茱萸入肝肾气分，燥湿而除寒，三者皆辛温之品，用以宣通其气，使小便下利，则寒去而湿除也。

天台乌药散 小肠疝气

治小肠疝气，牵引脐腹疼痛。厥阴肝脉络于阴器，上入少腹。疝病乃肝邪也，肝主筋，故牵引疼痛。小肠经络并于厥阴，寒邪客于小肠，小肠痛引睾丸，上而不下，痛入脐腹，甚则上冲心胸，故俗亦名小肠气。古人治法，往往相类。

乌药 木香 茴香盐炒 良姜炒 青皮各五钱 槟榔二个 川楝子十个 巴豆七十一粒 先以巴豆微打破，同川楝麸炒黑，去麸及巴豆，同余药为末，酒下一钱。

此足厥阴、手太阴药也。乌药散膀胱冷气，能消肿止痛，川楝导小肠邪热，因小便下行；木香、青皮行气而平肝，良姜、茴香散寒而暖肾；槟榔性如铁石，能下水溃坚，巴豆斩关夺门，破血瘕寒积。皆行气祛湿散寒之品也。

疝气方 丹溪

治疝气疼痛。

吴茱萸 枳壳 栀子 唐球子即山楂，俱炒用 荔枝核煅，等分 为末，空心长流水下二钱。

此足厥阴药也。吴茱入厥阴气分，温肝逐寒；山栀泻三焦火热，由膀胱出；枳壳行气而破癥，山楂散瘀而磨积；荔枝双结，形类睾丸，能入肝肾，辟寒散滞，故假之以为引也。丹溪曰：疝病自《素问》而下皆以为寒，世有寒而无疝者，必有说以通之可也。因思此病始于湿热在经，郁遏既久，又感外寒，湿热被郁而作痛，只作寒论，恐有未尽。古方以乌头、栀子等分作汤，其效亦速，后因此方随证加减，无有不应，须分湿热多少而治之。又有挟虚而发者，当以参、术为君而佐以疏导，其脉沉紧而豁大者是也。按疏导药即桃仁、山楂、枳实、黑栀、川楝、吴茱、延胡、丁香、木香之类。山栀、附子酒煎，加盐服，名栀附汤。丹溪曰：乌头治外束之寒，栀子治内郁之热。

橘核丸 癞疝 《济生》

治四种癞疝。茎囊睾丸肿硬，不痛不痒，为癞疝，亦有引脐腹绞痛者。四种，肠癞、卵癞、水癞、气癞也，皆寒湿为病。

橘核 川楝子 海藻 海带 昆布 桃仁各二两 延胡索 厚朴 枳实 木通 桂心 木香各五钱 酒糊丸，盐汤或酒下。

此足厥阴药也。疝病由于寒湿，或在气，或在血，证虽见乎肾，病实本乎肝厥阴肝脉络阴器。橘核、木香能入厥阴气分而行气，桃仁、延胡能入厥阴血分而活血；川楝、木通能导小肠、膀胱之热由小便下行，所以去湿，官桂能平肝暖肾补肾命之火，所以祛寒；厚朴、枳实并能行结水而破宿血，昆布、藻、带咸润下而软坚，寒行水以泄热湿久为热，寒久亦为热，同为散肿消坚之剂也。丹溪曰：癞疝不痛，非痛断房事与厚味不可。若苍术、神曲、山楂、白芷、川芎、枳实、半夏皆要药，又宜随时月寒热加减，有热加栀子，坚硬加朴硝，秋冬加吴茱萸。

清暑之剂

暑为阳邪，心属离火，故暑先入心，从其类也。巳月六阳尽出于地上，此气之浮也。经曰：夏气在经络，长夏气在肌肉。表实者里必虚，又热则气泄，故经曰：脉虚身热，得之伤暑。外证头痛口干，面垢自汗，呕逆泄泻，少气倦怠，其大较也。有余证者，皆后传变也。伤暑有兼伤风者，有兼伤寒者，有兼伤湿者，有兼伤食者，有冒暑饮酒引暑入内者，有纳凉巨室，暑不得泄反中入内者，有手足搐搦名暑风者，有手足逆冷名暑厥者，有昏不知人名中暑者。洁古曰：中热为阳证，为有余；中暑为阴证，为不足。盖肺主气，夏月火盛灼金，则肺受伤而气虚，故多不足。凡中暑者，不可作中风治。

四味香薷饮 散暑和脾

治一切感冒暑气，皮肤蒸热，头痛头重，自汗肢倦，或烦渴，或吐泻。暑为阳邪，故蒸热；暑必兼湿，故自汗；暑湿于心则烦，于肺则渴，于脾则吐利，上蒸于头则重而痛；暑能伤气，故倦怠。

香薷一两　厚朴姜汁炒　扁豆炒，各五钱　黄连姜炒，

三钱　冷服。香薷辛热，必冷服者，经所谓治温以清，凉而行之也。热服作泻。

此手少阴、手足太阴、足阳明药也。香薷辛温香散，能入脾肺气分，发越阳气，以散皮肤之蒸热；厚朴苦温，除湿散满，以解心腹之凝结；扁豆甘淡，能消脾胃之暑湿，降浊而升清；黄连苦寒，能入心脾，清热而除烦也。李时珍曰：有处高堂大厦而中暑者，因纳凉太过，饮冷太多，阳气为阴邪所遏，反中入内，故见头痛恶寒之证，用香薷以发越阳气，散水和脾则愈。王履曰：此非中暑，盖亦伤寒之类耳。《玉机微义》曰：东垣论暑证，同冬月伤寒传变，为证不一。彼为寒邪伤形，此则暑热伤气，若元气虚甚，有一时不救者，与伤寒阴毒顷刻害人实同。启是病例，大开后人聋聩。《活人书》云：脉虚身热，谓之中暑，乃不足之证，头痛恶寒，形面拘垢，宜用温散之剂；脉盛身热，谓之中热，乃有余之证，头痛壮热，大渴引饮，宜用清凉之剂。薛氏曰：中暍乃阴寒之证，当补气为主，少佐以解暑。先哲用干姜、附子，此推《内经》舍时从证之法也。暍音谒，即暑也。香薷饮乃散阳气导真阴之剂，若元气虚，犯房劳而用之者，适所以招暑也。李士材曰：香薷乃夏月发汗之药，其性温热，只宜于中暑之人，若中热之人误服之，反成大害。李时珍曰：香薷乃夏月解表之药，犹冬月之用麻黄，气虚者尤不可多服。今人谓能解暑，概用代茶，误矣。张兼善曰：风寒湿皆地之气，系浊邪，所以俱中足经；暑乃天之气，系清邪，所以中手少阴心经，其证多与伤寒相似。但伤寒初病未至烦渴，暑初病即渴；伤寒脉必浮盛，暑脉虚弱，为不同耳。昂按：张氏之辨证是也。如风亦阳邪，属天气，尝中于头，未可言浊。又伤寒中足六经，虽系《内经》原文，然麻黄、桂枝皆肺药，泻心数汤皆心药，未可执言伤足不伤手也。暑有冒、有伤、有伏、有中四者轻重之分。

本方除扁豆，名黄连香薷饮，治中暑热盛，口渴心烦，或下鲜血。本方除黄连，名三物香薷饮，治伤暑呕逆泄泻；再加茯苓、甘草，名五物香薷饮，驱暑和中；再加木瓜，名六味香薷饮，治中暑湿盛热盛则加黄连以泻心火，湿盛则加茯苓、木瓜以去脾湿；再加人参、黄芪、白术、陈皮，名十味香薷饮，治暑湿内伤，头重吐利，身倦神昏加参、芪者，所以补肺益气；加苓、术、陈、草者，所以助脾调中；木瓜酸温利湿收脱，能于土中泻木，平肝而和脾。此外感而兼内伤之证，故用香薷清暑解表，而以诸药专调中宫也。三物香薷饮加羌活、防风，治中暑兼中风，僵仆搐搦，或再加黄芪、芍药暑月得病，手足搐搦，如惊风状，名暑风。三物香薷饮加干葛，名香薷葛根汤，治暑月伤风咳嗽昂按：此方当治伤暑泄泻。本方加茯神，治瘅疟独热不寒名瘅疟，当责之暑邪。暑先入心，故加茯神以宁心。本方用香薷、扁豆、厚朴、木瓜、甘草，加香附、陈皮、苍术、紫苏，名二香散盖合香薷饮、香苏饮为一方也，治外感内伤，身热腹胀。

清暑益气汤 清暑益气 东垣

治长夏湿热炎蒸，四肢困倦，精神减少，胸闷气促，身热心烦，口渴恶食，自汗身重，肢体疼痛，小便赤涩，大便溏黄而脉虚者。暑湿蒸人，脾土受伤，故肢倦便溏；暑热伤肺，故气促心烦，口渴便赤；浊气在上，则生䐜胀，故胸满恶食；暑先入心，汗为心之液，故自汗；湿盛，故身痛身重；寒伤形，表邪外盛，故脉大而有余；暑伤气，元气耗伤，故脉虚而不足。

黄芪　人参　白术炒　苍术　神曲炒　青皮麸炒　陈皮留白　甘草炙　麦冬　五味　当归酒炒　黄柏酒炒　泽泻　升麻　葛根　姜、枣煎。

此手足太阴、足阳明药也。热伤气，参、芪益气而固表，湿伤脾，二术燥湿而强脾；火盛则金病而水衰，故用麦冬、五味以保肺而生津肺为水之上源，火旺克金，则金不能生水。麦、味合人参，生脉生津；用黄柏以泻热而滋水，青皮平肝而破滞，当归养血而和阴，神曲化食而消积；升、葛解肌热而升清清气上升，能生津液。又风能胜湿，泽泻泻湿热而降浊；陈皮理气，甘草和中。合之以益气强脾，除湿清热也。李东垣曰：脾虚，肺气先绝，故用黄芪闭腠理，止汗益气。脾胃既虚，阴火伤其生发之气，营卫大亏，血虚，以人参补之，阳旺自能生阴血也。更加当归和血，又加黄柏以救肾水，盖甘寒泻火，火灭则心气得平而安也。心火乘脾，故用炙草泻火而补脾，少用，恐滋满也，中满者去之，若腹中急痛急缩者，却宜多用。咳者去人参。为清浊相干，故以陈皮理之。长夏湿胜，故加二术、泽泻上下分消其湿热也。湿胜则食不化，炒曲辛甘，青皮辛温，消食快气。五味、麦冬、人参酸甘微寒，泻火热而益肺气，救庚金也。庚金，大肠也，主津。《医贯》曰：有伤暑吐衄者，暑伤心，心虚不能生血，不宜过用寒凉以泻心，宜清暑益气加丹皮、生地、犀角之类。盖暑伤心，亦伤气，其脉必虚，以参、芪补气，使能摄血，斯无弊也。

本方除青皮、泽泻、干葛，名黄芪人参汤东垣，治暑伤元气，长夏倦怠胸满，自汗，时作头痛时痛时止，为内伤证。本方除白术、青皮、麦冬、五味，加茯苓、猪苓、柴胡、防风、羌活、连翘、知母，名补肝汤东垣，治阴汗如水，阴冷如冰，脚痿无力。

生脉散 保肺生脉 《千金》

治热伤元气，气短倦怠，口渴多汗，肺虚而咳。肺主气，火热伤肺，故气短；金为火制，不能生水，故口渴；气少，故倦怠；肺主皮毛，虚，故汗出；虚火乘肺，故咳。李东垣曰：津者，庚大肠所主。三伏之时，为庚金受困，若亡津液，汗大泄，湿热亢甚，燥金受困，风木无制，故风湿相搏，骨节烦痛，一身尽痛也。

人参 麦冬各五分 五味子七粒

此手太阴、少阴药也。肺主气，肺气旺则四脏之气皆旺，虚，故脉绝短气也。人参甘温，大补肺气，为君；麦冬止汗，润肺滋水，清心泻热，为臣；五味酸温，敛肺生津，收耗散之气，为佐。盖心主脉，肺朝百脉百脉皆朝于肺，补肺清心，则气充而脉复，故曰生脉也人有将死脉绝者，服此能复生之，其功甚大。夏月炎暑，火旺克金，当以保肺为主，清晨服此，能益气而祛暑也。李东垣曰：手阳明大肠、手太阳小肠皆属足阳明胃，大肠主津，小肠主液。大肠、小肠受胃之阳气，乃能行津液于上焦，溉灌皮毛，充实腠理。若饮食不节，胃气不充，大肠、小肠无所禀气，故津液涸竭焉。又曰：脉者，元气也。人参之甘，补元气，泻火热；麦冬之苦寒，补水源而清燥金；五味之酸以泻火，补庚大肠与肺金。又曰：夏月加黄芪、甘草服之，令人气力涌出。《经疏》曰：麦冬，实足阳明胃经之正药。

本方加陈皮、炙甘草，名五味子汤，蒸饼为丸，名补气丸，治肺虚少气，咳嗽自汗。本方加黄芪为君，甘草、桔梗为佐，为补气汤，治气虚自汗怔忡；再加茯神、远志、木通，名茯神汤，治脉虚，咳则心痛，喉中介介或肿。

六一散 利水泻火 河间 一名天水散

治伤寒中暑，表里俱热，烦躁口渴，小便不通，泻痢热疟，霍乱吐泻，下乳滑胎，解酒食毒，偏主石淋。暑热皆阳邪，在表则发热，在里则泻痢霍乱发疟，在上则烦渴，在下则便秘或热泻。火气煎灼，精结成石，则为石淋。

滑石六两 甘草一两 为末，冷水或灯心汤调下丹溪曰：泄泻及呕吐，生姜汤下。中寒者，加硫黄少许。

此足太阳、手太阴药也。滑石气轻能解肌，质重能清降，寒能泻热，滑能通窍，淡能行水，使肺气降而下通膀胱火退则肺气下降，故能生水而利小便，故能祛暑住泻，止烦渴而行小便也小便利，则大便实而泻自止；加甘草者，和其中气，又以缓滑石之寒滑也；加辰砂者，以镇心神而泻丙丁之邪热小肠为丙火，心为丁火。其数六一者，取天一生水，地六成之之义也。故又名天水散。刘河间曰：统治上下表里诸病，盖取其能通除上下三焦湿热也。然惟体盛湿多之人宜服之，以解暑利水，使湿热从小便出。若无热之人而多服此，则反耗其津液而渴转甚矣，又当服生脉散。

本方加辰砂少许清心，名益元散，加薄荷少许清肺，名鸡苏散，加青黛少许清肝，名碧玉散，治同。本方加红曲五钱，名清六丸，治赤痢赤属热伤血分，红曲能调六腑之血；加干姜五钱，名温六丸，治白痢白属热伤气分，干姜能散湿热之气。本方加生柏叶、生车前、生藕节，名三生益元散，治血淋。本方加牛黄，治虚烦不得眠。本方除甘草，加吴茱萸一两，名茱萸六一散，治湿热吞酸。本方除滑石，加黄芪六两，大枣煎，热服，名黄芪六一散，治诸虚不足，盗汗消渴。凡渴证防发痈疽，宜黄芪六一散吞忍冬丸。

缩脾饮 理脾清暑

清暑气，除烦渴，止吐泻霍乱，及暑月酒食所伤。

砂仁　草果煨，去皮　乌梅　甘草炙，各四两　扁豆炒，研　干葛各二两

此足太阴、阳明药也。暑必兼湿，而湿属脾土，暑湿合邪，脾胃病矣，故治暑必先去湿。砂仁、草果辛香温散，利气快脾，消酒食而散湿；扁豆专解中宫之暑而渗湿湿盛则津不生而渴，葛根能升胃中清阳而生津风药多燥，惟葛根能生津；乌梅清热解渴，甘草补土和中。

消暑丸 利湿清暑　海藏

治伏暑烦渴，发热头痛，脾胃不利。

半夏一斤，醋五斤煮干　茯苓　甘草各半斤，生用　姜汁糊丸，勿见生水，热汤下。有痰，生姜汤下。

此足太阴、太阳药也。长夏炎蒸，湿土司令，故暑必兼湿，证见便秘烦渴，或吐或利者，以湿胜则气不得

施化也。此方不治其暑而治其湿。用半夏、茯苓行水之药，少佐甘草以和其中。半夏用醋煮者，醋能开胃散水，敛热解毒也。使暑气、湿气俱从小便下降，则脾胃和而烦渴自止矣。《局方》取此名消暑丸，意甚深远。伤暑而发热头痛者，服此尤良。

本方一两，加黄连二钱，名黄连消暑丸，治伏暑烦渴而多热痰。

大顺散 温中散暑

治冒暑伏热，引饮过多，脾胃受湿，水谷不分，清浊相干，阴阳气逆，霍乱吐泻，脏腑不调。

干姜　桂　杏仁去皮尖　甘草等分　先将甘草用白砂炒，次入姜、杏炒过，去砂，合桂为末，每服二钱。

此足太阳药也从仲景太阳例药变用。夏月过于饮冷餐寒，阳气不得伸越，故气逆而霍乱吐泻也。脾胃者，喜燥而恶湿，喜温而恶寒。干姜、肉桂散寒燥湿，杏仁、甘草利气调脾，皆辛甘发散之药，升伏阳于阴中，亦从治之法也。如伤暑无寒证者，不可执泥。中伤暑毒，阳外阴内，故治之多用暖剂，如大顺散、香薷饮之类。大蒜辛热通窍，故亦治之。然有阴阳二证，寒热不同，治当审慎。吴鹤皋曰：此方非治暑，乃治暑月饮冷受伤之脾胃耳。

五苓散 暑湿相搏　方见利湿门

治暑毒入心，发热大渴，小便不利，及暑湿相搏，自汗身重。渴者，去桂，加黄连。朱丹溪、滑伯仁每疑暑病不当发汗，盖暑伤心，热伤气，汗为心液，汗多必致亡阳，惟用香薷饮、五苓散利水之药，使暑气从小肠、膀胱下降，则病易愈而元气无损矣。

人参白虎汤 太阳中暑 方见泻火门

治太阳中暍，身热汗出，足冷恶寒，脉微而渴。

竹叶石膏汤 伤暑发渴 方见泻火门

治伤暑发渴脉虚。

利湿之剂

湿为阴邪。经曰：地之湿气盛，则害皮肉筋脉。又曰：诸湿肿满，皆属于脾。湿者土之气，土者火之子，故湿每能生热，热亦能生湿，如夏热则万物润溽也。湿有自外感得者，坐卧卑湿，身受水雨也；有自内伤得者，生冷酒面，纵恣无度，又脾虚肾虚不能防制也。有伤风湿者，有伤热湿者，有伤寒湿者，有伤暑湿者，有中湿而㖞邪不遂，舌强语涩，昏不知人，状类中风者。湿在表在上，宜发汗；在里在下，宜渗泄；里虚者，宜实脾；挟风而外感者，宜解肌，挟寒而在半表半里者，宜温散。凡中湿者，不可作中风治。

五苓散　利湿泻热　仲景

治太阳病发汗后，大汗出，胃中干，烦躁不得眠，欲饮水者，少少与之，令胃气和则愈。若脉浮，小便不利，微热消渴者，此汤主之脉浮为表证仍在，便秘热渴为腑证已急，用此两解表里。及中风发热，六七日不解而烦，有表里证，渴欲饮水，水入即吐，名曰水逆表以外证未罢言，里以烦渴属腑言。邪热挟积饮上逆，故外水格而不入。及伤寒痞满，服泻心汤不解，渴而烦躁，小便不利功擅荡热滋燥，导饮生津，故亦为消痞良方。程郊倩曰：邪在上焦而治在下焦者，使浊阴出下窍，而清阳之在上焦者自能宣化矣。心邪不从心泻而从小肠泻，又一法也。昂按：此乃正治，非又一法也，乃脏实而泻其腑也。通治诸湿腹满，水饮水肿，呕逆泄泻，水寒射肺，或喘或咳，中暑烦渴，身热头痛，膀胱积热，便秘而渴，霍乱吐泻，痰饮湿疟，身痛身重。此皆伤湿之见证也。湿胜则脾不运，土不能制下则呕逆，水寒射肺则喘咳，暑先入心故烦渴。五苓利小水，降心火，故兼治中暑烦渴。肺病则金不能生水，膀胱热则阳不能化阴，故便秘而渴；阴阳不利则霍乱吐泻，湿胜则身痛身重。大抵下不通利，则阴阳不能升降而变证多矣。

猪苓　茯苓　白术炒，十八铢　泽泻一两六铢半　桂半两。按：杂病当用桂，伤寒证中表未解者仍当用桂枝，兼取解表　为末，每服三钱。服后多饮热水，汗出而愈。伤暑者，加朱砂，灯心煎。

此足太阳药也。太阳之热传入膀胱之腑，故口渴而便不通。经曰：淡味渗泄为阳。二苓甘淡入肺而通膀胱，为君水无当于五味，故淡能利水。茯苓走气分，猪苓走血分，然必上行入肺，而后能降入膀胱也；咸味涌泄为阴，泽泻甘咸入肾、膀胱，同利水道，为臣；益土所以制水，故以白术苦温健脾去湿，为佐；膀胱者，津液藏焉，气化则能出矣，故以肉桂辛热为使，热因热用，引入膀胱以化其气，使湿热之邪皆从小水而出也。若汗下之后内亡津液而便不利者，不可用五苓，恐重亡津液而益虚其阴也。勿治之，便利自愈。亦有大热如狂，小便不利而用此汤者，欲使太阳随经之邪直达膀胱，由溺而出也。大热利小便，亦釜底抽薪之义。陈来章曰：治秘之道有三：一曰肺燥不能化气，故用二苓、泽泻之甘淡以泄肺而降气；一曰脾湿不能升精，故用白术之苦温以燥脾而升精；一曰膀胱无阳不能化气，故用肉桂之辛热以温膀胱而化阴。使水道通利，则上可以止渴，中可以去湿，下可以泄邪热也。李东垣曰：五苓散，太阳里之下药也。太阳高则汗而发之，下则引而竭之。渴者，邪入太阳本也，当下之，使从膀胱出也，小便利者不宜用。然太阳病热而渴，小便虽利，亦宜五苓下之。又曰：邪在荣卫之间，谓之半表半里，五苓散分阴阳膀胱经之半表半里也，理中汤治吐泻上下之半表半里也。里，表之里也。太阳本，膀胱腑也。《活人》云：脉浮大是表证，当汗。其人发热烦渴，小便赤，却当下，此是表里俱见，五苓散主之。五苓利水，何以能止渴生津？盖湿热壅于中焦，则气不得施化，故津竭而小便不通也，用五苓利其小水，则湿热下消，津回而渴止矣，亦《内经》通因通用之意。李东垣曰：伤饮者，无形之气也，宜发汗，利小便，以导其湿；伤食者，有形之物也，轻则消化或损谷，重则方可吐下。

本方去桂，名四苓散李东垣曰：无恶寒证，不可用桂。周杨俊曰：五苓为渴而小便不利者设，若不渴则茯苓甘草汤足矣，若但渴则四苓足矣，本方加辰砂，名辰砂五苓散，并治小便不利。本方加苍术，名苍桂五苓散，治寒湿。本方加茵陈，名茵陈五苓散，治湿热发黄，便秘烦渴。本方加羌活，名元戎五苓散，治中焦积热。本方加石膏、滑石、寒水石，以清六腑之热，名桂苓甘露饮《宣明》。别见火门。本方去桂、泽泻，名猪苓散《金匮》，治呕吐，病在膈上，思饮水者。本方单用肉桂、茯苓等分，蜜丸，名桂苓丸，治冒暑烦渴，引饮过多，腹胀便赤。本方单用泽泻五两，白术二两，名泽泻汤《金匮》，治心下支饮，常苦眩冒。本方单用茯苓、白术等分，名茯苓白术汤，治脾虚不能制水，湿盛泄泻；再加郁李仁，入姜汁服，名白茯苓汤，治水肿。本方加川楝子，治水疝。本方加人参，名春泽汤，再加甘草合四君子，亦名春泽汤，治无病而渴与病瘥后渴者。本方去桂，加苍术、甘草、芍药、栀子、黄芩、羌活，名二术四苓汤，通治表里湿邪，兼清暑热。本方倍桂，加黄芪如术之数，治伤暑大汗不止。本方加甘草、滑石、栀子，入食盐、灯草煎，名节庵导赤散，治热蓄膀胱，便秘而渴。如中湿发黄，加茵陈；水结胸，加木通。本方合益元散，治诸湿淋沥；再加琥珀，名茯苓琥珀汤谦甫，治小便数而欠小便频而短也。本方合平胃散，名胃苓汤，一名对金饮子，治中暑伤湿，停饮夹食，腹痛泄泻，及口渴便秘此上下分消其湿也。按《机要》论泄泻，有属风、属湿、属寒、属火，此因于外感者也；《三因》言七情感动，脏气不平，亦致溏泻，此因于内伤者也。外则当调六气，内则当调五脏。又有因饮食所伤而泄者，法当消导；因风飧泄者，当解散；因痰积上焦致大肠不固而泄者，当除痰；有脾胃气虚而泄者，当补中益气，使胃气升腾而泄自止。本方合黄连香薷饮，名薷苓汤，治伤暑泄泻。本方合小柴胡汤，名柴苓汤，治发热泄泻，口渴，疟疾热多寒少，口燥心烦。以上三方，并加姜、枣煎。深师用本方治发白及秃落，术一斤，桂半斤，二苓、泽泻各四两，更名茯苓术散。

猪苓汤 利湿泻热 仲景

治阳明病，脉浮发热，渴欲饮水，小便不通成氏曰：脉浮发热，上焦热也；渴欲饮水，中焦热也；小便不利，热结下焦，津液不通也。《准绳》曰：此浮字误也，是脉字下脱一不字也。《活人》云：脉浮者五苓散，脉沉者猪苓汤。按太阳篇五苓散乃猪苓、茯苓、泽泻加桂、术，阳明篇猪苓汤亦前二味加滑石、阿胶，桂、术辛甘为阳主外，阿胶、滑石甘寒为阴主内，但阳明为表之里，不当言脉沉。又详少阴篇：下利六七日，咳而呕渴，心烦不得眠者，猪苓汤主之。虽不言脉沉，然少阴之脉必沉也。以此推之，成氏随文误释明矣。昂按：猪苓汤味淡气轻，虽三焦通用之药，其实太阳药也。成氏注释深为当理。仲景列之阳明篇，亦用治少阴渴利，取其降火行水，则利自止，烦渴自退，乃泻少阴之腑以安少阴之经，非正治少阴药也。若谓其治少阴病，便为少阴药，太阳亦有用四逆者，岂四逆便为太阳药乎？且改脉浮为不浮，方书中无此文法。少阴之腑，膀胱也。少阴病，下利六七日，咳而呕渴，心烦不得眠下利不渴者，里寒也。渴者，阳邪入里；心烦不眠，知挟热也；咳而渴呕，有停饮也。渴而下利，知小便必不利，是热邪已入膀胱也，宜利小便，则热降而便实。通治湿热黄疸，口渴溺赤。

猪苓　茯苓　泽泻　滑石　阿胶各一两

此足太阳、阳明药也。热上壅则下不通，下不通热益上壅，又湿郁则为热，热蒸更为湿，故心烦而呕渴，便秘而发黄也。淡能渗湿，寒能胜热。茯苓甘淡，渗脾肺之湿；猪苓甘淡，泽泻咸寒，泻肾与膀胱之湿；滑石甘淡而寒，体重降火，气轻解肌，通行上下表里之湿；

阿胶甘平润滑，以疗烦渴不眠。要使水道通利，则热邪皆从小便下降，而三焦俱清矣。吴鹤皋曰：以诸药过燥，故又加阿胶以存津液。按徐之才曰：燥可去湿，桑白皮、赤小豆之类是也。王好古曰：滑石为至燥之剂，盖皆以行水之药为燥，而不以燥热之药为燥也。故陶隐居欲于十剂之外加寒热二剂，愚所著《本草备要》则以热药为燥剂，而以行水属通剂矣。五苓泻湿胜，故用桂、术；猪苓泻热胜，故用滑石。

茯苓甘草汤 水饮悸厥 仲景

治伤寒水气乘心，厥而心下悸者，先治其水，却治其厥，不尔水渍入胃，必作利也太阳证饮水过多，水停心下，必悸，火畏水，故心惕惕然动不自安也。亦治伤寒汗出不渴者。经曰：伤寒汗出而渴者，五苓散主之，不渴者此汤主之。汗而不渴，为邪热未入里，故但解表利水而兼和中。亦治膀胱腑咳，咳而遗溺。

茯苓 桂枝各二两 甘草一两 生姜三两

此足太阳药也。淡能渗水，甘能宁心助阳，故用茯苓，辛能散饮，温能发汗解肌，故用姜、桂；益土可以制水，甘平能补气和中，故用甘草。按悸证有过汗而悸者，有吐下而悸者，有气虚而悸者，惟饮之为悸甚于他邪，以水停心下，无所不入，侵于肺则咳，传于胃为呕，溢于皮肤为肿，渍于肠间为利，故经曰先治其水，后治其厥。厥为邪之深者，犹先治水，况病之浅者乎？

本方去生姜，加白术，名茯苓桂枝白术甘草汤仲景，治伤寒吐下后，心下逆满，气上冲胸，起则头眩，脉沉紧，发汗则动经，身为振摇者逆满气冲，寒邪伏饮上搏于膈也，故令头眩。沉为在里，且既经吐下，复发其汗，则阳益虚而津液耗，故身振摇也。与此汤导饮和中，益阳固卫。《金匮》用治心下有痰饮，胸胁支满，目眩。

小半夏加茯苓汤 水饮痞眩 《金匮》、《三因》名大半夏汤

治卒呕吐，心下痞，膈间有水，眩悸。水气上逆则呕，水停膈间则痞，上于头则眩，凌于心则悸。

半夏一升　茯苓三两　生姜半斤

此足太阳、阳明药也。半夏、生姜行水气而散逆气，能止呕吐；茯苓宁心气而泄肾邪，能利小便。火因水而下行，则悸眩止而痞消矣。

本方除茯苓，名小半夏汤《金匮》，治支饮，呕吐不渴，亦治黄疸《金匮》云：呕家本渴，渴者为欲解，今反不渴，心下有支饮故也，小半夏汤主之。呕吐，津液去，必渴，不可因渴而遂以为热。本方除茯苓、生姜，加人参、白蜜，名大半夏汤《金匮》，治反胃，食入即吐。李东垣曰：辛药生姜之类治呕吐，但治上焦气壅表实之病。若胃虚谷气不行，胸中闭塞而呕者，惟宜益胃推扬谷气而已，勿作表实用辛药泻之。故用小半夏汤不愈者，服大半夏汤立愈，此仲景心法也。

加味肾气丸 水蛊下消 《金匮》肾气丸，即桂附八味丸，治妇人转胞，无车前、牛膝

治脾肾大虚，肚腹胀大，四肢浮肿，喘急痰盛，小

便不利，大便溏黄，已成蛊证。亦治消渴，饮一溲一。经曰肾者胃之关也，关门不利，故聚水而从其类也。上下溢于皮肤，故为胕肿。肾消者，肾水衰竭，龙雷之火不安其位，上炎于胃，消渴引饮，饮入于胃，下无火化，直入膀胱，故饮一溲一也。用桂、附辛热引真火归元，地黄纯阴壮真水滋肾，为治下消之剂。

熟地黄四两　茯苓三两，乳拌　山药微炒　丹皮酒炒　山萸肉酒润　泽泻酒浸　川牛膝酒浸　车前子微炒　肉桂一两　附子制熟，五钱　蜜丸。

此足太阴、少阴药也。土为万物之母，脾虚则土不能制水而洋溢，水为万物之源天一生水，肾虚则水不安其位而妄行，以致泛滥皮肤肢体之间，因而攻之，虚虚之祸不待言矣经曰：毋盛盛，毋虚虚，贻人祸殃。桂附八味丸滋真阴而能行水地黄、茯苓、泽泻、桂、附皆能行水，补命火因以强脾桂、附补命门火，火能生土，土强则能防水，阳能化阴，阴化则便溺通；加车前利小便，则不走气，加牛膝益肝肾，藉以下行，故使水道通而肿胀已，又无损于真元也。喻嘉言曰：按此方《济生》以附子为君，此薛新甫重订以茯苓为君。然肾之关门不开，必以附子回阳，蒸动肾气，其关始开，胃中积水始下，以阳主开故也。关开，即不用茯苓、牛膝、车前而水亦下，关闭，则车前、茯苓用至无算，抑莫之如何矣。用方者将君附子乎？抑君茯苓乎？何柏斋曰：论造化之机，水火而已，宜平不宜偏，宜交不宜分。火宜在下，水宜在上，则易交也。交则为既济，不交则为未济，分而离则死矣。消渴证，不交而火偏盛也；水气证，不交而水偏盛也。乾始坤成，至其交合变化之用，则水火二气也。大旱而物不生，火偏盛也；大涝物亦不生，水偏盛也。人之脏腑以脾胃为主，然脾胃能化物与否，实出于水火二气，非脾胃之能也。火盛则脾胃燥，水盛则脾胃湿，皆不能化物，乃生诸病。水肿之病，盖水病而火不能化也，导水补火，使二气和平则病去矣。《医贯》曰：火为阳之根，水为阴之根，而水与火之总根，两肾之间动气是也。余于五行之中独重水火，而其生克之妙用又与世论不同。世人皆曰水克火，而余独曰水养火；世人皆曰金生水，而余独曰水生金；世人皆曰土克水，而余独于水中补土；世人皆曰水克土，而余独升木以培土。若此之论，谁则信之？讵知君相二火以肾为宫，水克火者，后天有形之水火，水养火者，先天无形之水火也。今之言补肺者人参、黄芪，清肺者黄芩、麦冬，敛肺者五味、诃子，泻肺者葶苈、枳壳，病之轻者岂无一效？若本原虚损者毫不相干。盖肺金之气，夜卧则归藏于肾水之中，肺名娇脏，畏寒畏热，肾中有火则金畏火刑而不敢归，肾中无火则水冷金寒而不敢归，或为喘胀，为哕咳，为不寐，为不食，累累若丧家之狗，惟收敛之仅似有理，然不得其门，徒何而入？仁斋云：肺出气，肾纳气，肺为气之主，肾为气之本。肾虚不能纳气归元，必壮水之主，或益火之源，水向火中生矣。混沌之初，何曾有土？自天一生水，而水之凝结处始为土，此后天卦位艮土居坎水之次也。坚者为石，最坚者为金，可见水、土、金先天一原也。肺为土之子，先补其子，使不食母之气则母不衰，亦见金生土之义矣。至于木能克土，举世欲伐之，余谓木藉土以生，岂有反克之理？木乃生生之气，始于东方，春升之气也，阳气也，元气也，胃气也，同出而异名也。譬之种树，雨以润之，风以散之，日以暄之，使得遂其生发长养之天而已矣。及其生意将竭，则又当敛其生生之气于水土之中，以为来春生发之本焉，有伐之之理乎？此东垣《脾胃论》用升、柴以疏木气，谆谆言之也，但未及雨润风散及归根复命之理耳。余特申五行妙用，专以水火为重也。又曰：人身水火，原自均平，偏者病也。火偏多者，补水配火，不必去火；水偏多者，补火配水，不必去水。譬之天平，此重则彼轻，一边重者只补足轻者之一边，决不凿去砝码。今之欲泻水降火者，凿砝码者也。《难经》曰：阳气不足，阴气有余，当先补其阳而后泻其阴；阴气不足，阳气有余，当先补其阴而后泻其阳。营卫通行，此其要也。昂按：此即《内经》亢则害，承乃制之义也。

越婢汤 风水 《金匮》

治风水恶风，一身悉肿，脉浮不渴，续自汗出，无大热者。经曰：肝肾并沉为石水，并浮为风水。水在皮肤，故脉浮；里无热，故不渴；病本于风，故汗出恶风；无大热者，热未尽退也。

麻黄六两　石膏八两　生姜三两　甘草二两　大枣十二枚　恶风者，加附子。

此足太阳药也。风水在肌肤之间，用麻黄之辛热以泻肺，石膏之甘寒以清胃肺主通调水道，胃主分别水谷；甘草佐之，使风水从毛孔中出；又以姜、枣为使，调和荣卫，不使其太发散耗津液也。胃为十二经之主，脾治水谷，为卑脏若婢。经曰：脾主为胃行其津液。是方名越婢者，以发越脾气，通行津液。《外台》一名越脾汤，即此义也。

防己黄芪汤 风水诸湿 《金匮》

治风水，脉浮身重，汗出恶风解见前，及诸风诸湿，麻木身痛。按东垣曰：麻木为风。三尺童子皆知之，细核则有区别。如久坐亦麻木，绳缚之人亦麻木，非有风邪，乃气不行也，当补肺气，麻木自去矣。愚谓因其气虚，故风邪入而踞之，所以风为虚象，气虚其本也。

防己　黄芪各一两　白术七钱半　甘草五钱，炙　每服五钱，加姜、枣煎。腹痛，加芍药；喘，加麻黄；有寒，加细辛；气上冲，加桂枝；热肿，加黄芩；寒多掣痛，加姜、桂；湿盛，加茯苓、苍术；气满坚痛，加陈皮、枳壳、苏叶。

此足太阳、太阴药也。防己大辛苦寒，通行十二经，开窍泻湿，为治风肿水肿之主药；黄芪生用达表，治风注肤痛，温分肉，实腠理，白术健脾燥湿，与黄芪并能止汗，为臣；防己性险而捷，故用甘草甘平以缓之，又能补土制水，为佐；姜、枣辛甘发散，调和荣卫，为使也。

本方去白术、姜、枣，加茯苓为君、桂枝，名防己茯苓汤《金匮》，治水在皮肤，四肢聂聂而动，名皮水防己行经络，茯苓善渗泄，黄芪达皮肤，桂枝走肢节。按五水，脉浮恶风，骨节疼痛，名风水；脉浮胕肿，按之没指，其腹如鼓，不恶风，不渴，名皮水，当发其汗。又云恶寒不渴名风水，不恶寒而渴名皮水，假令皮水不渴，亦当发汗。脉沉迟，自喘，名正水；脉沉，腹满不喘，水积胞中，坚满如石，名石水；脉沉迟，发热胸满，身肿，汗如柏汁，名黄汗。本方加人参一两，生姜二两，防己、白术各增三倍，名防己汤《活人》，治风温脉浮，多汗身重。中风之脉，阳浮而滑，阴濡而弱，风来乘热，变为风温。忌发汗，误汗者以此汤救之。

肾着汤 湿伤腰肾 《金匮》一名甘姜苓术汤

治伤湿身重，腹痛腰冷，不渴，小便自利，饮食如故，病属下焦肾主水，湿性下流，必舍于其所合而归于坎势也。腰为肾之府，冷湿之邪著而不移，故腰冷身痛，是著痹也。此由身劳汗出，衣里冷湿，久久得之。《宣明》用治胞痹，膀胱热痛，涩于小便，上为清涕。风寒湿邪客于胞中，气不能化，故水道不通。足太阳经上络额脑，太阳经气不得下行，上入脑而流于鼻，则为清涕。

干姜炮　茯苓各四两　甘草炙　白术炒，各二两　有寒者，加附子。《经心录》加肉桂、泽泻、杜仲、牛膝，治同。

此足少阴、太阳药也。干姜辛热以燥湿，白术苦温以胜湿，茯苓甘淡以渗湿，甘草甘平和中而补土。此肾病而皆用脾药益土，正所以制水也。喻嘉言曰：腰冷如坐水中，非肾之精气冷也，故饮食如故，便利不渴，且与肠胃之腑无预，况肾脏乎？故但用甘温从阳淡渗行水之药足矣。昂按：此乃外感之湿邪，非肾虚也。

舟车丸 阳水肿胀 河间仿仲景十枣例制此方，治一切水湿

治水肿水胀，形气俱实。肿胀者，水道壅遏也；形气俱实，口渴面赤，气粗腹坚，大小便秘也。阳水先肿上体肩背手膊、手三阳经；阴水先肿下体腰腹胫胕、足三阴经。肿属脾，胀属肝。肿则阳气犹行，如单胀而不肿者，名蛊胀，为木横克

土，难治。肿胀朝宽暮急为血虚，暮宽朝急为气虚，朝暮俱急为气血两虚。肿胀由心腹面散四肢者吉，由四肢而入心腹者危。男自下而上，女自上而下者，皆难治。肿胀唇黑则伤肝，缺盆平则伤心，脐出则伤脾，足心平则伤肾，皆平则伤肺，皆不可治。腹胀身热，脉大者，是逆也，多死。

黑牵牛四两，炒　大黄二两，酒浸　甘遂面裹煨　大戟面裹煨　芫花醋炒　青皮炒　橘红各一两　木香五钱　轻粉一钱　水丸。

此足太阳药也。牵牛、大黄、大戟、芫花、甘遂皆行水之厉剂也，能通行十二经之水；然肿属于脾，胀属于肝，水之不行，由于脾之不运，脾之不运，由于木盛而来侮之，是以不能防水而洋溢也，青皮、木香疏肝泄肺而健脾，与陈皮均为导气燥湿之品，使气行则水行，脾运则肿消也；轻粉无窍不入，能去积痰，故少加之，然非实证不可轻投。

本方减芫花、大戟、青皮、陈皮、木香，加芒硝、郁李仁，名浚川散，姜汤下五分，治同。

疏凿饮子 阳水

治遍身水肿，喘呼口渴，大小便秘。上证为湿热甚而气尚实也，此为阳水。阳水见阳证，脉必沉数；阴水见阴证，脉必沉迟。

羌活、秦艽、槟榔、大腹皮、茯苓皮、椒目、木通、泽泻、商陆、赤小豆等分　加姜皮煎。

此足太阳、手足太阴药也。外而一身尽肿，内而口渴便秘，是上下表里俱病也。羌活、秦艽解表疏风，使湿以风胜，邪由汗出而升之于上；腹皮、苓皮、姜皮辛散淡渗，所以行水于皮肤以皮行皮，商陆、槟榔、椒目、赤豆去胀攻坚，所以行水于腹里；木通泻心肺之水，达于小肠，泽泻泻脾肾之水，通于膀胱二物泻水，实泻火也。上下内外分消其势，亦犹神禹疏江凿河之意也。经曰：肾何以主水？肾者至阴也，至阴者盛水也。肺者太阴也，少阴者冬脉也，故其本在肾，其末在肺，皆积水也。肾何以聚水而生病？肾者胃之关也，关门不利，故水聚而从其类也。故水病下为胕肿大腹，上为喘呼不得卧者，标本俱病。故肺为喘呼，肾为水肿，肺为逆不得卧。前阴利水，后阴利谷，故曰胃之关。喻嘉言曰：胃为水谷之海，五脏六腑之原。脾不能散胃之水精于肺而病于中，肺不能通胃之水道于膀胱而病于上，肾不能司胃之关时其输泄而病于下，以致积水浸淫，无所底止。王好古曰：水者，脾肺肾三经所主，有五脏六腑十二经之部，分上头面，中四肢，下腰脚，外皮肤，中肌肉，内筋骨。脉有尺寸之殊，浮沉之别，不可轻泻，当知病在何经何脏，方可用之。按水肿有痰阻、食积、血瘀致清不升浊不降而成者，有湿热相生隧道阻塞而成者，有燥热冲激秘结不通而成者，证属有余；有服寒凉、伤饮食、中气虚衰而成者，有大病后正气衰惫而成者，有小便不利水液妄行脾莫能制而成者，证属不足。宜分别治之，然其源多因中气不足而起。《医贯》曰：治肿满先以脾土为主，宜补中益气汤、六君子汤。或疑水胀喘满而用纯补之剂，不益胀满乎？曰：肺气既虚，不可复行其气；肾水既衰，不可复利其水。纯补之剂初觉不快，过时药力得行，渐有条理矣。昂按：此即《内经》塞因塞用之义。

实脾饮 阴水 严氏

治肢体浮肿，色悴声短，口中不渴，二便通利。脾胃虚寒，土不能制水，故水妄行而浮肿；以无郁热，故口不渴而便不秘。此为阴水。严氏曰：治阴水发肿，用此先实脾土。

白术土炒 茯苓 甘草炙 厚朴姜炒 大腹皮 草豆蔻 木香 木瓜 附子 黑姜 加姜、枣煎。

此足太阴药也。脾虚，故以白术、苓、草补之，脾寒，故以姜、附、草蔻温之，脾湿，故以大腹、茯苓利之，脾满，故以木香、厚朴导之木香行气平肝实肠，厚朴散满行水平胃；然土之不足由于木之有余，木瓜酸温，能于土中泻木，兼能行水，与木香同为平肝之品，使木不克土而肝和，则土能制水而脾实矣。经曰湿胜则地泥，泻水正所以实土也。朱丹溪曰：治水肿宜清心火，补脾土，火退则肺气下降而水道通，脾旺则运化行而清浊分，其清者复回，为气为血，为津为液，浊者为汗为溺而分消矣。又曰：水病当以健脾为主，使脾实而气运，则水自行，宜参、苓为君，视所挟证加减。苟徒用利水药，多致不救。喻嘉言曰：治水以实脾为先，不但阴水为然。然阴水者，少阴肾中之真阳衰微，不能封闭而泛滥无制耳，方中不用桂而用厚朴、槟榔，尚有可议耳。大腹与槟榔同类，故云。按治水有二法，实土者守也，泄水者攻也，兼之发汗，为三治。三治备举者，广略以取胜也。

五皮饮 皮肤水肿 《澹寮》

治水病肿满，上气喘急，或腰以下肿。脾虚不能制水，故传化失常，肾水泛滥，反渍脾土，壅塞经络，散溢皮肤。半身以上宜汗，半身以下宜利小便。

五加皮　地骨皮　茯苓皮　大腹皮　生姜皮　一方五加易陈皮。罗氏五加易桑白皮，治病后脾肺气虚而致肿满。

此足太阳、太阴药也。五加祛风胜湿，地骨退热补虚，生姜辛散助阳水为阴邪，大腹下气行水，茯苓渗湿健脾，于散湿之中犹寓调补之意。皆用皮者，水溢皮肤，以皮行皮也。

麦门冬汤　上焦水

治水溢高原，肢体皆肿。经曰：三焦者，决渎之官，水道出焉。上焦不治，水溢高原；中焦不治，水停中脘；下焦不治，水蓄膀胱。经曰：三焦病者，腹气满，小腹尤坚，不得小便，窘急，溢则水留，则为胀。下焦少阳经气当相火之化，相火有其经无其腑脏，游行于五者之间，故曰少阳为游部。其经脉上布膻中，络心包，下出委阳，络膀胱，岂非上佐天施，下佐地生，与手厥阴相表里以行诸经者乎？故肾经受邪，则下焦之火气郁矣，郁则水精不得四布而水聚矣。火郁之久必发，则与冲脉之属火者同逆而上，冲为十二经脉之海，其上者出颃颡，渗诸阳，灌诸精，其下者并少阳下足，渗三阴，灌诸络，由是水从火溢，上积于肺而为喘呼不得卧，散于阴络而为胕肿，随五脏之虚者入而聚之，为五脏之胀，皆相火泛滥其水而生病者也。非相火，则水不溢而止为积水。昂按：经曰：诸腹胀大，皆属于热。诸病胕肿，皆属于火。传而为水，其是之谓欤？

麦门冬五十枚，姜炒　粳米五十粒

此手太阴药也。吴鹤皋曰：肺非无为也，饮食入胃，游溢精气，上输于脾，脾气散精，上归于肺，通调水道，下输膀胱。肺热则失其下降之令，以致水溢高原，淫于皮肤而为水肿。医罕明乎此，实脾导水皆不能愈。故用麦冬清肺，开其下降之源，粳米益脾，培乎生金之母，此治病必求其本也。或问：此证何以辨之？曰：肢体皆肿，小腹不急，初起便有喘满，此其候也。

羌活胜湿汤 湿气在表 《局方》

治湿气在表，头痛头重，或腰脊重痛，或一身尽痛，微热昏倦。湿气在表，外伤于湿也；湿之为邪，著而不移，著于太阳则头项腰脊痛，著于太阴则肩背痛，著于阴阳之经则一身尽痛，惟著，故痛且重也；湿郁则为热，然乃阴邪，故但微热而昏倦也。肩背，手太阴肺之分野。李东垣曰：头痛脊强，乃太阳之经气不行也，此汤主之。昂按：此汤虽名胜湿，实伤风头痛通用之方。

羌活　独活各一钱　川芎　藁本　防风　甘草炙，各五分　蔓荆子三分　如身重腰中沉沉然，中有寒湿也，加酒洗防己、附子。

此足太阳药也。经曰：风能胜湿如物之湿，风吹则干，羌、独、防、藁、芎、蔓皆风药也，湿气在表，六者辛温升散，又皆解表之药，使湿从汗出，则诸邪散矣藁本专治太阳寒湿，荆、防善散太阳风湿，二活祛风胜湿，兼通关节，川芎能升厥阴清气，上治头痛，甘草助诸药，辛甘发散为阳，气味甘平，发中有补也。若水湿在里，则当用行水渗泄之剂。喻嘉言曰：经曰湿上甚为热，表之则易，下之则难，故当变常法而为表散。吴鹤皋曰：脾弱湿伤者，二陈、平胃之类主之；湿盛濡泄者，五苓、六一之类主之；水肿发黄者，五皮、茵陈之类主之。今湿流关节，非前药所宜矣。无窍不入，惟风为能，故凡关节之病非风药不能到也。《三因》用此汤加柴胡五分，治卧而多惊悸，多魇溲者，邪在少阳厥阴也。如淋，加泽泻五分。经曰：肝肾之病同一治。此下焦风寒，三经合病，非风药行经不可也。

本方除独活、蔓荆、川芎、甘草，加升麻、苍术，名羌活除湿汤，治风湿相搏，一身尽痛。本方除川芎，加黄芪、当归、苍术、升麻，名升阳除湿汤，治水疝肿大，阴汗不绝；再加麦芽、神曲、猪苓、泽泻，除当归、黄芪，亦名升阳除湿汤东垣，治脾虚泻痢。

中满分消丸 中满热胀　东垣

治中满，鼓胀气胀，水胀热胀。诸病有声，鼓之如鼓，为鼓胀；气不通利，为气胀；血不通利，为血胀。但气分心下坚大而病发于上，血分血结胞门而病发于下，气血不通，则水亦不通而尿少，尿少则水积而为水胀。湿热相生，则为热胀。《金匮》曰：病有血分、水分，何也？师曰：经水前断，后病水，名曰血分，此为难治；先病水，后经水断，名曰水分，此病易治。水去，其经当自下。水分即气分。

厚朴炒，一两　枳实炒　黄连炒　黄芩炒　半夏姜制，各五钱　陈皮　知母炒，各四钱　泽泻三钱　茯苓　砂仁　干姜各二钱　姜黄　人参　白术炒　甘草炙　猪苓各一钱　蒸饼丸，焙热服。寒因热用。东垣立中满分消丸治热胀，分消汤治寒胀，二者详而用之。

此足太阴、阳明药也。厚朴、枳实行气而散满二药兼能破宿血，黄连、黄芩泻热而消痞，姜黄、砂仁暖胃而快脾；干姜益阳而燥湿，陈皮理气而和中，半夏行水而消痰；知母治阳明独胜之火，润肾滋阴，苓、泽泻脾肾妄行之水，升清降浊；少加参、术、苓、草以补脾胃，使气运则胀消也。按此方乃合六君、四苓、泻心、二陈、平胃而为一方者，但分两有多寡，则所治有主客之异矣。朱丹溪曰：脾具坤静之德而有乾健之运，故能使心肺之阳降，肝肾之阴升，而成天地之泰，是为平人。今也七情内伤，六淫外感，饮食失节，房劳致虚，脾土之阴受伤，转输之官失职，故阳升阴降而成天地不交之否，清浊相混，隧道壅塞，郁而为热，热留为湿，湿热相生，遂成胀满，经曰鼓胀是也。以其外虽坚满，中空无物，有似于鼓；以其胶固难治，又名曰蛊，若虫之侵蚀而有蛊之义焉。宜补其脾，又须养肺金以制水，使脾无贼邪之患，滋肾阴以制火，使肺得清化之令，却咸味，断妄想，无有不安。医者急于取效，病者苦于胀满，喜行利药以求通快，不知宽得一日半日，其胀愈甚，而病邪甚矣，元气伤矣。

中满分消汤 中满寒胀　东垣

治中满，寒胀寒疝，二便不通，四肢厥逆，食入反出，腹中寒，心下痞，下虚阴躁，奔豚不收。原文曰：或多食寒凉及脾胃久虚之人，胃中寒则胀满，或脏寒生满病，此汤主之。

川乌　干姜　荜澄茄　生姜　黄连　人参　当归

泽泻　青皮　麻黄　柴胡各二钱　吴茱萸　草蔻仁　厚朴　黄芪　黄柏各五分　益智仁　木香　半夏　茯苓　升麻各三分　热服。

此足阳明、太阴药也。川乌、二姜、吴茱、澄茄、益智、草蔻除湿开郁，暖胃温肾，以祛其寒；青皮、厚朴以散其满，升麻、柴胡以升其清，茯苓、泽泻以泻其浊，人参、黄芪以补其中；陈皮以调其气，当归以和其血，麻黄以泄其汗，半夏以燥其痰；黄连、黄柏以祛湿中之热，又热因寒用也。李东垣曰：中满治法，当开鬼门，洁净府。开鬼门者，发汗也；洁净府者，利小便也。中满者，泻之于内，谓脾胃有病，令上下分消其湿，下焦如渎，气血自然分化。如或大实大满，大小便不利者，从权以寒热药下之。

大橘皮汤　湿热胀满

治湿热内攻，心腹胀满，小便不利，大便滑泻及水肿等证。小水并入大肠，故小便不利而大便滑泄。

滑石六钱　甘草一钱　赤茯苓一钱　猪苓　泽泻　白术土炒　桂各五分　陈皮钱半　木香　槟榔各三分　加姜煎，每服五钱。

此足太阳药也。赤茯、猪苓、泽泻泻火行水，白术补脾，肉桂化气，此五苓散也；滑石清热利湿，甘草泻火调中，此六一散也；湿热内甚，故加槟榔峻下之药；陈皮、木香行气之品，使气行则水行，以通小便而实大便也。

茵陈蒿汤 湿热阳黄 仲景

治伤寒阳明病，但头汗出，腹满口渴，二便不利，湿热发黄，脉沉实者。经曰：阳明病，发热汗出，此为热越，则不发黄。若但头汗，身无汗，小便不利，渴引水浆，此为瘀热在里，必发黄。黄者脾胃之色也，热甚者身如橘色，汗如柏汁。头为诸阳之会，热蒸于头，故但头汗而身无汗。夫热外越则不里郁，下渗则不内存。今便既不利，身又无汗，故郁而为黄；内有实热，故渴；热甚则津液内竭，故小便不利。凡瘀热在里、热入血室及水结胸，皆有头汗之证，乃伤寒传变，故与杂病不同。湿在经，则日晡发热鼻塞；在关节，则身痛；在脏腑，则濡泄，小便反涩，腹或胀满；湿热相搏，则发黄。干黄热胜，色明而便燥；湿黄湿胜，色晦而便溏。又黄病与湿病相似，但湿病在表，一身尽痛，黄病在里，一身不痛。

茵陈六两　大黄二两，酒浸　栀子十四枚，炒

此足阳明药也。成无己曰：小热，凉以和之；大热，寒以散之。发黄者，湿热甚也，非大寒不能彻其热，故以茵陈为君茵陈发汗利水，以泄太阴、阳明之湿热，故为治黄主药，栀子为臣，大黄为佐，分泄前后，则腹得利而解矣。茵陈、栀子能导湿热由小便出，大黄能导湿热由大便出。

本方大黄易黄连，名茵陈三物汤，治同。本方加厚朴、枳实、黄芩、甘草，入生姜、灯草煎，名茵陈将军汤节庵，治同。本方去栀子、大黄，加附子、干姜，治寒湿阴黄。前证阳黄，如身黄而色暗者为阴黄，宜此汤。大抵治以茵陈为主，各随寒热用药。诸疸，小便黄赤

不利为里实，宜利小便或下之，无汗为表实，宜汗之或吐之。若小便清，是无热也。仲景云：发黄，小便自利，当与虚劳，宜小建中汤；自利，腹满而喘，不可除热，而除之必哕，宜小半夏汤主之。王海藏曰：内感伤寒，劳役形体，饮食失节，中州变寒，病生黄，非外感而得，只宜理中、大小建中足矣，不必用茵陈。

八正散 湿热便秘 《局方》

治湿热下注，咽干口渴，少腹急满，小便不通，或淋痛尿血，或因热为肿。湿热下注，少腹急满，则小便当行矣，而卒不行者，热秘之也。

车前子　木通　瞿麦　萹蓄　滑石　甘草梢　栀子炒黑　大黄　加灯草煎。一方加木香。取其辛能利气，温能化气也。

此手足太阳、手少阳药也。木通、灯草清肺热而降心火，肺为气化之源，心为小肠之合也，车前清肝热而通膀胱，肝脉络于阴器，膀胱津液之府也；瞿麦、萹蓄降火通淋，此皆利湿而兼泻热者也；滑石利窍散结，栀子、大黄苦寒下行，此皆泻热而兼利湿者也；甘草合滑石为六一散，用梢者取其径达茎中，甘能缓痛也。虽治下焦而不专于治下，必三焦通利，水乃下行也。膀胱藏水，三焦出水，故治小便不利，刺灸法但取三焦穴，不取膀胱。朱丹溪曰：小便不通，有热有湿，有气结于下，宜清宜燥宜升，有隔二隔三之治。如不因肺燥，但膀胱有热，则泻膀胱，此正治也；如因肺燥不能生水则清金，此隔二；因脾湿不运而清不升，故肺不能生水，则当燥脾健胃，此隔三。车前子、茯苓清肺也，黄柏、黄芩泻膀胱也，苍术、白术燥脾健胃也。又曰：小便不通，属气虚血虚，实热痰闭，皆直吐之以升其气，气升则水自降。气虚用参、术、升麻等，先服后吐，或就参、芪药中调理吐之；血虚用四物汤，先服后吐，或就芎归汤探吐之；痰多，二陈汤，先服后吐，或加香附、木通；实热当利，或八正散，盖大便动则小便自通矣。或问：以吐法通小便，其理安在？曰：取其气化而已。经谓三焦者，决渎之官，水道出焉；膀胱者，州都之官，津液藏焉，气化则能出矣。三焦之气一有不化，则不得如决渎而出矣，岂独下焦膀胱气塞而已哉？又曰：譬如滴水之器，上窍闭则下窍无以自通，必上窍开而下窍始出也。

萆薢分清饮 湿热淋浊

治阳虚白浊，小便频数，漩白如油，名曰膏淋。肾气虚，则不能管束而小便数；膀胱有热，则小便涩而清浊不分。或败精渗入胞中，及服热药饮食，痰积渗入，皆成淋浊。

川萆薢　石菖蒲　乌药　益智仁等份　甘草梢减半

入盐，食煎服。一方加茯苓。

此手足少阴、足厥阴、阳明药也。萆薢能泄阳明、厥阴湿热，去浊而分清史国信曰：若欲兴阳，先滋筋力，若欲便清，先分肝火。萆薢能泄阳明之湿，入厥阴清肝火，乌药能疏邪逆诸气，逐寒而温肾；益智脾药，兼入心肾，固肾气而散结乌药、益智等份，山药糊丸，名缩泉丸，盐汤下，治便数；石菖蒲开九窍而通心，甘草梢达茎中而止痛。使湿热去而心肾通，则气化行而淋浊止矣，此以疏泄而为禁止者也。《外台秘要》曰：肾水虚则心肺俱热，使小便赤而涩也。肾既虚热，膀胱不足，加之以渴饮，则小便淋涩，由脏虚不能主其腑也。

琥珀散 湿热诸淋

治气淋血淋，膏淋砂淋。心肾气郁，清浊相干，热蓄膀胱，溺涩而痛，曰淋。气淋便涩余沥，血淋尿血而痛，膏淋便出如膏，砂淋精结成石，劳淋遇劳即发，冷淋寒战后溲。大抵多属于热，热甚生湿，则水液浑浊而为淋。若冷气滞于膀胱而作淋者，十不一二也。

滑石二钱　琥珀　木通　萹蓄　木香　当归　郁金炒，各一钱　为末，服。

此手足少阴、太阳药也。滑石滑可去著，利窍行水，萹蓄苦能下降，利便通淋；琥珀能降肺气通于膀胱，木通能泻心火入于小肠小肠为心之腑，主热者也。诸热应于心者，其火必自小肠渗入膀胱，此经所谓胞移热于膀胱则癃溺血是也。胞，心包；血淋由于血乱，当归能引血归经，气淋由于气滞，木香能升降诸气；诸淋由心肝火盛，郁金能凉心散肝，下气而破血也。大法郁金、琥珀开郁，青皮、木香行气，蒲黄、牛膝破血，黄柏、生地滋阴。东垣用药凡例：小腹痛，用青皮疏肝，黄柏滋肾，盖小腹、小便乃肝肾部位。

防已饮 湿热脚气

治脚气，足胫肿痛，憎寒壮热。脚气，自外感得者山岚雨水，或履湿热之地，自内伤得者生冷茶酒油面。湿热之毒，有湿有热，湿又能生热。湿性下流，故注于足；湿热分争，湿胜则憎寒，热胜则壮热。有兼头痛诸证者，状类伤寒，亦有六经传变，但胫肿掣痛为异耳。此病忌用补剂及淋洗，以湿热得补增剧也。亦不宜大泻治之，喜通而恶塞。若脚气冲心，喘急不止，呕吐不休者，死，水凌火故也。先痛而后肿者，气伤血也；先肿而后痛者，血伤气也。筋脉弛长痛肿者，名湿脚气，宜利湿疏风；踡缩枯细，不肿而痛者，名干脚气，即热也，宜润血清燥。

防己　木通　槟榔　生地酒炒　川芎　白术炒　苍术盐炒　黄柏酒炒　甘草梢　犀角　食前服。热，加黄芩；时令热，加石膏；肥人有痰，加竹沥、姜汁或南星；大便秘，加桃仁、红花；小便赤涩，加牛膝，或木瓜、薏苡。

此足太阳药也。防己行水疗风，泻下焦之湿热，槟榔攻坚利水，坠诸药使下行；木通降心火，由小便出，草梢泄脾火，径达肾茎；黄柏、生地滋肾阴而凉血解热，苍白二术燥脾湿而运动中枢；肿由血郁，川芎行血中之气，痛由肝实，犀角凉心而清肝。合之以清热利湿，消肿止痛也。

当归拈痛汤　湿热诸病　东垣

治湿热相搏，肢节烦痛，肩背沉重，或遍身疼痛，或脚气肿痛，脚膝生疮，脓水不绝，及湿热发黄，脉沉实紧数动滑者。湿则肿，热则痛，足膝疮肿，湿热熏蒸脾胃也。脚气多主水湿，亦有夹风、夹寒之异。湿热胜而为病，或成水泡疮，或成赤肿丹毒，或如疝气攻上引下，均可用此汤损益为治。凡手足前廉属阳明，后廉属太阳，外廉属少阳，内廉属厥阴，内前廉属太阴，内后廉属少阴，以臂贴身垂下，大指居前，小指居后定之。手足痛者，当分是何经络，用本经药为引，行其血气则愈。太阳羌活、防风，阳明升麻、白芷、葛根，少阳柴胡，厥阴吴茱萸、川芎、青皮，太阴苍术、白芍，少阴独活、细辛。

茵陈酒炒　羌活　防风　升麻　葛根　苍术　白术　甘草炙　黄芩酒炒　苦参酒炒　知母酒炒　当归　猪苓　泽泻　空心服。一方加人参。

此足太阳、阳明药也。原文曰：羌活透关节，防风散风湿，为君；升、葛味薄，引而上行，苦以发之；白术甘温和平，苍术辛温雄壮，健脾燥湿，为臣；湿热和合，肢节烦痛，苦参、黄芩、知母、茵陈苦寒以泄之，酒炒以为因用；血壅不流则为痛，当归辛温以散之；人参、甘草甘温，补养正气，使苦寒不伤脾胃；治湿不利小便，非其治也，猪苓、泽泻甘淡咸平，导其留饮，为佐。上下分消其湿，使壅滞得宣通也。《玉机微义》曰：此方东垣本为治脚气湿热之剂，后人用治诸疮甚验。

禹功散　寒湿水疝　子和

治寒湿水疝，阴囊肿胀，大小便不利。囊如水晶，阴汗不绝，谓之水疝，盖得之醉后而使内，湿热乘肾虚而流入也。大小便不通，湿郁为热而胀秘也。

黑牵牛四两　茴香一两，炒　为末，每一钱，姜汁调下。或加木香一两。

此足少阴、太阳药也。牵牛辛烈，能达右肾命门，走精隧，行水泄湿，兼通大肠风秘气秘，茴香辛热温散，能暖丹田，祛小肠冷气，同入下焦，以泄阴邪也。

升阳除湿防风汤 除湿升阳 东垣

治大便闭塞，或里急后重，数至圊而不能便，或有白脓，或血，慎勿利之，利之则必至重病，反郁结而不通矣，以此汤升举其阳则阴自降矣。昂按：通大便有用升麻者，即此意也。

苍术泔浸，四钱 防风二钱 茯苓 白术 芍药各一钱 如胃寒泄泻肠鸣，加益智仁、半夏各五分，姜、枣煎。

此足太阴、阳明药也。苍术辛温燥烈，升清阳而开诸郁，故以为君；白术甘温，茯苓甘淡，佐之以健脾利湿；防风辛温，胜湿而升阳，白芍酸寒，敛阴而和脾也。刘宗厚曰：饮食入胃，输精心肺，气必上行，然后下降。若脾胃有伤，不能上升，反下流肝肾而成泄利者，法当填补中气，升之举之，不可疏下。此东垣发前人所未发也。此方见于《玉机微义》，《东垣十书》不载。

润燥之剂

经曰：诸涩枯涸，干劲皴揭，皆属于燥。乃肺与大肠，阳明燥金之气也。金为生水之源，寒水生化之源绝，不能溉灌周身，荣养百骸，故枯槁而无润泽也。或因汗下亡津，或因房劳虚竭，或因服饵金石，或因浓酒厚味，皆能助狂火而损真阴也。燥在外则皮肤皴揭，在内则津少烦渴，在上则咽焦鼻干，在下则肠枯便秘，在手足则痿弱无力，在脉则细涩而微，皆阴血为火热所伤也。治宜甘寒滋润之剂，甘能生血，寒能胜热，润能去燥，使金旺而水生，则火平而燥退矣。寒水，膀胱也。《素问》曰：燥乃阳明秋金之化。经曰：金水者，生成之终始。又曰：水位之下，金气承之。盖物之化从于生，物之成从于杀。造化之道，生杀之气，犹权衡之不可轻重也。生之重，杀之轻，则气殚散而不收；杀之重，生之轻，则气敛涩而不通。敛涩则伤其分布之政，不惟生气不得升，而杀气亦不得降。经曰：逆秋气则太阴不收，肺气焦满。

琼玉膏　干咳　申先生

治干咳嗽。有声无痰，谓之干咳。脾中有湿则生痰，病不由于脾，故无痰。肺中有火则咳，病本于肺，火盛津枯，故干咳。

地黄四斤　茯苓十二两　人参六两　白蜜二斤　先将地黄熬汁，去渣，入蜜炼稠，再将参、苓为末，和入磁罐封，水煮半日，白汤化服。臞仙加琥珀、沉香各五钱，自云奇妙琥珀以降肺宁心，沉香以升降诸气。

此手太阴药也。地黄滋阴生水，水能制火，白蜜甘凉性润，润能去燥；金为水母，土为金母，故用参、苓补土生金，盖人参益肺气而泻火，茯苓清肺热而生津也。茯苓色白入肺，能渗湿热，湿热去则津生。

炙甘草汤　益血生津　仲景

治伤寒脉结代，心动悸，及肺痿咳唾多，心中温温液液者。脉动而中止，能自还者曰结，不能自还曰代，血竭虚衰不能相续也。心中动悸，真气内虚也。按伤寒脉结代与杂病不同，与此汤补气血而复脉。肺气虚则成痿，胃中津液之上供者，悉从燥热化为涎沫，故浊唾多。《宝鉴》用治呃逆。

甘草炙，四两　生姜　桂枝各三两　人参　阿胶蛤粉炒，各二两　生地黄一斤　麦冬去心　麻仁各半斤，研　大枣十二枚　水、酒各半煎，内阿胶烊化，服。

此手足太阴药也。人参、麦冬、甘草、大枣益中气而复脉，生地、阿胶助营血而宁心；麻仁润滑以缓脾胃，姜、桂辛温以散余邪；加清酒以助药力也。《圣济经》云：津液散为枯，五脏痿弱，营卫涸流，湿剂所以润之。麻仁、麦冬、阿胶、地黄之甘，润经益血，复脉通心也。喻嘉言曰：此仲景伤寒门中之圣方也。《千金翼》用治虚劳，《外台》用治肺痿，究竟本方所治亦何止二病哉？《外台》所取在于益肺气之虚，润肺金之燥。至于桂枝辛热似有不宜，不知桂枝能通营卫，致津液，则肺气能转输，涎沫以渐而下，尤为要紧，所以云治心中温温液液也。《玉机微义》曰：肺痿如咳久，声哑声嘶，咯血，此属阴虚火热甚也；吐涎沫而不咳，不渴，必遗尿小便数，以上虚不能制下，此肺中冷也，必眩，多涎唾，用炙甘草干姜汤以温之。肺痿涎唾多，心中温温液液者，用炙甘草汤，此补虚劳也，亦与补阴虚火热不同，故肺痿有寒热之异。甘草干姜汤：炙甘草四两，干姜二两。

麦门冬汤　降火利咽　《金匮》

治火逆上气，咽喉不利。论曰：止逆下气，此汤主之。

麦门冬七升　半夏一升　人参三两　甘草二两　大枣十二枚　粳米三合

此手太阴、足阳明药也。喻嘉言曰：此胃中津液干枯，虚火上炎之证，用寒凉药而火反升，徒知与火相争，知母、贝母屡施不应，不知胃者肺之母气也。仲景于麦冬、人参、粳米、甘草、大枣大补中气、大生津液队中，增入半夏之辛温一味，用以利咽下气。此非半夏之功，实善用半夏之功，擅古今未有之奇矣。按半夏亦脾胃药，能燥能润，以能行水故燥，以味辛故润也。仲景治咽痛不眠皆屡用之，今人率以为燥而疑之，则误矣。

活血润燥生津汤　内燥　丹溪

治内燥津液枯少。内燥，血液枯少也。火炎水干，故津液枯少。

当归　白芍　熟地黄各一钱　天冬　麦冬　瓜蒌各八分　桃仁研　红花各五分

此手太阴、足厥阴药也。归、芍、地黄滋阴，可以生血；瓜蒌、二冬润燥，兼能生津；桃仁、红花活血，又可润燥。分用各有专能，合用更互相济。

清燥汤　清金润燥　东垣

治肺金受湿热之邪，痿躄喘促，胸满少食，色白毛败，头眩体重，身痛肢倦，口渴便秘。经曰：肺也者，傅相之官也，治节出焉。火盛克金，则肺热叶焦，气无所主而失其治节，故肢体或纵或缩而成痿躄也。火上逆肺，故喘促；肺主皮毛，故色白毛败；湿热填于膈中，故胸满，壅于阳明则食少，上升于头则眩，注于身则体重，流于关节则身痛；肺受火伤，天气不能下降，膀胱绝其化源，故口渴便赤。

黄芪钱半　苍术炒，一钱　白术炒　陈皮　泽泻各五分　人参　茯苓　升麻各三分　当归酒洗　生地黄　麦冬　甘草炙　神曲炒　黄柏酒炒　猪苓各二分　柴胡　黄连炒，各一分　五味子九粒　每服五钱。

此手足太阴、阳明药也。肺属辛金而主气，大肠属庚金而主津。燥金受湿热之邪，则寒水膀胱生化之源绝，源绝则肾水亏金不能生水，而痿躄诸证作矣。金者水之母也，气者水之源也，黄芪益元气而实皮毛，故以为君；二术、参、苓、甘、橘、神曲健脾燥湿，理气化滞，所以运动其土，土者金之母也；麦冬、五味保肺以生津，当归、生地滋阴而养血，黄柏、黄连燥湿而清热黄柏合苍术，名二妙散，治痿证药。加牛膝，名三妙散；升麻、柴胡所以升清，猪苓、泽泻所以降浊，使湿热从小便出则燥金肃清肺为高清之脏，水出高原而诸证平矣。喻嘉言曰：燥与湿，相反者也，方名清燥，而以去湿为首务，非东垣具过人之识不及此矣。朱丹溪曰：今世风病大率与诸痿证混同论治，古圣论风痿条目不同，治法亦异。夫风病外感，善行数变，其病多实，发表行滞有何不可？诸痿起于肺热，传入五脏，散为诸证，其昏惑瘛疭瞀闷，暴病郁冒，蒙昧暴喑，皆属于火，其四肢不举，足痿舌强，痰涎有声，皆属于土，悉是湿热之病，当作诸痿论治，大抵只用补养。若以外感风邪治之，宁免实实虚虚之祸乎？或曰：《内经》治痿独取阳明何也？曰：只诸痿生于肺热一语，已见大意。金体燥而居上，主气，畏火者也；土性湿而居中，主四肢，畏木者也。嗜欲不节，则水失所养，火寡于畏而侮所胜，肺得火邪而热矣；肺受热邪则金失所养，木寡于畏而侮所不胜，脾得木邪而伤矣。肺热则不能管摄一身，脾虚则四肢不为人用，而诸痿之病作矣。泻南方则肺金清，而东方不实，何脾伤之有？补北方则心火降，而肺金不虚，何肺热之有？故阳明实则宗筋润，能束骨而利机关矣。治痿大法，无过于此。

滋燥养荣汤 血虚风燥

治火烁肺金，血虚外燥，皮肤皴揭，筋急爪枯，或大便风秘。肺主皮毛，肝主筋爪。肝血不足，风热胜而金燥，故外见皮毛枯槁，肌肤燥痒，内有筋急便秘之证。

当归酒洗，一钱　生地黄　熟地黄　芍药炒　黄芩

酒炒　秦艽各一钱　防风　甘草各五分

此手太阴、足厥阴药也。前证为血虚而水涸，当归润燥养血，为君；二地滋肾水而补肝，芍药泻肝火而益血，为臣；黄芩清肺热，能养阴退阳，艽、防散肝风，为风药润剂风能生燥，艽、防味辛能润，又秦艽能养血荣筋，防风乃血药之使吐血治崩皆用为使，甘草甘平泻火，入润剂则补阴血，为佐使也。

搜风顺气丸 风秘、气秘

治中风，风秘气秘，便溺阻隔，遍身虚痒，脉来浮数，亦治肠风下血，中风瘫痪。风秘者，风生燥也，气秘者，气滞也，故大便不通。燥则血涩，津液不行，故遍身虚痒。脉浮为风，脉数为热。风热流入大肠，无所施泄则下血。

大黄九蒸九晒，五两　大麻仁　郁李仁去皮　山药酒蒸　山茱萸　车前子　牛膝酒蒸，各二两　菟丝子酒洗　独活　防风　槟榔　枳壳面炒，各一两　蜜丸。

此手足阳明药也。大黄苦寒峻猛，能下燥结而祛瘀热，加以蒸晒，则性稍和缓，故以为君；麻仁滑利，李仁甘润，并能入大肠而润燥通幽，车前利水，牛膝下行，又能益肝肾而不走元气牛膝引药下行，车前子利小便而不走气；燥本于风，独活、防风之辛以润肾而搜风，滞由于气，枳壳、槟榔之苦以破滞而顺气；数药未免攻散，故又用山药益气固脾，山茱温肝补肾，菟丝益阳强阴，以补助之也。本方云久服百病皆除。喻嘉言曰：药有偏峻，可暂用以搜风润燥顺气，不可久服。

润肠丸 风秘血秘 东垣

治肠胃有伏火，大便秘涩，全不思食，风结血结。风结即风秘，由风搏肺脏，传于大肠，或素有风病者亦多秘。气秘由气不升降。血秘由亡血血虚，津液不足。热秘由大肠热结。冷秘由冷气横于肠胃，凝阴固结，津液不通，非燥粪也。仲景曰：脉浮而数，能食不大便者，此为实，名曰阳结；脉沉而迟，不能食，身体重，大便反硬，名曰阴结。李东垣曰：实秘、热秘，即阳结也，宜散之；虚秘、冷秘，即阴结也，宜温之。

大黄　归尾　羌活各五钱　桃仁研　大麻仁去壳，各一两　蜜丸。一方有防风。风湿，加秦艽、皂角子烧存性用。

此手足阳明药也。归尾、桃仁润燥活血，羌活搜风散邪，大黄破结通幽，麻仁滑肠利窍。血和风疏，肠胃得润，则自然通利矣。朱丹溪曰：古方通大便皆用降气品剂，盖肺气不降则难传送，用枳壳、沉香、诃子、杏仁等是也。又老人、虚人、风人，津液少而秘者，宜滑之，用胡麻、麻仁、阿胶等是也。如妄以峻药逐之，则津液走，气血耗，虽暂通而即秘矣，必变生他证。

本方加防风、皂角仁，蜜丸，名活血润燥丸，治同皂角得湿则滑，湿滑则燥结自除。本方去羌活，加升麻、红花、生熟二地，名润燥汤俱东垣方，治同加升麻者，能升始能降也。又方大黄煨熟，当归酒浸，枳实炒，等分，蜜丸，亦名润肠丸，治痔病肛门燥涩。

通幽汤 噎塞便秘 东垣

治幽门不通，上攻吸门，噎塞不开，气不得下，大便艰难，名曰下脘不通，治在幽门。下脘即幽门，胃之下口也。人身上下有七门，皆下冲上也。幽门上冲吸门，吸门即会厌气喉，上掩饮食者也。冲其吸入之气，不得下归肝肾，为阴火相拒，故膈噎不通；浊阴不得下降，而大便干燥不行；胃之湿与阴火俱在其中，则腹胀作矣。治在幽门，使幽门通利，泄其阴火，润其燥血，生其新血，则幽门通，吸门亦不受邪，膈噎得开，胀满俱去矣，是浊阴得下归地也。

当归身　升麻　桃仁研　红花　甘草炙，各一钱　生地黄　熟地黄各五分　或加槟榔末五分。本方加大黄、麻仁，名当归润肠汤，治同。

此手足阳明药也。当归、二地滋阴以养血，桃仁、红花润燥而行血，槟榔下坠而破气滞；加升麻者，天地之道，能升而后能降，清阳不升则浊阴不降，经所谓地气上为云，天气下为雨也。李东垣曰：肾开窍于二阴，经曰大便难者，取足少阴。夫肾主五液，津液足则大便如常。若饥饱劳役损伤胃气，反食辛热味厚之物而助火邪，火伏血中，耗损真阴，津液亏少，故大便燥结。少阴不得大便，以辛润之；太阴不得大便，以苦泄之；阳结者散之，阴结者温之，伤食者以苦泄之；血燥者以桃仁、酒制大黄通之，风燥者以麻仁加大黄利之，气涩者郁李仁、枳实、皂角仁润之。不可概用牵牛、巴豆之类下之，损其津液，燥结愈甚，遂成不救。

韭汁牛乳饮　翻胃血燥　丹溪

治胃脘有死血，干燥枯槁，食下作痛，翻胃便秘。

胃脘有死血者，嗜酒食辛，躁暴多怒，积久而成瘀热也。枯槁者血聚，则肝气燥，燥热，故槁也。瘀血阻碍，故食下作痛，翻胃而吐出也。瘀血不去，新血不生，故肠枯而便秘。膈噎翻胃，多因气血两虚，胃槁胃冷而成，饮可下而食不可下。槁在吸门，即喉间之会厌也，食下胃脘痛，须臾吐出；槁在贲门，胃之上口也，此上焦，名噎食，下良久吐出；槁在幽门，胃之下口也，此中焦，名膈，朝食暮吐；槁在阑门，小肠下口也，此下焦，名反胃。又有寒痰、瘀血、食积壅塞胃口者，或补或消或润，宜随病论治。

韭菜叶　牛乳等分　时时呷之。有痰阻者，加姜汁。本方去牛乳，加陈酒，治血膈韭汁专消瘀血。

此足阳明药也。韭汁辛温，益胃消瘀；牛乳甘温，润燥养血。瘀去则胃无阻，血润则大肠通，而食得下矣朱丹溪曰：翻胃膈噎，大便燥结，宜牛羊乳时时咽之，兼服四物汤为上策。不可服人乳，人乳有五味之毒、七情之火也。昂按：膈噎不通，服香燥药取快一时，破气而燥血，是速其死也。不如少服药，饮牛乳，加韭汁或姜汁或陈酒为佳。丹溪禁用香燥药，所言补血益阴润燥、和胃调中，却无其方，可以意会。治膈噎诸药，韭汁散瘀，竹沥、姜汁消痰，童便降火，人乳、牛乳润燥补血，芦根汁止呕，茅根汁凉血，甘蔗汁和胃，荸荠消食，驴尿杀虫，或加烧酒、米醋、白蜜和诸汁顿服。亦佳。

黄芪汤　生津去燥　《本事》

治心中烦躁，不生津液，不思饮食。

黄芪　熟地黄　芍药　五味子　麦冬各三两　天冬　人参　甘草各三钱　茯苓一两　每服三钱，加乌梅、姜、枣，煎。

此手足太阴药也。黄芪、人参补气，熟地、芍药补血；乌梅、五味敛耗生津，天冬、麦冬泻火补水；茯苓淡以利湿，甘草甘以和中。湿去气运，则脾和而思食，津生而燥退矣。

消渴方 消渴 丹溪

治渴证胃热，善消水谷。渴而多饮，为上消，肺热也；多食善饥，为中消，胃热也；渴而小便数有膏，为下消，肾热也。皆火盛而水衰也。经曰：二阳结谓之消。二阳者，阳明也。手阳明大肠主津，病消则目黄口干，是津不足也；足阳明胃主血，热则消谷善饥，是血中伏火，血不足也。未传能食者，必发脑疽痈疮，不能食者，必传中满鼓胀，皆不治之证。气分渴者，喜饮凉水，宜寒凉渗剂以清其热；血分渴者，喜饮热水，宜甘温酸剂以滋其阴。上轻中重下危，如上中平则不传下。肾消小便甜者为重，水生于甘而死于咸，小便本咸而反甘，是生气泄，脾气下陷入肾中，为土克水也。

黄连 天花粉 生地汁 藕汁 牛乳 将黄连、花粉为末，调服，或加姜汁、蜂蜜为膏，噙化。

此手足太阴、阳明药也。经曰：心移热于肺，传为膈消。火盛灼金，不能生水，故令燥渴。黄连苦寒以泻心火，生地大寒以生肾水；花粉、藕汁降火生津，牛乳补血。润以去燥，火退燥除，津生血旺，则渴自止矣。黄连、花粉止渴生津，渴证要药，单用亦可治之。

地黄饮子 消渴烦躁 《易简》

治消渴烦躁，咽干面赤。咽干，肾火上炎也；面赤，阳明郁热也。烦属于心，躁属于肾。

人参 黄芪蜜炙 甘草炙 生地黄 熟地黄 天冬 麦冬 枇杷叶蜜炙 石斛 泽泻 枳壳麸炒等分 每服三钱。

此手足太阴、阳明药也。喻嘉言曰：此方生精补血，润燥止渴，佐以泽泻、枳壳疏导二腑泽泻泻膀胱之火，枳壳宽大肠之气，使小腑清利则心火下降心与小肠相表里，大腑流畅则肺经润泽肺与大肠相表里，宿热既除，其渴自止矣。嘉言又曰：人参白虎汤专治渴证气分燥热，此汤专治血分燥热，竹叶黄芪汤兼治气血燥热，宜辨证而用之。附竹叶黄芪汤：淡竹叶、生地黄各二钱，当归、川芎、芍药、麦冬、黄芩炒、人参、黄芪、甘草、半夏、石膏煅各一钱，治消渴，血气两虚，胃火盛而作渴。

白茯苓丸 肾消

治肾消，两腿渐细，腰脚无力。此因中消之后，胃热入肾，消烁肾脂，令肾枯槁，故致此疾。按肾消即下消，乃上消、中消之传变，饮一溲二，溲如膏脂。王注曰：肺主气，肺无病则气能管束津液，其精微者荣养筋骨血脉，余者为溲；肺病则津液无气管摄，而精微者亦随溲下如膏脂也。

茯苓 黄连 花粉 萆薢 熟地黄 覆盆子 人参 玄参各一两 石斛 蛇床子各七钱五分 鸡肶胵三十具，

音皮鸱，即鸡肫皮，微炒　蜜丸，磁石汤送下。

此足少阴药也。茯苓降心火而交肾，黄连清脾火而泻心，石斛平胃热而涩肾能壮筋骨，疗风痹脚弱；熟地、玄参生肾水，覆盆、蛇床固肾精；人参补气，花粉生津，萆薢清热利湿；肶胵，鸡之脾也，能消水谷，通小肠膀胱而止便数，善治膈消；磁石色黑入肾，补肾益精，故假之为使也。喻嘉言曰：友人病消渴后，渴少止，反加躁急，足膝痿弱，予主是丸加犀角。有医曰：肾病而以黄连、犀角治心，毋乃倒乎？予曰：肾者胃之关也，胃热下传于肾，则关门大开，心之阳火得以直降于肾，心火灼肾，躁不能濡，予用犀角、黄连对治其下降之阳光，宁为倒乎？服之果效。再服六味地黄丸加犀角，而肌泽病起矣。

桑白皮等汁十味煎　久嗽肺痿　许仁则

治气嗽经久，将成肺痿，乍寒乍热，唾涕稠粘，喘息气上，唇口焦干，亦有唾血者，渐觉瘦悴，小便赤少，色败毛耸，此亦成蒸，及久嗽成肺痈，唾悉成脓，出无多少。

桑白皮一升　地骨皮三升，二味合煎取汁三升　生地汁五升　生麦冬汁三升　生葛根汁　竹沥各三升　生姜汁白蜜　枣膏各一升　牛酥三合　以麦冬、生地、葛根、竹沥、姜汁和煎减半，再纳桑皮、地骨汁和煎三分减一，再入酥、蜜、枣膏，搅勿停手，煎如饴糖，夜卧时取一胡桃大含之，稍加至鸡子大，或昼日丸服亦得。

此手太阴药也。桑皮泻肺行水，麦冬补肺生津，地骨退热除蒸，竹沥清痰养血能除阴虚之有大热者；生姜祛寒而温胃，枣膏补土以生金；地汁、葛汁甘寒以除大热，白蜜、牛酥甘润以止久嗽也。

治久嗽方 久嗽 《千金》

白蜜一斤　生姜二斤，取汁　先称铜铫知斤两讫，纳蜜、姜汁，微火熬，令姜汁尽，惟有蜜斤两在则止。每含如枣大一丸，日三服。

此手太阴药也。白蜜滑能润肺，生姜辛能散寒。宋洪迈有痰疾，晚对，上谕以胡桃三枚、姜三片，卧时嚼服，即饮汤，复嚼姜、桃如前数，静卧，必愈。迈如旨服，久而痰消嗽止。亦同此意。朱丹溪曰：阴分嗽者多属阴虚，治用知母止嗽，勿用生姜，以其辛散故也。

猪膏酒 筋极

治过劳，四肢筋液耗竭，数数转筋，爪甲皆痛，不能久立，名曰筋极。肝主筋，筋极，六极之一也。经曰：阳气者，精则养神，柔则养筋。筋骨过劳，耗其津液，不能荣养，故劲急而筋数转也。爪甲者，筋之余，筋属木，犹木枯则枝叶皆萎也。不能久立，筋衰不能束骨也。

猪脂　姜汁各二升，熬取三升，再入酒　酒五合　分三服。

此足厥阴药也。津竭筋枯，非草木之药能责效。猪膏润能养筋，姜汁辛能润燥，酒和血而性善行，取易达于四肢也。

本方除姜汁，加乱发，煎发消药成，名猪膏发煎仲景，治诸黄，令病从小便出。本方除姜汁，加金银花，煮酒饮，治疮疥最良。

麻仁苏子粥 产妇老人便秘 《本事方》

治产后大便不通许叔微曰：妇人产后有三种疾，郁冒则多汗，多汗则大便秘，故难于用药，及老人风秘。

大麻仁　紫苏子等分　洗净，合研，再用水研取汁，煮粥啜。

此手阳明药也。麻仁阳明正药，滑肠润燥，利便除风；苏子兼走太阴，润肺通肠，和血下气。行而不峻，缓而能通，故老人、产妇气血不足者所宜用也。许叔微曰：一妇年八十四，忽腹痛头痛，恶心不食。医皆议补脾治风，清利头目。服药虽愈，全不进食，其家忧惶。予辨前药皆误，此是老人风秘，脏腑壅滞，聚于胸中，则腹胀恶心，不思饮食，上至于颠，则头痛不清也。令作此粥，两啜而气泄，下结粪如椒者十余枚，渐得通利，不药而愈矣。

泻火之剂

火者，气之不得其平者也。五脏六腑各得其平，则荣卫冲和，经脉调畅，何火之有？一失其常度，则冲射搏击而为火矣，故丹溪曰气有余便是火也。有本经自病者，如忿怒生肝火，劳倦生脾火之类是也；有五行相克者，如心火太盛，必克肺金，肝火太盛，必克脾土之类是也；有脏腑相移者，如肝移热于胆则口苦，心移热于小肠则淋秘之类是也。又有他经相移者，有数经合病者。相火起于肝肾，虚火由于劳损，实火生于亢害，燥火本乎血虚，湿火因于湿热，郁火出于遏抑。又有无名之火，无经络可寻，无脉证可辨，致有暴病暴死者。诸病之中，火病为多，不可以不加察也。有以泻为泻者，大黄、芒硝、芩、连、栀、柏之类是也；有以散为泻者，羌、防、柴、葛升阳散火之类是也；有以滋为泻者，地黄、天冬、玄参、知母之类，壮水之主以制阳光是也；有以补为泻者，参、芪、甘草泻火之圣药是也。

黄连解毒汤

三焦实火　相传此方为太仓公火剂，而崔氏治刘护军，又云其自制者

治一切火热，表里俱盛，狂躁烦心，口燥咽干，大

热干呕，错语不眠，吐血衄血，热甚发斑。毒即火邪也，邪入于阳则狂；心为热所扰则烦，躁则烦之甚也；口燥咽干，火盛津枯也；干呕，热毒上逆也；错语，热昏其神也；不眠，阴未得复也；伤寒吐衄血者，当汗不汗，蕴热逼血上行也；发斑，热毒入胃也。崔尚书曰：胃有燥粪，令人错语，邪热盛亦令人错语。若秘而错语者，宜承气汤通；通而错语者，宜黄连解毒汤。

黄连　黄芩　黄柏　栀子等分。

此手足阳明、手少阳药也。三焦积热，邪火妄行，故用黄芩泻肺火于上焦，黄连泻脾火于中焦王海藏曰：黄连泻火，实泻脾也。子能令母实，实则泻其子，黄柏泻肾火于下焦，栀子通泻三焦之火从膀胱出。盖阳盛则阴衰，火盛则水衰，故用大苦大寒之药抑阳而扶阴，泻其亢甚之火，而救其欲绝之水也。然非实热，不可轻投。刘河间曰：伤寒表热极甚，身痛头疼不可忍，或眩或呕，里有微热，不可发汗吐下，拟以小柴胡、天水、凉膈之类和解，恐不能退其热势之甚，或大下后，再三下后，热势尚甚，本气损虚，而脉不能实，拟更下之，恐脱而立死，不下亦热极而死，或湿热内余，小便赤涩，大便溏泄，频并少而急痛者，必欲作痢也，并宜黄连解毒汤。

本方去栀子，名柏皮汤，治三焦实热；用粥丸，名三补丸，治三焦有火，嗌燥喉干，二便闭结，及湿痰夜热。经曰：壮火食气，少火生气。故少火宜升，壮火宜降。今以黄芩泻上，黄连泻中，黄柏泻下，则壮火降而少火升，气得生而血得养，三焦皆受益矣。本方去芩、连，加甘草，名栀子柏皮汤仲景，治伤寒发黄身热。发黄，胃有瘀热，宜下之。发热，为热未作实。盖寒湿之证，难于得热，热则势外出而不内入矣，故不必发汗，利小便，用栀子清肌表，黄柏泻膀胱以和解之。按伤寒发黄有在太阳膀胱者与阳明瘀热在胃者不同，故仲景亦有不可下，当于寒湿中求之之说。若瘀热在里，亦有用麻黄连翘赤小豆汤发汗利水之剂者，方见《伤寒论》。本方去黄柏、栀子，加酒浸大黄，名三黄泻心汤《金匮》，治心下痞热，心气不足，吐血衄血。大黄用酒蒸晒九次，蜜丸，名三黄丸，治三焦积热，头项肿痛，目赤口疮，心膈烦躁，大便秘结，小便赤涩，及消渴羸瘦。消渴羸瘦，由于火炎水干。或问：心气不足而吐衄，何以不补心而反泻心？丹溪曰：少阴不足，亢阳无辅，致阴血妄行，故用大黄泻其亢害之火。又心本不足，肺肝各受火邪而病作，故用黄芩救肺，黄连救肝。肺者阴之主，肝者心之母，血之舍也，肺肝火退，则血归经而自安矣。寇宗奭曰：以苦泄其热，就以苦补其心，盖一举而得之。吴鹤皋曰：治病必求其本。阳毒上攻出血，则热为本，血为标，能去其热，则血不治而自归经矣。李士材曰：古人用大黄治虚劳吐血，意甚深微。盖浊阴不降则清阳不化，瘀血不去则新血不生也。昂按：此乃伤寒外感移热而吐衄，故用三黄寒泻之剂。若虚寒内伤吐衄而误服此，则杀人矣。杨仁斋曰：血遇热则宣流，故止血多用凉药。然亦有气虚挟寒，营气虚散，血亦错行，所谓阳虚阴必走，是已法当温中，使血自归经，宜理中汤加木香，七气汤加川芎，或甘草干姜汤，甚效。本方加石膏、淡豉、麻黄，名三黄石膏汤别见表里门。本方水丸，名三黄金花丸，治中外诸热，寝汗咬牙，梦语惊悸，吐衄淋秘，劳嗽骨蒸。本方加大黄，名栀子金花丸。去栀子，加大黄，名大金花丸，治略同。

附子泻心汤 伤寒痞满 仲景

治伤寒心下痞，而复恶寒汗出者。伤寒心下满硬而痛者，为结胸，为实；硬满而不痛者，为痞，为虚。经曰：心下痞，按之软，关脉浮者，大黄黄连泻心汤；心下痞，而复恶寒汗出者，附子泻心汤。大抵诸痞皆热，故攻之多寒剂，此加附子，恐三黄重损其阳，非补虚也。或下后复汗，或下后阳虚，故恶寒汗出。诸泻心汤皆治伤寒痞满，满在心胸，不在胃也。若杂病痞满，有寒热虚实之不同。《保命集》云：脾不能行气于四脏，结而不散则为痞。伤寒之痞，从外之内，故宜苦泻；杂病之痞，从内之外，故宜辛散。

大黄二两　黄连　黄芩各一两　附子一枚，炮去皮，破，别煮取汁

此足太阳、手少阴药也。吴鹤皋曰：心下痞，故用三黄以泻痞；恶寒汗出，故用附子以固阳。非三黄不能去痞热，无附子恐三黄益损其阳，寒热并用，斯为有制之兵矣。喻嘉言曰：此邪热既甚，真阳复虚之证，故于三黄汤内加附子汁，共成倾痞之功。《金匮》有大黄附子汤，亦同此意。大黄、细辛各二两，附子一枚炮，治胁下偏痛，发热，脉弦紧。此寒也，以温药下之。阳中有阴，当以温药下其寒，后人罕识其指。有用寒药而治热痞，大黄、黄连之类也；有阴阳不和而痞，用寒热药者，大黄、黄连加附子之类也；有阴盛阳虚而痞，用辛热多而寒药少者，半夏、生姜、甘草泻心之类也。经又曰：伤寒大下后，复发汗，心下痞，恶寒者，表未解也，当先解表，乃可攻痞。解表桂枝汤，攻里大黄黄连泻心汤。经又曰：本以下之，故心下痞。与泻心汤，痞不解，口渴而烦躁，

小便不利者，五苓散主之，此有停饮故也。李东垣曰：酒积杂病，下之太过，亦作痞伤。盖下多亡阴，阴者脾胃水谷之阴也，胸中之气因虚下陷于心之分野，故致心下痞，宜升胃气，以血药兼之。若全用气药导之，则痞益甚，甚而复下之，气愈下降，必变为中满膨胀，非其治也。按脾无积血，心下不痞，故须兼血药。

本方去附子，名三黄泻心汤见前；再去黄芩，名大黄黄连泻心汤仲景，治伤寒心下痞，按之濡音软，关上脉浮。沉为实热，浮为虚热。经曰：按之自濡，但气痞耳。周扬俊曰：以非痰饮结聚，故无取半夏、生姜也。《活人》云：结胸与痞，关脉须皆沉。若关脉浮而结者，三黄以泻肝。李时珍曰：仲景治心气不足，吐衄血者，用泻心汤，实泻心包、肝、脾、胃四经血中之伏火也。又治心下痞满，按之软者，用泻心汤，亦泻脾胃之湿热，非泻心也。病发于阴，而反下之，则痞满，乃寒伤营血，邪结上焦。胃之上脘在心，故曰泻心。经曰：太阴所至为痞满。又曰：浊气在上，则生䐜胀。是已病发于阳，而反下之，则结胸，乃邪热陷入血分，亦在上脘，故大陷胸汤丸皆用大黄，亦泻脾胃血分之邪而散其热也。若结胸在气分，只用小陷胸汤；痞满在气分，只用半夏泻心汤。按发阳发阴诸解不同，终成疑案。李氏则以寒伤为阴病，热陷为阳病，然仲景所用皆寒药，未尝有所分也，周扬俊则谓总属下早致然，似为近理。

半夏泻心汤 伤寒虚痞 仲景

治伤寒下之早，胸满而不痛者为痞，身寒而呕，饮食不下，非柴胡证。经曰：伤寒五六日，呕血发热，柴胡证具，而以他药下之，柴胡证仍在者，复与柴胡汤。此虽已下之，不为逆，必蒸蒸而振，却发热汗出而解。若心下满而硬痛者，此为结胸也，大陷胸汤主之；若满而不痛者，此为痞，柴胡不中与也，宜半夏泻心汤。凡用泻心者，皆属误下之证，非传经热邪也。

半夏半升　黄连一两　黄芩　甘草炙　人参　干姜各三两　大枣十二枚

此手少阴、足太阴药也。成氏曰：否而不泰为痞。苦先入心，泻心者必以苦，故以黄连为君，黄芩为臣，以降阳而升阴也；辛走气，散痞者必以辛，故以半夏、干姜为佐，以分阴而行阳也；欲通上下，交阴阳者，必和其中，故以人参、甘草、大枣为使，以补脾而和中已下之后，脾气必虚，则痞热消而大汗以解矣。旧注云：此方药味，盖本理中、人参、黄芩汤方。王海藏曰：外证全是下证，而脉反细不可下者，泻心汤主之。脉有力者黄连泻心汤，脉无力者半夏泻心汤。喻嘉言曰，诸泻心汤原以涤饮，此证因呕，故推半夏为君。程郊倩曰：痞虽虚邪，然表气入里，怫郁于心阳之分，寒亦成热矣，寒已成热，则不能外出，而热非实秽，又不能下行，唯用苦寒从其部而泻之，仍虑下焦之阴邪上入，兼辛热以温之，阴阳两解，不攻痞而痞自散，所以寒热互用。若阴痞不关阳郁，即郁而未成热，只是上下阴阳部分拒格而成，泻心之法概不可用也。又曰：人皆曰汗多亡阳，不知下多亦亡阳，以亡阴中之阳，故曰亡阴耳。下焦之阳骤虚，气必上逆，则上焦之阳反因下而成实，以火气不下行故也。治多泻上补下，心君得苦寒而安，则反能从阳引之入阴，故芩、连、栀子泻亦成补。若汗下相因，有虚无实，温补犹恐不足，前法一无所用矣。

本方除人参，再加甘草一两，合前四两，名甘草泻心汤仲景，治伤寒中风，医反下之，下利谷不化，腹中雷鸣，心下痞硬而满，干呕心烦，医复下之，其痞益甚。此非结热，但以胃虚客气上逆，故使硬也。为下后里虚胃弱，内损阴气，故加甘草以和中益胃，复真阴，退虚热。大要痞满下利者为虚，便闭者为实。按甘草，甘令人满，故中满证忌之。而《别录》、甄权并云甘草能除满，以脾健运则满除也。观仲景用以消痞，岂非取其散满哉？又按此乃伤寒之下利肠鸣也，杂证肠鸣亦多属脾胃虚，经云脾胃虚则肠鸣腹满，又云中气不足，肠为之苦鸣，宜参、术补剂加甘草、芩、连、枳实、干姜等。丹溪又曰：腹中水鸣，乃火激动其水也，宜二陈汤加芩、连、栀子。李梴曰：自利，旧分阴证阳证，又分协热协寒，而治法相同。阳证下利，亦必里虚而表热乘之，虽太阳初证下利亦然，与表邪传里协热下利无异。至于阴即协寒，其证尤显，所以云阳证下利，误温则发黄出斑而死。此等支离处，尤当详辨。本方加生姜四两，名生姜泻心汤仲景，治汗解后胃中不和，心中痞硬，干噫嗳同食臭，完谷不化，胁下有水气，腹中雷鸣下利。客气上逆，伏饮搏膈，故痞硬；中气不和，故干嗳；胃虚火盛，邪热不杀谷，故完谷不化；胁下有水气，土弱不能制水，故腹中雷鸣下利。谓之协热利，为汗后胃虚，外损阳气，故加生姜以散邪涤饮，益胃复阳。刘河间曰：泻而水谷变色者为热，不变色而澄彻清冷者为寒。若肛门燥涩，小便黄赤，水谷虽不变，犹为热也。此由火性急速，食下即出，无容克化，所谓邪热不杀谷也。本方除黄芩、大枣，加枳实、厚朴、麦芽、白术、茯苓，蒸饼糊丸，名枳实消痞丸东垣。别见消导门。

白虎汤 肺胃实热　仲景

治伤寒脉浮滑，表有热，里有寒浮为在表，滑为在里。里寒指伤寒，即病热之本因也，及三阳合病，脉浮大，腹满身重，难以转侧，口不仁而面垢，谵语遗尿，发汗则谵语，下之则头上生汗，手足逆冷，自汗出者。腹满身重，口不仁，谵语，阳明证也；面垢，少阳证也；遗尿，太阳证也。三证之中，阳明为多，属表里有邪。发表则燥热益甚，故谵语；攻里则阴气下竭而虚阳上脱，必额汗出而手足逆冷。若自汗出者，三阳热甚也，与此汤以解内外之热。通治阳明病脉洪大而长，不恶寒反恶热，头痛自汗，口渴舌胎，目痛鼻干，不得卧，心烦躁乱，日晡潮热，或阳毒发斑，胃热诸病。邪热盛，故脉洪大；热在表而浅，邪恶正，故恶寒；热入里而深，邪甚无畏，故不恶寒反恶热。中风有汗，伤寒无汗，传入阳明则有汗，谓之热越，故阳明病法多汗。里热，故作渴；阳明主肌肉，故肌热；脉交额中，故目痛；脉挟鼻，金燥，故鼻干；胃不和，故卧不安。人之阳气，昼日行阳二十五度，平旦属少阳，日中属太阳，日晡属阳明。伤寒证中，日晡潮热为胃实，无虚证。胃热失下，则发斑。

石膏一斤　知母六两　甘草二两　粳米六合　先煮石膏数十沸味淡难出，再投药、米，米熟汤成，温服。

此足阳明、手太阴药也。热淫于内，以苦发之，故以知母苦寒为君；热则伤气，必以甘寒为助，故以石膏为臣石膏、滑石味皆甘寒，凡药带甘者皆泻中有补；津液内烁，故以甘草、粳米甘平益气缓之，为使，不致伤胃也。又烦出于肺，躁出于肾，石膏清肺而泻胃火，知母清肺而泻肾火，甘草和中而泻心脾之火，或泻其子肺，或泻其母心，不专治阳明气分热也。石膏、甘草不但清里，兼能发表，然必实热方可用。或有血虚身热，脾虚发热，及阴盛格阳，面赤烦躁，类白虎汤证，误投之，不可救也。按白虎证脉洪大有力，类白虎证脉大而虚，以此为辨。又按：阴盛格阳、阳盛格阴二证，至为难辨。盖阴盛极而格阳于外，外热而内寒，阳盛极而格阴于外，外冷而内热，经所谓重阴必阳，重阳必阴，重寒则热，重热则寒是也。当于小便分之，便清者，外虽燥热而中必寒，便赤者，外虽厥冷而内实热。再看口中燥润及舌胎浅深，盖舌为心苗，应南方火，邪在表则未生胎，邪入里，津液搏结则生胎，而滑胎白者，丹田有热，胸中有寒，邪在半表半里也。热入渐深则燥而涩，热聚于胃则黄，宜承气及白虎。若热病口干舌黑，乃肾水刑于心，火热益深而病笃矣。然亦有胎黑属寒者，舌无芒刺，口有津液也，又当用温补之剂，尤宜细辨。李东垣曰：邪在阳明，肺受火克，故用辛寒以清肺，所以有白虎之名。白虎，西方金神也。吴鹤皋曰：如秋金之令行，则夏火之炎退。成氏曰：立秋后不可服，为大寒之剂。易老曰：有是病则投是药，苟拘于时，何以措手？若以白虎为大寒，承气又何以行于冬令乎？太阳发热，无汗而渴，忌白虎，表未解也；阳明汗多而渴，忌五苓，猪苓，津液大耗也。

本方加人参三两，名人参白虎汤仲景，治伤寒渴欲饮水，无表证者白虎解热，人参生津。凡身发热，为热在表；渴欲饮水，为热在里；身热饮水，表里俱有热；身凉不渴，表里俱无热。欲饮水者，不可不与，不可过与。恣饮则有水结胸，心下悸，喘咳哕噎，肿胀癃秘，下利诸变证，亦治伤寒无大热，口燥渴心烦，背微恶寒者背为阳，背恶寒口中和者，少阴病也，宜附子汤。今热未退而微恶寒，为表未全罢，尚属太阳，然燥渴心烦为里热已炽，与白虎汤解表邪清里热，加人参补气生津。太阳病在表，故恶寒；少阳在半表半里，亦微恶寒；阳明在里，故不恶寒，反恶热，间有恶寒者，与太阳合病也。许叔微曰：仲景云：伤寒吐下后，七八日不解，表里俱热，大渴躁烦者，白虎加人参汤主之。又云：脉浮滑，此表有热里有寒，白虎加人参汤主之。又云：伤寒脉浮，发热无汗，其表不解，不可与白虎。林亿校正谓于此表里差矣，予谓不然。大抵白虎能除伤寒中渴，表里发热。前后二证，或云表里俱热，或云表热里寒，皆可服之。一种发热无汗，其表不解，全是麻黄与葛根证，安可行白虎也。亦治太阳中暍音谒，暑也，身热汗出，恶寒足冷，脉微而渴身热恶寒为在表，足冷脉微又不可表，亦治火伤肺胃，传为膈消。喻嘉言曰：肺消以地黄丸，治其血分；肾消以白虎汤，治其气分。病不能除，医之罪也。本方加苍术，名白虎加苍术汤，治湿温脉沉细者沉细属湿。先受暑后受湿，暑湿相搏，名湿温。其证胫冷腹满，头痛身痛，多汗，渴而谵语。李东垣曰：动而伤暑，火热伤气，辛苦之人多得之，宜人参白虎汤；静而伤暑，湿胜身重，安乐之人多得之，宜白虎苍术汤。本方加桂枝，名桂枝白虎汤《金匮》，治温疟但热无寒，骨节疼痛，时呕。本方加柴胡、黄芩、半夏，名柴胡石膏汤，治暑嗽喘渴。本方除粳米，加人参，名化斑汤，治胃热发斑，脉虚者。

竹叶石膏汤　肺胃虚热　仲景

治伤寒解后，虚羸少气，气逆欲吐。伤寒解后，余热未尽，津液不足，故虚羸少气；虚热上逆，故欲吐。亦治伤暑发渴脉虚。

竹叶二把　石膏一斤　人参三两　甘草炙，二两　麦冬一升　半夏半升　粳米半升　加姜，煎。

此手太阴、足阳明药也。竹叶、石膏之辛寒，以散余热竹叶能止喘促，气逆上冲；人参、甘草、麦冬、粳米之甘平，以益肺安胃，补虚生津；半夏之辛温，以豁痰止呕。故去热而不损其真，导逆而能益其气也。

又方：竹叶、石膏、木通、薄荷、桔梗、甘草，亦名竹叶石膏汤，治胃实火盛而作渴。李士材曰：阳明外实，则用柴、葛以解肌；阳明内实，则用承气以攻下。此云胃实，非有停滞，但阳焰胜耳。火旺则金困，故以竹叶泻火，以桔梗救金，薄荷升火于上，木通泻火于下，甘草、石膏直入戊土而清其中，三焦火平，则炎蒸退而津液生矣。外实经也，内实腑也，戊土胃也。

升阳散火汤 火郁　东垣

治肌热表热，四肢发热，骨髓中热，热如火燎，扪之烙手，此病多因血虚得之，及胃虚过食冷物，抑遏阳气于脾土，并宜服此。脾主四肢，四肢热，即五心烦热也。火性上行，若郁而不达，则反以销烁真阴，而肌肤筋骨皆为之热也。若饮食填塞至阴，则清阳不得上行，故不能传化也。经曰：火郁发之。至阴，脾也。

柴胡八钱　防风二钱五分　葛根　升麻　羌活　独活　人参　白芍各五钱　炙甘草三钱　生甘草二钱　每服五钱，加姜、枣，煎。

此手足少阳药也。柴胡以发少阳之火，为君；升、葛以发阳明之火，羌、防以发太阳之火，独活以发少阴之火，为臣，此皆味薄气轻上行之药，所以升举其阳，使三焦畅遂而火邪皆散矣；人参、甘草益脾土而泻热，芍药泻脾火而敛阴，且酸敛甘缓，散中有收，不致有损阴气，为佐使也。吴鹤皋曰：经曰少火生气，天非此火不能生物，人非此火不能有生，扬之则光，遏之则灭。今为饮食抑遏，则生道几乎息矣。使清阳出于上窍，则浊阴自归下窍，而饮食传化无抑遏之患矣。东垣圣于脾胃，治之必主升阳。俗医知降而不知升，是扑其少火也，安望其卫生耶？又曰：古人用辛散者必用酸收，故桂枝汤中亦用芍药，犹兵家之节制也。降，谓泻也。

本方除人参、独活，加葱白，名火郁汤，治同。火郁者，内热外寒，脉沉而数。火郁无焰，故外寒；沉为在里，沉而数，知为内热也。

陶节庵升阳散火汤：人参、白术、茯神、甘草、陈皮、麦冬、当归、芍药、柴胡、黄芩，加姜、枣，金器煎，治伤寒叉手冒心，寻衣摸床，谵语昏沉，不省人事。节庵曰：俗医不识，误认风证，不知此乃肝热乘肺，元气虚衰，不能主持，名撮空证。小便利者可治。有痰，加姜炒半夏；大便燥实，谵语发渴，加大黄；泄泻，加白术、升麻。太阳虚，故叉手自冒其心；热昏其神，故寻衣摸床。小便利，则肺气犹降，膀胱犹能化气，而肾水未枯，故可治。昂按：此病非升散之证，方中仅柴胡一味，难尽升散之名，而节庵以此名方何欤？

凉膈散　上中二焦火　《局方》

治心火上盛，中焦燥实，烦躁口渴，目赤头眩，口疮唇裂，吐血衄血，大小便秘，诸风瘛疭，胃热发狂，及小儿惊急，痘疮黑陷。上证皆上中二焦之火为之患也。

连翘四两　大黄酒浸　芒硝　甘草各二两　栀子炒黑　黄芩酒炒　薄荷各一两　为末，每服三钱，加竹叶、生蜜，煎。

此上中二焦泻火药也。热淫于内，治以咸寒，佐以苦甘，故以连翘、黄芩、竹叶、薄荷升散于上，而以大黄、芒硝之猛利推荡其中，使上升下行，而膈自清矣；用甘草、生蜜者，病在膈，甘以缓之也。李东垣曰：易老法减大黄、芒硝，加桔梗、竹叶，治胸膈与六经之热。以手足少阳俱下胸膈，同相火游行一身之表，乃至高之分，故用舟楫之剂浮而上之，以去胸膈六经之热也。重病用前方，轻者用此方。喻嘉言曰：按中风证，大势风木合君相二火主病，古方用凉膈散居多，如转舌膏，用凉膈散加菖蒲、远志，活命金丹，用凉膈散加青黛、蓝根。盖风火上炎胸膈，正燎原之地，所以清心宁神，转舌、活命、凉膈之功居多，不可以宣通肠胃轻訾之也。按转舌膏散心经之蕴热，活命丹散肝经之郁火也。潘思敬曰：仲景调胃承气汤，后人一变，加连翘、栀子、黄芩、薄荷，谓之凉膈散，至河间又变，加川芎、归、芍、白术、防风、荆芥、麻黄、桔梗、石膏、滑石，谓之防风通圣散是也，古之复方也。桔梗为药中舟楫。

当归龙荟丸　肝胆火　《宣明》

治一切肝胆之火，神志不宁，惊悸搐搦，躁扰狂越，头运目眩，耳鸣耳聋，胸膈痞塞，咽嗌不利，肠胃燥涩，两胁痛引少腹，肝移热于肺而咳嗽。肝属风木，主筋，主怒，主惊，故搐搦惊狂皆属肝火；目为肝窍，胆脉络于耳，二经火盛，故目眩耳鸣；心脉挟咽历膈，肾脉贯膈循喉咙，水衰火盛，故膈咽不利；两胁少腹皆肝胆经所循，故相引而痛。五脏六腑皆有咳，然必传以与肺，肝之移邪则为肝咳。亦治盗汗。盗汗属热，此与当归大黄汤同意。

当归酒洗　龙胆草酒洗　栀子炒黑　黄连炒　黄柏炒　黄芩炒，各一两　大黄浸酒　青黛水飞　芦荟各五钱　木香二钱　麝香五钱　蜜丸，姜汤下。

此足厥阴、手足少阳药也。肝木为生火之本，肝火盛则诸经之火相因而起，为病不止一端矣，故以龙胆、青黛直入本经而折之，而以大黄、芩、连、柏通平上下三焦之火也黄芩泻肺火，黄连泻心火，黄柏泻肾火，大黄泻脾胃火，栀子泻三焦火；芦荟大苦大寒，气臊入肝，能引诸药同入厥阴，先平其甚者，而诸经之火无不渐平矣；诸药苦寒已甚，当归辛温，能入厥阴，和血而补阴，故以为君；少加木香、麝香者，取其行气通窍也。然非实火，不可轻投。

龙胆泻肝汤　肝胆火　《局方》

治肝胆经实火湿热，胁痛耳聋，胆溢口苦，筋痿阴汗，阴肿阴痛，白浊溲血。胁者，肝胆之部也，火盛，故作痛；胆脉络于耳，故聋；肝者，将军之官也，谋虑出焉，胆者，中正之官也，决断出焉，胆虚，故谋虑而不能决，胆气上溢，故口为之苦；肝主筋，湿热胜，故筋痿；肝脉络于阴器，故或汗或肿或痛；白浊溲血，皆肝火也。

龙胆草酒炒　黄芩炒　栀子酒炒　泽泻　木通　车前子　当归酒洗　生地黄酒炒　柴胡　甘草生用

此足厥阴、少阳药也。龙胆泻厥阴之热肝，柴胡平少阳之热胆，黄芩、栀子清肺与三焦之热以佐之；泽泻泻肾经之湿，木通、车前泻小肠、膀胱之湿以佐之；然皆苦寒下泻之药，故用归、地以养血而补肝，用甘草以缓中而不使伤胃，为臣使也。东垣无黄芩、栀子、甘草，亦名龙胆泻肝汤，治前阴热痒臊臭此因饮酒，风湿热合于下焦为邪。厥阴肝脉络于阴器，柴胡入肝为引；泽泻、车前、木通利小便，亦除臊气，所谓在下者因而竭之；生地、龙胆苦寒，以泻湿热；肝主血，当归以滋肝血不足也。一方除当归、生地、木通、泽泻、车前，加人参、五味、天冬、麦冬、黄连、知母，亦名龙胆泻肝汤，治筋痿挛急，口苦爪枯，亦治前证。加人参者，扶土所以抑木；用二冬、五味者，清金亦以平木，润燥所以养筋；用黄连、知母者，上以泻心火，下以泻肾火，一为肝子，一为肝母也。

左金丸 肝火 又名茱连丸

治肝火燥盛，左胁作痛，吞酸吐酸，筋疝痞结。肝火盛，则胁痛；吞酸吐酸，亦由肝火上干肺胃，从木之化，故酸；厥阴之脉络阴器，寒湿干之，则成筋疝；肝木过盛，克制脾土，则成痞结。亦治噤口痢，汤药入口即吐。本方加糯米一撮，浓煎，但得三匙下咽，即不复吐矣。

黄连六两，姜汁炒　吴茱萸一两，盐水泡　水丸。

此足厥阴药也。肝实则作痛，心者肝之子，实则泻其子，故用黄连泻心清火为君，使火不克金，金能制水，则肝平矣；吴茱辛热能入厥阴肝，行气解郁，又能引热下行，故以为反佐。一寒一热，寒者正治，热者从治以热治热，从其性而治之，亦曰反治，故能相济以立功也。肝居于左，肺处于右，左金者，谓使金令得行于左而平肝也。李东垣曰：《病机》曰：诸呕吐酸，皆属于热。此上焦受外来客邪也。以杂病论之，呕吐酸水者，甚则酸水浸其心，次令牙酸不能相对，以大辛热剂疗之必减，若以《病机》作热攻之误矣。或问：吞酸《素问》以为热，东垣以为寒，何也？丹溪曰：吐酸与吞酸不同，吐酸，吐出酸水如醋，平时津液随上升之气郁而成积，湿中生热，故随木化，遂作酸味，非热而何？其有郁之久，伏于肠胃之间，咯不得上，咽不得下，肌表得风寒，则内热愈郁，而酸味刺心，肌表温暖，腠理开发，或得香热汤丸，津液得行，亦可暂解，非寒而何？《素问》言热，言其本也；东垣言寒，言其末也。予尝治吞酸，用黄连、茱萸制炒，随时令迭为佐使，苍术、茯苓为辅，汤浸，蒸饼为丸，吞之，仍教粝食蔬果自养，则病易安。丹溪之论亦未畅尽，总之此证有寒有热，不可执一。戴氏曰：房劳肾虚之人，胸膈多有隐痛，此肾虚不能纳气，气虚不能生血之故。气与血犹水也，盛则流畅，虚则鲜有不滞者，所以作痛，宜破故纸之类补肾，芎、归之类补血。若作寻常胁痛治则殆矣。

本方加炒芩、苍术、陈皮，亦名茱连丸，治同。本方加芍药等分，为丸，名戊己丸，治热痢热泻热泻者，粪便黄，肛涩也。戊为胃土，己为脾土，加芍药伐肝泻木，使不克脾土。本方除吴茱萸，加附子一两，名连附六一汤，治胃脘痛，寒因热用也。本方用黄连一味，吴茱萸汤浸一宿，为丸，名抑青丸，大泻肝火，治左胁作痛。单黄连煎服，名泻心汤，治心热。

泻青丸 肝火 钱乙

治肝火郁热，不能安卧，多惊多怒，筋痿不起，目赤肿痛。肝属风木，木盛生火，故发热多甚于寅卯木旺之时，按之在肉之下，骨之上，为肝热；肝胆之经行于两胁，风火干之，故卧不安；肝在志为怒，故多怒；肝虚胆怯，故多惊；肝主筋，逢热则纵，故痿；目为肝窍，风热发于目，故肿痛。

龙胆草 山栀炒黑 大黄酒蒸 川芎 当归酒洗 羌活 防风等分 蜜丸，竹叶汤下。

此足厥阴、少阳药也。肝者将军之官，风淫火炽，不易平也。龙胆、大黄苦寒味厚，沉阴下行，直入厥阴而散泻之，所以抑其怒而折之使下也；羌活气雄，防风善散，故能搜肝风而散肝火，所以从其性而升之于上也；少阳火郁多烦躁，栀子能散三焦郁火，而使邪热从小便下行；少阳火实多头痛目赤，川芎能上行头目而逐风邪，且川芎、当归乃血分之药，能养肝血而润肝燥血虚，故肝燥，肝燥，故多怒多惊，又皆血中气药，辛能散而温能和，兼以培之也。一泻、一散、一补，同为平肝之剂，故曰泻青。五脏之中，惟肝尝有余，散之即所以补之，以木喜条达故也，然必壮实之人方可施用。余子容曰：时医多执肝常有余之说，举手便云平肝。按《圣济经》云：原四时之所化始于木，究十二经之所养始于春。女子受娠一月，是厥阴肝经养之。肝者，乃春阳发动之始，万物生化之源，故戒怒养阳，使先天之气相生于无穷，是摄生之切要也，不可泥于前说。昂按：此说本之《内经·六节脏象论》，曰：所谓得五行四时之胜，各以气命其脏，求其胜也。皆归始春，盖春属肝木，乃吾身升生之气，此气若有不充，则四脏何所禀承？如春无所生，则夏长秋收冬藏者何物乎？五行之中，惟木有发荣畅茂之象，水火金土皆无是也。花果茜葱艳丽而可爱，结果成实，食之以全生，皆此木也。使天地而无木，则世界黯淡，其无色矣。由是言之，培之养之尤恐不暇，而尚欲翦之伐之乎？故养血和肝，使火不上炎，则心气和平而百骸皆理，不特养身之要道，亦养德之切务也。昂又按：世医多云肝有泻无补，不知六味地黄丸、七宝美髯丹等剂皆补肝之药也，人特习而不察耳。《外台秘要》曰：五行五脏皆互相生，肝虽处中，而为脏首，位在甲乙，怀养怀仁，故应春而生也，为心之母，余脏循次而生焉。心为主，主神，四脏为四鄙，四鄙有忧，主必怀忧，四鄙和平，则主有悦，悦则营卫不错，忧则经络患生。心不受邪，所病者惟忧乐能致也。肺为风府，呼吸之门，诸脏紊乱，气息皆形，谁能出不由户耳？若风热盛，心忧则头痛，过忧则心烦，寒盛必热，热盛必寒，倚伏之道也。但平风热，抑狂邪，而营卫自然通泰矣。

泻黄散 脾火

治脾胃伏火，口燥唇干，口疮口臭，烦渴易饥，热在肌肉。口为脾窍，唇者脾之外候。口燥唇干，口疮口臭，皆属脾火。脾热，故烦渴易饥，病名中消。脾主肌肉，故热在肉分，轻按重按皆不热，不轻不重乃得之，遇夜尤甚者，为脾热实热，宜此汤及调胃承气；虚热，宜补中益气汤。按面上热，身前热，一身尽热，狂而妄言妄见，皆足阳明；肩背热及足外臁胫踝后热，皆足太阳；口热舌干，中热而喘，足下热而痛，皆足少阴；肩上热，项似拔，耳前热若寒，皆手太阳；身热肤痛，手少阴；洒淅寒热，手太阴；掌中热，手太阴、少阴、厥阴；热而筋纵不收，阴痿，足阳明、厥阴。又曰：胃居脐上，胃热则脐以上热；肠居脐下，肠热则脐以下热；肝胆居胁，肝胆热则胁亦热；肺居胸背，肺热则胸背亦热；肾居腰，肾热则腰亦热。可类推也。

防风四两　藿香七钱　山栀炒黑，一两　石膏五钱　甘草二钱　上末，微炒香，蜜酒调服。

此足太阴、阳明药也。山栀清心肺之火，使屈曲下行，从小便出，藿香理脾肺之气，去上焦壅热，辟恶调中；石膏大寒泻热，兼能解肌，甘草甘平和中，又能泻火；重用防风者，取其升阳能发脾中伏火，又能于土中泻木也。木盛克土，防风能散肝火。吴鹤皋曰：或问：脾中伏火，何以不用黄连？余曰：燥矣。又问：既恶燥，何以用防风？余曰：东垣有言，防风乃风药中润剂也。李东垣曰：泻黄散非泻脾也，脾中泻肺也。实则泻其子，以脾为生肺之上源，故用石膏、栀子之类。

钱乙泻黄散：白芷、防风、升麻、枳壳、黄芩各钱半，石斛一钱二分，半夏一钱，甘草七分，治同前证，或唇口皱瞤燥裂。脾之华在唇。瞤，动也，风也；皱裂，火也。白芷、升麻皆阳明药，防风祛风而散脾火，燥在唇口，故从其性而升发之也；黄芩泻中上之热，枳壳利中上之气；半夏能燥能润，发表开郁，石斛清脾平胃，退热补虚；甘草和脾，兼能泻火，亦火郁发之之义也。治口病诸药：脾热则口甘，生地、芍药、黄连泻脾，神曲、莱菔消食郁；肝热则口酸，黄连、龙胆泻肝；心热则口苦，柴胡、龙胆、黄芩、黄连泻心；肺热则口辛，黄芩、栀子泻肺，芍药泻脾，麦冬清心；肾热则口咸，知母、乌鲗骨泻肾；胃热则口淡，茯苓、白术、半夏、生姜燥脾胜湿；口涩，黄芩泻火，葛根生津，防风、薄荷疏风，瓜蒌、茯苓行痰。

清胃散 胃火牙痛　东垣

治胃有积热，上下牙痛，牵引头脑，满面发热，其牙喜寒恶热，或牙龈溃烂，或牙宣出血，或唇口颊腮肿痛。足阳明胃脉循鼻外，入上齿中，挟口环唇，循颊车，上耳前，主上牙龈，喜寒饮而恶热；手阳明大肠脉上颈贯颊，入下齿，侠口，主下牙龈，喜热饮而恶寒。足阳明别络脑，故脑痛；阳明之脉营于面，故面热；二经热盛，故唇口齿颊病而肿痛也。齿为骨属肾，牙宣，牙龈出血或齿缝出血也，亦名齿衄，乃肾病。若血多而涌出不止，为阳明热盛，以阳明多气多血也。唇属脾胃大肠经，燥则干，热则裂，风则瞤，寒则揭，若肿皱裂如蚕茧，名曰茧唇。唇舌者，肌肉之本也。人中平满者，为唇反，唇反者肉先死。面寒者，为阳明经气不足。

生地黄　牡丹皮　黄连　当归　升麻　一方加石膏。

此足阳明药也。黄连泻心火，亦泻脾火，脾为心子，而与胃相表里者也；当归和血，生地、丹皮凉血，以养阴而退阳也；石膏泻阳明之大热，升麻升阳明之清阳，清升热降，则肿消而痛止矣。薛新甫曰：湿热盛而牙痛者，承气汤，轻者清胃散；大肠热而龈肿痛者，清胃散，甚者调胃汤；六郁而痛者，越鞠丸；中气虚而痛者，补中益气汤；思虑伤脾而痛者，归脾汤；肾经虚热而痛者，六味丸；肾经虚寒而痛者，还少丹，重则八味丸；其属风热者，独活散、茵陈散；风寒入脑者，羌活附子汤。当临时制宜。附独活散：独活、羌活、川芎、防风各五钱，细辛、荆芥、薄荷、生地各二钱，每服三钱。

甘露饮 胃中湿热 《局方》

治胃中湿热，口臭喉疮，齿龈宣露，及吐衄齿血。胃之窍在口，其脉上齿挟鼻。湿热内盛，故口臭口疮；阳热拂郁胃中，越出于口鼻，故吐血衄血。齿属少阴肾，龈属阳明胃，二经有热，则齿龈齿缝出血，名齿衄，或牙龈袒脱，齿龈宣露也。

生地黄　熟地黄　天冬　麦冬　石斛　茵陈　黄芩　枳壳　枇杷叶　甘草等分　每服五钱。一方加桂、苓，名桂苓甘露饮。《本事方》加犀角，云如此甚有道理。犀角凉心泻肝，清胃中大热。

此足阳明、少阴药也。烦热多属于虚，二地、二冬、甘草、石斛之甘，治肾胃之虚热，泻而兼补也；茵陈、黄芩之苦寒，折热而去湿；火热上行为患，故又以枳壳、枇杷叶抑而降之也。

河间桂苓甘露饮：滑石四两、石膏、寒水石、甘草各二两，白术、茯苓、泽泻各一两，猪苓、肉桂各五钱，每服五钱。治中暑受湿，引饮过多，头痛烦渴，湿热便秘此亦五苓、六一之合剂也，以清六腑之热。张子和去猪苓，减三石一半，加人参、干葛各一两，藿香五钱，木香一分，每服三钱，亦名桂苓甘露饮，治伏暑烦渴，脉虚水逆。渴欲饮水，水入即吐，名水逆。

泻白散 肺火 钱乙

治肺火皮肤蒸热，洒淅寒热，日晡尤甚，喘嗽气急。皮肤蒸热，肺主皮毛也；洒淅寒热，邪在肤腠也；日晡尤甚，金旺于酉也；肺苦气上逆，故咳嗽喘急；轻按即得，重按全无，是热在皮毛，日西尤甚为肺热。

桑白皮 地骨皮各一钱 甘草五分 粳米百粒 易老加黄连。

此手太阴药也。桑白皮甘益元气之不足，辛泻肺气之有余，除痰止嗽性善行水泻火，故能除痰，痰除则嗽止，地骨皮寒泻肺中之伏火，淡泄肝肾之虚热，凉血退蒸肝木盛能生火，火盛则克金。肾为肺子，实则泻其子；甘草泻火而益脾，粳米清肺而补胃土为金母，虚则补其母，并能泻热从小便出。肺主西方，故曰泻白。李时珍曰：此泻肺诸方之准绳也。泻白散泻肺经气分之火，黄芩一物汤、丹溪青金丸泻肺经血分之火。清金丸即黄芩炒为末，水丸。

本方加人参、五味、茯苓、青皮、陈皮，亦名加减泻白散东垣，治咳嗽喘急呕吐。本方加知母、黄芩、桔梗、青皮、陈皮，亦名加减泻白散《宝鉴》，治咳而气喘，烦热口渴，胸膈不利。本方除甘草、粳米，加黄芩、知母、麦冬、五味、桔梗，亦名加减泻白散罗谦甫，治过饮伤肺，气出腥臭，唾涕稠粘，嗌喉不利，口苦干燥。原文云：桑皮、地骨味苦微寒，降肺中伏火而补气，为君；黄芩、知母苦寒，治气出腥臭，清金利气，为臣；五味酸温，以收肺气，麦冬苦寒，治唾涕稠粘，口苦干燥，为佐；

桔梗辛温轻浮，治痰逆，利咽膈，为使也。

导赤散 心小肠火 钱乙

治小肠有火，便赤淋痛，面赤狂燥，口糜舌疮，咬牙口渴。心与小肠相表里，心热则小肠亦热，故便赤淋痛；心属君火，是五脏六腑火之主，故诸经之热，皆应于心，面赤烦躁，咬牙口渴，皆为心热也；舌为心苗，若心火上炎，薰蒸于口，则口糜舌疮；轻手按至皮毛之下肌肉之上则热，日中尤甚，是热在血脉，为心热。朱丹溪曰：五脏各有火，五志激之，其火随起。若诸寒病，必身犯寒气，口食寒物，非若诸火病自内作者。

生地黄　木通　甘草梢　淡竹叶等分　煎。

此手少阴、太阳药也。生地凉心血，竹叶清心气叶生竹上，故清上焦；木通降心火入小肠君火宜木通，相火宜泽泻，行水虽同，所用各别。君，心火也；相，肾火也，草梢达茎中而止痛便赤淋痛，以共导丙丁之火由小水而出也。小肠为丙火，心为丁火，心热泄小肠，釜底抽薪之义也。易老用导赤散合五苓散治口糜，神效。经曰：膀胱移热于小肠，膈肠不便，上为口糜。亦有用理中汤加附子者，因脾胃虚衰之火被逼上炎，故用参、术、甘草补其土，姜、附散其寒，则火得所助，接引退舍矣。《纲目》曰：心气热则上窜，宜导赤散；肾气虚则下窜，宜地黄丸。

莲子清心饮 心火淋浊 《局方》

治忧思抑郁，发热烦躁，或酒食过度，火盛克金，口苦咽干，渐成消渴遗精淋浊，遇劳即发，四肢倦怠，五心烦热，夜静昼甚，及女人崩带。烦躁遗精淋浊者，心虚而有热也；心火妄动，则不能下交于肾，故元精失守也；遇劳则发为劳淋，劳则动其心火也；昼偏热者，阳虚也；崩中由损伤冲任，气血俱虚，经曰阴虚阳搏谓之崩，由阴虚而阳搏之，血得热而妄行也；带者，病本于带脉而得名，赤属血，白属气，由阴虚阳竭荣气不升，卫气下陷，或湿痰湿热蕴积而下流也。

石莲肉　人参　黄芪　茯苓　柴胡各三钱　黄芩炒　地骨皮　麦冬　车前子　甘草炙，各二钱　空心服。

此手足少阴、足少阳、太阴药也。参、芪、甘草所以补阳虚而泻火东垣曰：参、芪、甘草泻火之圣药，助气化而达州都膀胱也，气化则能出；地骨退肝肾之虚热，柴胡散肝胆之火邪；黄芩、麦冬清热于心肺上焦，茯苓、车前利湿于膀胱下部，中以石莲清心火而交心肾，则诸证悉退也。

导赤各半汤　伤寒心热　节庵

治伤寒后，心下不硬，腹中不满，二便如常，身无寒热，渐变神昏不语，或睡中独语，目赤口干，不饮水，与粥则咽，不与勿思，形如醉人，名越经证。伤寒不硬不满，二便如常，病不在腑也；神昏睡语，不思食，形如醉人，此邪热传手少阴心，心火上而逼肺也。邪热入里，故目赤舌干；邪热在阴，故不渴。此证自足而传手经，故曰越经。

黄连　黄芩　犀角　知母　山栀　滑石　麦冬　人参　甘草　茯神　加灯心、姜、枣，煎。

此手少阴、太阴、太阳药也。陈来章曰：热入心经，凉之以黄连、犀角、栀子；心移热于小肠，泄之以滑石、甘草、灯心；心热上逼于肺，清之以黄芩、栀子、麦冬；然邪之越经而传于心者，以心神本不足也，故又加人参、茯神以补之。昂按：伤寒传邪手足，原无界限，故仲景亦有泻心数汤，而麻黄、桂枝，先正以为皆肺药也。此汤泻心肺之邪，热从小肠、膀胱出，故亦曰导赤，其与泻心异者，以无痞硬之证也。

普济消毒饮 大头天行 东垣

治大头天行，初觉憎寒体重，次传头面肿盛，目不能开，上喘，咽喉不利，口渴舌燥。俗云大头天行，亲戚不相访问，染者多不救。泰和间多有病此者，医以承气加蓝根下之稍缓，翌日如故，下之又缓，终莫能愈，渐至危笃。东垣视之，曰：夫身半以上，天之气也；身半以下，地之气也。此邪热客于心肺之间，上攻头而为肿盛，以承气泻胃中之实热，是为诛伐无过。病以适至其所为故，遂处此方，全活甚众，遂名普济消毒饮子。

黄芩酒炒　黄连酒炒，各五钱　陈皮去白　甘草生用　玄参各二钱　连翘　板蓝根　马勃　鼠粘子　薄荷各一钱　僵蚕　升麻各七分　柴胡　桔梗各二钱　为末，汤调，时时服之。或蜜拌为丸，噙化。一方无薄荷，有人参三钱。亦有加大黄治便秘者，或酒浸或煨用。

此手太阴、少阴、足少阳、阳明药也。芩、连苦寒，泻心肺之热，为君；玄参苦寒，橘红苦辛，甘草甘寒，泻火补气，为臣；连翘、薄荷、鼠粘辛苦而平，蓝根甘寒，马勃、僵蚕苦平，散肿消毒定喘，为佐；升麻、柴胡苦平，行少阳、阳明二经之阳气不得伸，桔梗辛温为舟楫，不令下行，为载也。此解本之东垣而稍加删润，然《十书》中无此方，见于《准绳》。

清震汤 雷头风 河间

治雷头风，头面疙瘩肿痛，憎寒壮热，状如伤寒。一云头如雷鸣风动作声也。李东垣曰：病在三阳，不可过用寒药重剂诛伐无过处，清震汤治之。三阳之气皆会于头额，从额至颠络脑后者属太阳，从额至鼻下面者属阳明，从头角下耳中、耳之前后者属少阳。

升麻　苍术各五钱　荷叶一枚

此足阳明药也。升麻性阳，味甘气升，能解百毒，苍术辛烈，燥湿强脾，能辟瘴疠，此《局方》升麻汤也；荷叶色青气香，形仰象震震仰盂为雷，述类象形以治之，能助胃中清阳上行。用甘温辛散药以升发之，使其邪从上越，且固胃气，使邪不传里也。

紫雪 一切火热 《局方》

治内外烦热不解，狂易叫走，发斑发黄，口疮脚气，瘴毒蛊毒，热毒药毒，及小儿惊痫。

黄金百两　寒水石　石膏　滑石　磁石水煮各三斤，捣，煎，去渣，入后药　升麻　元参各一斤　甘草炙，半斤　犀角　羚羊角　沉香　木香各五两　丁香一两，并捣剉，入前药汁中煎，去渣入后药　朴硝　硝石各二斤，提净，入前药汁中，微火煎，不住手将柳木搅，候汁欲凝，再加入后二味　辰砂三两，研细　麝香当门子一两二钱，研细，入前药拌匀　合成退火气，冷水调服，每一二钱。《本事方》无黄金。

此手足少阴，足厥阴、阳明药也。寒水石、石膏、滑石、硝石以泻诸经之火而兼利水，为君；磁石、玄参以滋肾水而兼补阴，为臣；犀角、羚角以清心宁肝，升麻、甘草以升阳解毒，沉香、木香、丁香以温胃调气，麝香以透骨通窍，丹砂、黄金以镇惊安魂，泻心肝之热，为佐使。诸药用气，硝独用质者，以其水卤结成，性峻而易消，以泻火而散结也。

人参清肌散　午前虚热

治午前潮热，气虚无汗。热发午前，阳虚而阴火乘之也；火燥热郁，故无汗。经曰：阳气有余为身热无汗，阴气有余为多汗身寒，阴阳有余则无汗而寒。按此有余乃病邪有余，即不足也。阴阳和则无病，过中则皆病也。经又曰阳盛生外热，阴盛生内寒，皆亢则为害，非真阴真阳盛也。

人参　白术　茯苓　甘草炙　半夏曲　当归　赤芍药　柴胡　干葛　加姜、枣，煎。

此足少阳、阳明药也。四君以补阳虚参、术、苓、草，归、芍以调阴血；半夏和胃而行痰，柴、葛升阳而退热。盖以甘温泻火甘温能退大热，酸寒活血汗即血也，辛甘解肌有汗宜实表，无汗宜解肌，此之无汗与伤寒无汗不同，故但解其肌热，而不必发出其汗也。

前药各一两，加黄芩五钱，每服三钱，加姜、枣煎，名人参散许叔微，治邪热客于经络，痰嗽烦热，头痛目昏，盗汗倦怠，一切血热虚劳。喻嘉言曰：此邪热浅在经络，未深入脏腑，虽用柴、葛之轻，全藉参、术之力以达其邪，又恐邪入痰隧，用茯苓、半夏兼动其痰，合之当归、赤芍、黄芩，并治其血中之热。止用三钱为剂，盖方成知约，庶敢用柴胡、干葛耳？此叔微一种苦心，特为发之。

白术除湿汤 午后发热　东垣

治午后发热，背恶风，四肢沉困，小便色黄，又治汗后发热。午后发热，热在阴分，阳陷阴中也；背为阳，腹为阴，背恶风者，阳不足也；脾主四肢，四肢沉困，湿胜而脾不运也；小便黄，湿兼热也；汗后而热不退，阳虚也。

人参　赤茯苓　甘草炙　柴胡各五钱　白术一两　生地黄　地骨皮　知母　泽泻各七钱　每服五钱。如有刺痛，加当归七钱；小便利，减苓、泻一半。

此足太阴、少阴、少阳药也。阳陷阴中，热在血分，故以生地滋其少阴，而以知母、地骨泻血中之伏火也；柴胡升阳以解其肌阳陷阴中，故以柴胡提出其阳，苓、泻利湿兼清其热；参、术、甘草益气助脾。气足阳升，虚热自退，脾运而湿亦除矣。方名除湿而治在退热，欲热从湿中而下降也。

清骨散 骨蒸

治骨蒸劳热。火炎水竭，真阴销铄，故肌骨之间蒸蒸而热也。李东垣曰：昼热夜静者，是阳气旺于阳分也；昼静夜热者，是阳气下陷入阴中也，名曰热入血室；昼热夜热，是重阳无阴也，当及泻其阳，峻补其阴。昼病则在气，夜病则在血。

银柴胡钱半　胡黄连　秦艽　鳖甲童便炙　地骨皮　青蒿　知母各一钱　甘草炙，五分

此足少阳、厥阴药也。地骨皮、黄连、知母之苦寒，能除阴分之热而平之于内，柴胡、青蒿、秦艽之辛寒，能除肝胆之热而散之于表；鳖阴类而甲属骨，能引诸药入骨而补阴；甘草甘平，能和诸药而退虚热也。

石膏散《外台》

治劳热骨蒸，四肢微瘦，有汗脉长者。劳热之证，不尽属阴虚，亦有阳邪入里，传为骨蒸，令人先寒后热，渐成羸瘦者。有汗，胃实也；脉长，阳明证也。

石膏研细，每夕新汲水服方寸匕，取热退为度。

此足阳明药也。石膏大寒质重，能入里降火，味辛气轻，能透表解肌，虽寒而甘能缓脾益气，火劳有实热者，非此不为功，故《外台秘要》、《名医录》皆载之。《玄珠》曰：五行六气，水特其一耳。一水既亏，岂能胜五火哉？医不知邪气未除，便用补剂，邪气得补，遂入经络，至死不悟。夫凉剂能清火养阴，热剂能补火燥水，理易明也。劳为热证明矣，尚可补乎？惟无热无积之人，脉微无力，方可补之。必察其胃中及右肾二火果亏后，用补剂可也。《证治要诀》云：治虚劳独用热药者，犹釜中无水而进火也，过用冷药者，犹釜下无火而添水也，非徒无益而反害之。

二 母 散

治肺劳有热，不能服补气之剂者。肺虚挟火，或咳嗽发热，阴虚已甚，再服补阳之药，则火益亢而阴愈亏，故有虽病虚劳不能服温补药者。

知母炒　贝母炒，等分　为末，服。古方二母各一两，加巴霜十粒，姜三片，临卧白汤嚼服，治咳嗽痰喘，必利下寒痰。

此手太阴药也。火旺铄金，肺虚劳热，能受温补者易治，不能受温补者难治，故又设此法以滋阴。用贝母化痰泻肺，知母滋肾清肺金，取其苦能泄热，寒能胜热，润能去燥也。二母皆润燥之药。

利膈汤　膈热咽痛　《本事》

治脾肺火热，虚烦上壅，咽痛生疮。十二经脉惟足太阳在表，别下项，不历膈咽，余经皆循喉咙历膈，或实热上攻，或虚火妄行，痰涎结聚，则成咽痛咽疮。实火宜升之散之，若虚火，宜用人参、姜、附辛热之药，多有过服寒凉而病反甚者。张子和曰：经何以言一阴一阳结为喉痹？盖君相二火独胜，则热结正络，故痛且速也。嗌干嗌痛，咽肿颔肿，舌本强，皆君火也，惟喉痹急速相火也。君火，人火也；相火，龙火也。

薄荷　荆芥　防风　桔梗　甘草　牛蒡子炒　人参等分　或为末，每服二钱。或加僵蚕其气清化，能散相火逆结之痰。

此手太阴、少阴药也。咽痛咽疮，由于火郁，桔梗、甘草，甘桔汤也，辛苦散寒，甘平除热，为清膈利咽之要药；加薄荷、荆芥、防风以散火除风，加牛蒡子以润肠解毒；火者元气之贼，正气虚则邪火炽，故又加人参以补虚退热。喻氏曰：此方清上焦壅热，全用辛凉轻清之味，不用苦寒下降之药，较凉膈散更胜。

甘桔汤 《金匮》名桔梗汤

治少阴咽痛喉痹，肺痈吐脓，干咳无痰，火郁在肺。手少阴心脉挟咽，足少阴肾脉循喉咙，火炎则痛。经曰：一阴一阳结，谓之喉痹。一阴少阴君火，一阳少阳相火也。肺痈者，《金匮》云热之所过血为之凝滞，蓄结痈脓，吐如米粥，始萌可救，脓成难治。火郁在肺，则干咳无痰。亦治心脏发咳，咳则心痛，喉中介介如梗状。

甘草二两　桔梗一两，或等分。王好古加法：失音，加诃子；声不出，加半夏；上气，加陈皮；涎嗽，加知母、贝母；咳渴，加五味；酒毒，加葛根；少气，加人参；呕，加半夏、生姜；吐脓血，加紫菀；肺病，加阿胶；胸膈不利，加枳壳；痞满，加枳实；目赤，加栀子、大黄；面肿，加茯苓；肤痛，加黄芪；发斑，加荆芥、防风；痰火，加牛蒡子、大黄；不得眠，加栀子。昂按：观海藏之所加，而用药之大较亦可识矣。

此手太阴、少阴药也。甘草甘平解毒而泻火，桔梗苦辛清肺而利膈，又能开提血气，表散寒邪，排脓血而补内漏，故治咽痛喉痹、肺痈咳嗽，取其辛苦散寒，甘平除热也。《金匮》曰：咳而胸满振寒，咽干不渴，时出浊唾腥臭，为肺痈，此汤主之。喻嘉言曰：此上提之法，乘其新起，提其败血，或从唾出，或从便出，足以杀其母。此因胸满振寒不渴，病尚在表，用此开提肺气。若势已入里，又当引之从胃入肠，此法不中用矣。《纲目》曰：喉痹恶寒，为寒闭于外，热郁于内，忌用胆矾酸寒等剂点喉，使阳郁不得伸，又忌硝、黄等寒剂下之，使阳邪陷里，宜用表药提其气，升以助阳也。如不恶寒，脉滑实者，又当用寒剂下之，酸剂收之也。《外台秘要》曰：五脏之尊，心虽为主，而肺居其上，肺为华盖，下覆四脏，合天之德，通达风气，性爱温而恶寒。心火更炎，上蒸其肺，金被火伤则叶萎，倚着于肝，肝发痒则嗽。因心肝虚弱，不能传阳于下焦，遂至正阳俱跻，变成嗽矣。肺主皮毛，遇寒则栗而粟起，肺嗽因痿，倚著于肝而成病，由木能扣金兴鸣也，先养肺，抑心肝虚热，和其肾，则愈矣。

本方除桔梗，名甘草汤《金匮》，治同。本方加防风，名甘桔防风汤，治同。本方加防风、荆芥、连翘，名如圣汤宋仁宗，治上焦风热。本方加连翘、薄荷、竹叶、栀子、黄芩，名桔梗汤，治上焦壅热，喉痹热肿。又方：桔梗、桑皮、贝母、瓜蒌、当归、枳壳、苡仁、防已一作防风，各五分，黄芪七分，杏仁、百合、甘草各三分，加姜煎，亦名桔梗汤《济生》，治肺痈吐脓，嗌干多渴。如大便闭加大黄，小便赤加木通。本方加诃子，名诃子清音汤，加童便服，治中风不语。肺属金主音，金空则有声，风痰壅塞则不能言。诃子敛肺清痰，散逆破结，桔梗利肺气，甘草和元气，童便降火润肺，或加木通以利机窍也。足少阴肾脉挟舌本，足太阴脾脉连舌本，手少阴心别脉系舌本，三经虚则痰涎塞其脉道，舌不转运而不能言，或三脉亡血，舌无血荣养而喑。舌喑者，中风不能转运之类，而咽喉音声如故；喉喑者，劳嗽失音之类，而舌本则能转运言语也。本方除甘草，加枳壳，名枳桔汤，治胸中痞塞，噫气吐酸，或咳。枳壳、桔梗，苦下气而散痞，寒消热而除咳。《活人》云：伤寒应发汗，反下之，遂成痞，枳实理中丸最良。审知是痞，先用枳桔汤尤妙，缘桔梗、枳壳行气下膈也。

元参升麻汤 清咽散斑 《活人》

治发斑咽痛。发斑者，阳明胃热也；咽痛者，少阴相火也。

元参　升麻　甘草等分

此足阳明、少阴药也。升麻能入阳明，升阳而解毒，元参能入少阴，壮水以制火，甘草甘平，能散能和，故上可以利咽，而内可以散斑也。

本方除元参，加犀角、射干、黄芩、人参，名阳毒升麻汤，治阳毒发斑，头项背痛，狂躁骂詈，咽肿吐血，温服取汗。

消斑青黛饮 胃热散斑 节庵

治伤寒热邪传里，里实表虚，阳毒发斑。血热不散，蒸于皮肤则为斑，轻如疹子，重若锦纹，紫黑者，热极而胃烂也，多死。此或因阳证误投热药，或因下早表热乘虚入胃，或因下迟热留胃中，皆发斑。斑证有六：曰伤寒发斑，或下早，或下迟也；曰温毒发斑，冬令感寒，至春始发也；曰热病发斑，冬令感寒，至夏乃发也；曰时气发斑，天疫时行之气也，治略相同；曰内伤发斑，先因伤暑，次食凉物，逼其暑火浮游于表也，宜加香薷、扁豆；曰阴证发斑，元气大虚，寒伏于下，逼其无根失守之火，上腾薰肺，传于皮肤，淡红而稀少也，宜大建中汤，误投寒剂则殆矣。

青黛　黄连　犀角　石膏　知母　元参　栀子　生地黄　柴胡　人参　甘草　加姜、枣，煎，入苦酒醋也一匙和服。大便实者，去人参，加大黄。

此足阳明药也。发斑虽出胃热，亦诸经之火有以助之。青黛、黄连以清肝火，栀子以清心肺之火，元参、知母、生地以清肾火，犀角、石膏以清胃火，此皆大寒而能解郁热之毒者；引以柴胡使达肌表柴胡清少阳相火，使以姜、枣以和营卫；其用人参、甘草者，以和胃也，胃虚，故热毒乘虚入里而发于肌肉也；加苦酒者，其酸收之义乎？

玉屑无忧散　风缠咽喉　陈无择

治缠喉风痹，咽喉肿痛，咽物有碍，或风涎壅滞，口舌生疮，大人酒癥，小儿奶癖，及骨屑哽塞。

元参　黄连　荆芥　贯众　山豆根　茯苓　甘草　砂仁　滑石各五钱　硼砂　寒水石各三钱　为末，每一钱，先挑入口，徐以清水咽下。能除三尸，去八邪，辟瘟疗渴。硼砂、玄参最能生津，凡泻火利水之药皆能疗渴。

此足阳明、少阴药也。元参、黄连、寒水石清火，贯众、山豆根解毒，滑石、茯苓利水，砂仁、硼砂软坚并能消骨哽，荆芥散结，甘草和中，故能统治诸证也。朱丹溪曰：咽痛必用荆芥，虚火上炎必用玄参。又有阴气大虚，虚火游行无制，客于咽喉，遂成咽痛，脉必浮大，重取必涩，宜浓煎人参汤，细细呷之，如用清降之药，立毙。

香连丸 热痢 《直指》

治下痢赤白，脓血相杂，里急后重。湿热之积干于血分则赤，干于气分则白，赤白兼下者，气血俱病也；后重里急者，气滞不通也。按里急后重，有因火热者，有因气滞者，有因积滞者，有因气虚者，有因血虚者，当审证论治。

黄连二十两，吴茱萸十两，同炒，去茱萸用　木香四两八钱，不见火　醋糊丸，米饮下。一方等分，蜜丸。一方加甘草八两，黄连用蜜水拌蒸晒九次，入木香为丸。

此手足阳明药也。痢为饮食不节，寒暑所伤，湿热蒸郁而成。黄连苦燥湿，寒胜热，直折心脾之火，故以为君，用吴茱同炒者，取其能利大肠壅气痢乃脾病传于大肠，且以杀大寒之性也；里急由于气滞，木香辛行气，温和脾，能通利三焦，泄肺以平肝，使木邪不克脾土，气行而滞亦去也。一寒一热，一阴一阳，有相济之妙，经所谓热因寒用也。痢疾初起忌用，为黄连厚胃涩肠也。《原病式》曰：或言下痢白为寒者，误也。寒则不能消谷，何由反化为脓也？燥郁为白，属肺金也，泄痢皆兼于湿，湿热甚于肠胃之内，致气液不得宣通，使烦渴不止也。下痢赤白，俗言寒热相兼，其说尤误。寒热异气，岂能俱甚于肠胃而同为痢乎？各随五脏之部而见其色，其本则一出于热，但分浅深而已。或曰：何故服辛热之药亦有愈者？曰：为能开发郁结，使气液宣通，流湿润燥，气和而已。莫若用辛苦寒之药，微加辛热佐之，如钱氏香连丸之类是也。昂按：刘说固是，然病亦有寒热合邪者。

本方加石莲肉，治噤口痢；本方倍大黄，治热痢积滞；本方加吴茱萸、肉豆蔻、乌梅汤丸，本方加诃子、龙骨，名黄连丸《宣明》，并治痢疾断下石莲清心火，开胃口，大黄泻胃热，荡积滞，吴茱利壅气，肉蔻、诃子、乌梅、龙骨皆涩大肠。

白头翁汤 热痢 仲景

治伤寒热痢下重，欲饮水者。此伤寒转痢之证也，仲景见于厥阴篇。欲饮水与渴不同，渴但津干欲水，是阴分为火所灼，欲得凉以解之也，不可过与。利与痢不同，利者泻也。阳热之利与阴寒不同，阴利宜理中、四逆温脏，阳利粪色必焦黄，热臭出作声，脐下必热，得凉药则止。《原病式》曰：泻白为寒，赤黄红黑皆为热也。

白头翁二两　秦皮　黄连　黄柏各三两

此足阳明、少阴、厥阴药也。白头翁苦寒，能入阳明血分而凉血止澼；秦皮苦寒性涩，能凉肝益肾而固下焦渍水色青，故能入肝除热；黄连凉心清肝，黄柏泻火补水，并能燥湿止利而厚肠，取其寒能胜热，苦能坚肾，涩能断下也。成无己曰：肾欲坚，急食苦以坚之。利则下焦虚，故以纯苦之剂坚之。徐忠可曰：此主热利下重，乃热伤气，气下陷而重也。陷下则伤阴，阴伤则血热，虽后重而不用调气之药，病不在气耳。周扬俊曰：邪传厥阴，少阳其表也。脏腑相连，于法禁下，故但谋去其热，热除而利自止矣。

肾热汤 肾热耳聋 《千金》

治肾热耳流脓血，不闻人声。耳为肾窍，舌为心窍，以舌非孔窍，故心亦寄窍于耳。十二经中除足太阴、手厥阴，其余十经皆入络耳中。肾治内之阴，心治外之阳，清净精神之气上走空窍，而听斯聪矣。若二经不调，阴阳不和，或烦劳阴虚，或卫气不下循经脉，或得于风邪，或经脏积热，或大怒气逆，或湿饮痞膈，或热聚不散流出脓血，或风邪搏结成核塞耳，故梦寐之中能闻声。

磁石煅红，淬七次　牡蛎盐水煮，煅粉　白术炒，各五两　麦冬　芍药各四两　甘草一两　生地黄汁　葱白　大枣十五枚　分三服。

此足少阴药也。磁石体重，辛咸色黑，补肾祛热，通耳明目，故以为君；牡蛎咸寒，软痰破结，生地大寒，泻火滋肾；麦冬、甘草补肺清金肺为肾母，又声属金。王太仆曰：肺虚则少气不能报息而耳聋，白芍酸寒，平肝和血经曰肝病气逆则耳聋不聪，又曰耳得血而能听，皆能生水而制火，退热而敛阴；白术、甘草、大枣补脾之品，益土气，正以制肾邪也土能防水。经曰：头痛耳鸣，九窍不利，肠胃之所生也，数者皆固本之药，使精气充足，邪热自退，耳窍自通；加葱白者，以引肾气上通于耳也。

辛夷散　严氏

治鼻生瘜肉，气息不通，不闻香臭。鼻为肺窍，气清则鼻通，气热则鼻塞。湿热盛甚，蒸于肺门，则生瘜肉，犹湿地得热而生芝菌也。

辛夷　白芷　升麻　藁木　防风　川芎　细辛　木通　甘草等分　为末，每服三钱，茶调下。外用烧矾为末，加硇砂少许，吹鼻中，能消化之。

此手太阴、足阳明药也。经曰：天气通于肺。若肠胃无痰火积热，则平常上升皆清气也。由燥火内焚，风寒外束，血气壅滞，故鼻生瘜肉而窍窒不通也。辛夷、升麻、白芷辛温轻浮，能引胃中清气上行头脑，防风、藁本辛温雄壮，亦能上入巅顶胜湿祛风；细辛散热破结，通精气而利九窍，川芎补肝润燥，散诸郁而助清阳，此皆利窍升清、散热除湿之药；木通通中，茶清寒苦，以下行泻火；甘草和中，又以缓其辛散也。李时珍曰：肺开窍于鼻，阳明胃脉挟鼻上行，脑为元神之府，鼻为命门之窍。人之中气不足，清阳不升，则头为之倾，九窍为之不利。

苍耳散 风热鼻渊　无择

治鼻渊。鼻流浊涕不止，曰鼻渊，乃风热烁脑而液下渗也。经曰：脑渗为涕。又曰：胆移热于脑，则辛頞鼻渊。頞即山根，辛頞，酸痛也。《原病式》曰：如以火铄金，热极则反化为水。肝热甚则出泣，心热甚则出汗，脾热甚则出涎，肺热甚则出涕，肾热甚则出唾，皆火热盛极，销铄以致之也。

白芷一两　薄荷　辛夷各五钱　苍耳子炒，二钱半

为末，食前葱茶汤调下二钱。

此手太阴、足阳明药也。凡头面之疾，皆由清阳不升，浊阴逆上所致。白芷主手足阳明，上行头面，通窍表汗，除湿散风；辛夷通九窍，散风热，能助胃中清阳上行头脑；苍耳疏风散湿，上通脑顶，外达皮肤；薄荷泄肺疏肝，清利头目；葱白升阳通气，茶清苦寒下行，使清升浊降，风热散而脑液自固矣。

除痰之剂

痰之源不一，有因热而生痰者，有因痰而生热者，有因气而生者，有因风而生者，有因寒而生者，有因湿而生者，有因暑而生者，有因惊而生者，有多食而成者，有伤冷物而成者，有嗜酒而成者，有脾虚而成者。俗云百病皆由痰起，然《内经》有饮字而无痰字，至仲景始立五饮之名，而痰饮居其一。庞安常曰：善治痰者，不治痰而治气，气顺则一身津液亦随气而顺矣。《准绳》云：痰之生，由于脾气不足，不能致精于肺而淤以成者也。治痰宜先补脾，脾复健运之常而痰自化矣。肾虚不能制水，水泛为痰，是无火之痰，痰清而稀；阴虚火动，火结为痰，是有火之痰，痰稠而浊。痰证初起，发热头痛，类外感表证，久则朝咳夜重，又类阴火内伤，走注肢节疼痛，又类风证，但肌色如故、脉滑不匀为异。

二陈汤　湿痰　《局方》

治一切痰饮为病，咳嗽胀满，呕吐恶心，头眩心悸。脾虚不能健运，则生痰饮，稠者为痰，稀者为饮，水湿其本也。得火则结为痰，随气升降，在肺则咳，在胃则呕，在头则眩，在心则悸，在背则冷，在胁则胀，其变不可胜穷也。

半夏姜制，二钱　陈皮去白　茯苓各一钱　甘草五分

加姜煎姜能制半夏之毒。陈皮、半夏贵其陈久则无燥散之患，故名二陈，治痰通用二陈。风痰，加南星、白附、皂角、竹沥；寒痰，加半夏、姜汁；火痰，加石膏、青黛；湿痰，加苍术、白术；燥痰，加瓜蒌、杏仁；食痰，加山楂、麦芽、神曲；老痰，加枳实、海石、芒硝；气痰，加香附、枳壳；胁痰在皮里膜外，加白芥子；四肢痰，加竹沥。

此足太阴、阳明药也。半夏辛温，体滑性燥，行水利痰，为君；痰因气滞，气顺则痰降，故以橘红利气，痰由湿生，湿去则痰消，故以茯苓渗湿，为臣；中不和则痰涎聚，又以甘草和中补土，为佐也。经曰：有痰而渴，宜去半夏，代以贝母、瓜蒌。吴鹤皋曰：渴而喜饮水者易之。渴而不能饮水者，虽渴犹宜半夏也，此湿为本，热为标，湿极而兼胜己之化，非真象也。按贝母寒润，主肺家燥痰，半夏温燥，主脾家湿痰，虽俱化痰而寒温燥润各异。脱或误施，贻害匪浅，用者宜审之。有血不足，阴火上逆，肺家受伤，肃清之令不得下行，由是津液浑浊，生痰不生血者，名燥痰，当用润剂，如地黄、门冬、枸杞之类，滋阴降火而痰自清，若投二陈，立见危殆。有痰饮流入四肢，肩背酸痛，手足罢软，误以为风，则非其治，宜导痰汤加木香，姜黄。大凡痰饮变生诸证，当以治饮为先，饮消则诸证自愈。如头风眉棱骨痛，投以风药不效，投以痰药见功；又如眼赤羞明，与之凉药不瘳，畀以痰剂获愈。凡此之类，不一而足。有人坐处吐痰满地，不甚稠粘，只是沫多，此气虚不能摄涎，不可用利药，宜六君子加益智仁一钱以摄之。

本方加人参、白术，名六君子汤，治气虚有痰。本方去茯苓、甘草，名陈皮半夏汤，再加桔梗，名桔梗半夏汤，本方去陈皮、甘草，名半夏茯苓汤，再加生姜，名小半夏加茯苓汤《金匮》，并治水气呕恶。本方加黄芩，名茯苓半夏汤《宣明》，治热痰。本方加黄连、栀子、生姜，名二陈加栀连生姜汤，治膈上热痰，令人呕吐，去生姜治嘈杂。本方加砂仁、枳壳，名砂枳二陈汤，行痰利气。本方加胆星、枳实，名导痰汤，治顽痰胶固，非二陈所能除者加胆星以助半夏，加枳实以成冲墙倒壁之功；再加菖蒲，治惊悸健忘，怔忡不寐。导痰汤加木香、香附，名顺气导痰汤，治痰结胸满，喘咳上气。本方加枳实、瓜蒌、莱子、山楂、神曲，治食积痰嗽发热。本方加苍术、枳壳、片子姜黄，名加味二陈汤《仁斋》，治痰攻眼肿，并酒家手臂重麻木。本方除甘草，加干姜，姜汁糊丸，名温中化痰丸《宝鉴》，治胸膈寒痰不快。本方除茯苓、甘草，加黄连，曲糊丸，姜汤下，名三圣丸，治痰火嘈杂，心悬如饥。单用陈皮、生姜，名橘皮汤《金匮》，治干呕哕及手足厥者。单用半夏、姜汁，名生姜半夏汤《金匮》，治似喘不喘，似呕不呕，似哕不哕，心中愦愦然无奈者。本方半夏醋煮，除陈皮，姜汁丸，名消暑丸见暑门。

润下丸　膈痰　即二贤散

治膈中痰饮。

广陈皮去白八两，盐水浸洗　甘草二两，蜜炙　蒸饼糊丸，或将陈皮盐水煮烂，晒干，同甘草为末，名二贤散，姜汤下。湿胜，加星、夏；火盛，加芩、连。

此足太阴、阳明药也。陈皮燥湿而利气，湿去则痰涸，气顺则痰行，食盐润下而软坚，润下则痰降，软坚则痰消；痰在膈中，故用甘草引之入胃，甘草经蜜炙，能健脾胃，脾胃健则痰自行矣。虚弱人慎用。朱丹溪曰：胃气亦赖痰以养，攻尽则虚而愈弱。

桂苓甘术汤　痰饮　《金匮》

治心下有痰饮，胸胁支满，目眩。稀者为饮，稠者为痰。痰饮积于厥阴心包，则胸胁支满；痰饮阻其胸中之阳，水精不能上布，故目眩。

茯苓四两　桂枝　白术各三两　甘草二两

此足太阴药也。喻嘉言曰：茯苓治痰饮，伐肾邪，渗水道，桂枝通阳气，开经络，和营卫，白术燥痰水，除胀满，治风眩；甘草得茯苓，则不资满而反泄满，故本草曰甘草能下气除烦满。此证为痰饮阻抑其阳，故用阳药以升阳而化气也。《金匮》曰：短气有微饮者，当从小便去之，桂苓白术汤主之，肾气丸亦主之。按肾气丸亦通阳行水之药也。

清气化痰丸　热痰

治热痰。热痰者，痰因火盛也。痰即有形之火，火即无形之痰，痰随火而升降，火引痰而横行，变生诸证，不可纪极。火借气于五脏，痰借液于五脏，气有余则为火，液有余则为痰，故治痰者必降其火，治火者必顺其气也。

半夏姜制　胆星各两半　橘红　枳实面炒　杏仁去皮尖　瓜蒌仁去油　黄芩酒炒　茯苓各一两　姜汁糊丸，淡姜汤下。

此手足太阴之药，治痰火之通剂也。气能发火，火能役痰。半夏、南星以燥湿气，黄芩、瓜蒌以平热气，陈皮以顺里气，杏仁以降逆气，枳实以破积气，茯苓以行水气。水湿火热，皆生痰之本也。盖气之亢而为火，犹民之反而为贼，贼平则还为良民而复其业矣，火退则还为正气而安其位矣，故化痰必以清气为先也。

顺气消食化痰丸　食痰　《瑞竹堂》

治酒食生痰，胸膈膨闷，五更咳嗽。过饮则脾湿，多食辛热油腻之物，皆能生痰，壅于胸膈，故满闷；五更咳嗽，由胃有食积，至此时火气流入肺中，故嗽。

半夏姜制　胆星各一斤　青皮　陈皮去白　莱菔子生用　苏子沉水者，炒　山楂炒　麦芽炒　神曲炒　葛根　杏仁去皮尖，炒　香附制，各一两　姜汁和，蒸饼糊丸。一方半夏、南星各一斤，白矾、皂角、生姜各一斤，同煮至南星无白点为度，去皂角，姜切，同晒干用。

此手足太阴药也。痰由湿生，半夏、南星所以燥湿；痰由气升，苏子、菔子、杏仁所以降气；痰由气滞，青皮、陈皮、香附所以导滞；痰因于酒食，葛根、神曲所以解酒，山楂、麦芽所以化食。湿去食消则痰不生，气顺则咳嗽止，痰滞既去，满闷自除也。久嗽有痰者，燥脾化痰；无痰者，清金降火。盖外感久则郁热，内伤久则火炎，俱要开郁润燥。其七情气逆者，顺气为先；停水宿食者，分导为要。气血虚者，补之敛之，不宜妄用涩剂。

清肺饮 痰嗽

治痰湿气逆而咳嗽。肺受火伤，则气逆而为咳；脾有停湿，则生痰而作嗽。病有五脏六腑之殊，而其要皆归于肺，以肺为五脏华盖，下通膀胱，外达皮毛，为气之主而出声也。大法新嗽脉浮为表邪，宜发散；脉实为内热，宜清利；脉濡散为肺虚，宜温补。久嗽曾经解利，以致肺胃俱虚，饮食不进，宜温中助胃，兼治嗽药。《素问》曰：肺之能令人咳何也？曰：五脏六腑皆令人咳，非独肺也。皮毛者肺之合也，皮毛先受邪气，邪气以从其合也。五脏各以其时受病，非其时各传以与之。有自外得者，肺主皮毛，风寒暑湿之邪自皮毛入，内传脏腑而为嗽也；有自内发者，七情饥饱内有所伤，则邪气上逆，肺为气出入之道，故五脏之邪上蒸于肺而为嗽也。然风寒暑湿有不为嗽者，盖所感者重，不留于皮毛，径伤脏腑而成伤寒湿热诸证；七情亦有不为嗽者，盖病尚浅，只在本脏，未传入肺。所以伤寒以有嗽为轻，而七情饥饱之嗽必久而后发也。

杏仁去皮尖　贝母　茯苓各一钱　桔梗　甘草　五味子　橘红各五分　加姜煎，食远服。若春时伤风咳嗽，鼻流清涕，宜清解，加薄荷、防风、紫苏、炒芩；夏多火热，宜清降，加桑皮、麦冬、黄芩、知母、石膏；秋多湿热，宜清热利湿，加苍术、桑皮、防风、栀、芩；冬多风寒，宜解表行痰，加麻黄、桂枝、干姜、生姜、半夏、防风。火嗽，加青黛、瓜蒌、海石；食积痰，加香附、山楂、枳实；湿痰，除贝母，加半夏、南星；燥痰，加瓜蒌、知母、天冬。午前嗽属胃火，宜清胃，加石膏、黄连；午后嗽属阴虚，宜滋阴降火，加芎、归、芍、地、知、柏、二冬，竹沥、姜汁传送；黄昏嗽为火浮于肺，不可用凉药，宜五倍、五味、诃子敛而降之。劳嗽见血，多是肺受热邪，宜加归、芍、阿胶、天冬、知母、款冬、紫菀之类；久嗽肺虚，加参、芪，如肺热去人参，用沙参可也。

此手太阴之药，治肺之通剂也。杏仁解肌散寒，降气润燥，贝母清火散结，润肺化痰；五味敛肺而宁嗽，茯苓除湿而理脾；橘红行气，甘草和中；桔梗清肺利膈，载药上浮，而又能开壅发表也。

金沸草散 伤风咳嗽 《活人》

治肺经伤风，头目昏痛，咳嗽多痰。风盛则气壅，气壅则痰生，故头目昏痛而咳嗽。《直指方》云：咳嗽，感风者鼻塞声重，伤冷者凄惨怯寒，挟热为焦烦，受湿为缠滞，瘀血则膈间腥闷，停水则心下怔忡。或实或虚，痰之黄白，唾之稀稠，从可知也。

旋覆花即金沸草　前胡　细辛各一钱　荆芥钱半　赤茯苓六分　半夏五分　甘草炙，三分　加姜、枣，煎。《局方》加麻黄、赤芍，无赤茯、细辛《玉机微义》曰：《局方》辛平，《活人》辛温。如满闷，加枳壳、桔梗；有热，加柴胡、黄芩；头痛，加川芎。

此手太阴药也。风热上壅，荆芥辛轻，发汗而散风，痰涎内结，前胡、旋覆，消痰而降气；半夏燥痰而散逆，甘草发散而和中；茯苓行水，细辛温经。盖痰必挟火而兼湿，故下气利湿而证自平。茯苓用赤者，入血分而泻丙丁也。小肠为丙火，心为丁火。《三因方》云：一妇人牙痛，治疗不效，口颊皆肿，以金沸草散大剂煎汤薰漱而愈。

百花膏 痰嗽 《济生》

治喘嗽不已，或痰中有血，虚人尤宜。

百合　款冬花等分。蜜丸龙眼大，食后临卧姜汤下，或噙化。加紫菀、百部、乌梅，名加味百花膏，治同，煎服宜可。

此手太阴药也。款冬泻热下气，清血除痰，百合润肺宁心，补中益气，并为理嗽要药。

三仙丹 气痰 《百一方》

治中脘气滞，痰涎不利。按气滞不通为气痰，走注攻刺亦曰气痰。

南星曲　半夏曲各四两　香附二两　糊丸，姜汤下。

此足阳明、手足太阴药也。星、夏以燥肺胃之痰，香附以快三焦之气，使气行则痰行也。《玉机微义》曰：此方与《局方》四七汤、《指迷》茯苓丸，皆行痰而兼用气药，即严氏气顺则痰自下之意。然紫苏、枳壳肺气药也，厚朴脾胃气药也，香附肝气药也，随脏气而用，不可不分。又云：严氏以人之七情郁结，气滞生痰，气道通利，痰自降下。又有原有积痰，其气因痰而结滞者，必先逐去痰结，则气自行，岂可专主一说？有一咳痰即出者，脾湿胜而痰滑也，宜半夏、南星、皂角之属燥其脾，若利气之剂所当忌也；有连咳痰不出者，肺燥胜而痰涩也，宜枳壳、紫苏、杏仁之属利其肺，若燥脾之剂所当忌也。

半夏天麻白术汤 痰厥头痛　东垣

治脾胃内伤，眼黑头眩，头痛如裂，身重如山，恶心烦闷，四肢厥冷，谓之足太阴痰厥头痛。痰厥者，湿痰厥逆而上也。痰逆则上实，故令头痛目眩，眼前见黑色也。东垣曰：太阴头痛，必有痰也；少阴头痛，足寒而气逆也。太阴、少阴二经虽不上头，然痰与气逆，壅于膈中头上，气不得畅而为痛也。

半夏姜制　麦芽各钱半　神曲炒　白术炒，各一钱　苍术泔浸　人参　黄芪蜜制　陈皮　茯苓　泽泻　天麻各五分　干姜三分　黄柏二分，酒洗　每服五钱。

此足太阴药也。痰厥头痛，非半夏不能除半夏燥痰而能和胃，头旋眼黑，虚风内作，非天麻不能定天麻有风不动，名定风草；黄芪、人参甘温，可以泻火，亦可以补中，二术甘苦而温，可以除痰，亦可以益气去湿故除痰，健脾故益气；苓、泻泻热导水，陈皮调气升阳；神曲消食，荡胃中滞气，麦芽化结，助戊己运行胃为戊土，脾为己土；干姜辛热，以涤中寒，黄柏苦寒酒洗，以疗少火在泉发躁也。李东垣曰：夫风从上受之，风寒伤上，邪从外入，令人头痛身重恶寒，此伤寒头痛也；头痛耳鸣，九窍不利，肠胃之所生，乃气虚头痛也；心烦头痛者，过在手太阳、少阴，乃湿热头痛也；如气上不下，头痛巅疾者，下虚上实也，过在足太阳、少阴，甚则入肾，寒湿头痛也；如头半边痛者，先取手少阳、阳明，次取足少阳、阳明，此偏头痛也；有厥逆头痛者，所犯大寒，内至骨髓，髓者以脑为主，脑逆，故令头痛，齿亦痛。有真头痛者，甚则脑尽痛，手足寒至节，死不治。头痛每以风药治之者，高巅之上唯风可到，味之薄者，阴中之阳，乃自地升天者也。太阳头痛，恶风寒，脉浮紧，川芎、羌活、独活、麻黄之类为主；少阳头痛，脉弦细，往来寒热，柴胡、黄芩为主；阳明头痛，自汗，发热恶寒，脉浮缓长实者，升麻、葛根、白芷、石膏为主；太阴头痛，必有痰体重，或腹痛，为痰癖，其脉沉缓，苍术、半夏、南星为主；少阴头痛，三阴、三阳经不流行，而足寒气逆，为寒厥，其脉沉细，麻黄附子细辛汤主之；厥阴头顶痛，或吐涎沫，厥冷，脉沉缓，吴茱萸汤主之。血虚头痛，当归、川芎为主；气虚头痛，人参、黄芪为主；气血俱虚头痛，补中益气汤少加川芎、蔓荆子、细辛。清空膏，风湿头痛药也；白术半夏天麻汤，痰厥头痛药也；羌活附子汤，厥逆头痛药也。如湿气在头者，以苦吐之，不可执方而治。昂按：以苦吐之，瓜蒂散、浓茶之类是也。

茯苓丸 停痰臂痛 《指迷方》

治痰停中脘，两臂疼痛。饮伏于内，停滞中脘，脾主四肢，脾滞而气不下，故上行攻臂，其脉沉细者是也。

半夏曲一两　茯苓一两，乳拌　枳壳五钱，面炒　风化硝二钱半，如一时未易成，但以朴硝撒于盘中，少时盛水置当风处，即干如芒硝，刮取亦可用　姜汁糊丸，姜汤下。

此足太阴、阳明药也。半夏燥湿，茯苓渗水，枳壳行气，化硝软坚去坚痰，生姜制半夏之毒而除痰，使痰行气通，臂痛自止矣。喻嘉言曰：痰药虽多，此方甚效。痰饮流入四肢，令人肩背酸痛，两手罢软，误以为风，则非其治，宜导痰加木香、姜黄各五分，轻者指迷茯苓丸，重者控涎丹。外有血虚不能荣筋而致臂痛，宜蠲痹、四物汤各半贴和服。

控涎丹 痰涎 一名妙应丸 《三因方》

治人忽患胸背手足腰项筋骨牵引钓痛，走易不定，或手足冷痹，气脉不通。此乃痰涎在胸膈上下，误认瘫痪，非也。

甘遂去心 大戟去皮 白芥子等分 为末，糊丸，临卧姜汤服五七丸至十丸。痰猛，加丸数；脚气，加槟榔、木瓜、松脂、卷柏；惊痰，加朱砂、全蝎；惊气成块，加穿山甲、鳖甲、延胡索、蓬术；热痰，加盆硝；寒痰，加胡椒、丁香、姜、桂。

此手足太阳、太阴药也十枣汤加减，行水例药，亦厉剂。李时珍曰：痰涎为物，随气升降，无处不到，入心则迷，成癫痫，入肺则塞窍，为喘咳背冷，入肝则膈痛干呕，寒热往来，入经络则麻痹疼痛，入筋骨则牵引钓痛，入皮肉则瘰疬痈肿。陈无择《三因方》并以控涎丹主之，殊有奇效。此乃治痰之本，痰之本水也湿也，得气与火则结为痰。大戟能泄脏腑水湿，甘遂能行经隧水湿直达水气所结之处，以攻决为用，白芥子能散皮里膜外痰气，唯善用者能收奇功也。

三子养亲汤 气痰 韩悉

治老人气实痰盛，喘满懒食。痰不自动，因火而动，气有余便是火。气盛上涌，故喘；痰火塞胸，故懒食。

紫苏子沉水者 白芥子 莱菔子 各微炒，研，煎服。或等分，或看病所主为君。

此手足太阴药也。白芥子除痰，紫苏子行气，莱菔子消食，然皆行气豁痰之药，气行则火降而痰消矣。吴鹤皋曰：治痰先理气，此治标耳，终不若二陈能健脾去湿，有治本之功也。李士材曰：治病先攻其甚，若气实而喘，则气反为本，痰反为标矣，是在智者神而明之。若气虚者非所宜也。

涤痰汤 风痰 严氏

治中风痰迷心窍，舌强不能言。心在窍为舌，心别脉系舌根，脾脉连舌本，散舌下，肾脉挟舌本，三脉虚，则痰涎乘虚闭其脉道，故舌不能转运言语也。若三脉亡血，不能荣养而喑也，又当加补血药。风痰塞其经络，舌强不能言，其证为重；若壅热上攻，舌肿不能转者，其证为轻。

半夏姜制 胆星各二钱五分 橘红 枳实 茯苓各二钱 人参 菖蒲各一钱 竹茹七分 甘草五分 加姜，煎。

此手少阴、足太阴药也。心脾不足，风邪乘之，而痰与火塞其经络，故舌本强而难语也。人参、茯苓、甘草补心益脾而泻火，陈皮、南星、半夏利气燥湿而祛痰；菖蒲开窍通心，枳实破痰利膈，竹茹清燥开郁，使痰消火降，则经通而舌柔矣。喻嘉言曰：此证最急，此药最缓，有两不相当之势。审其属实，用此汤调下牛黄丸，审其属虚，用此汤调下二丹丸，庶足开痰通窍。附二丹丸：丹参、熟地、天冬两半，麦冬、茯神、甘草一两，丹砂、人参、菖蒲、远志五钱，蜜丸，安神养血，清热息风，服之得睡。有风中心脾者，有痰塞心窍者，有风寒壅滞者，致舌本木强。又有气虚、血虚、肾虚及老人暴不能言者，宜十全大补汤加菖蒲、远志。

礞石滚痰丸 顽病怪病 王隐君

治实热老痰，怪证百病。风木太过，克制脾土，气不运化，积滞生痰，壅塞上中二焦，回薄肠胃曲折之处，谓之老痰，变生百病，不可测识，非寻常药饵所能疗也，此丸主之。

青礞石一两 沉香五钱 大黄酒蒸 黄芩八两 上将礞石打碎，用朴硝一两同入瓦罐，盐泥固济，晒干，火煅石色如金为度，研末，和诸药水丸，量人虚实服之，姜汤送下。服后仰卧，令药在胸膈之间，除逐上焦痰滞，不宜饮水行动。昂按：凡药必先入胃，然后能分布于某经某络。胃乃人身分金之炉也，安有长在膈中而可以见功者乎？若曰膈中必须在膈，将治头痛之药亦必令之上驻于头耶？吐痰水上，以礞石末掺之，痰即随下，故为利痰圣药。礞石煅过无金星者不堪用，陈久者佳，新煅者火毒硝毒未除。

此手足太阴、阳明药也。礞石剽悍之性，能攻陈积伏历之痰；大黄荡热去实，以开下行之路，黄芩泻肺凉心，以平上潜之火；沉香能升降诸气上至天而下至泉，以导诸药为使也。然皆峻剂，非体实者不可轻投。王隐君曰：痰证古今未详，方书虽有五饮、诸饮之异，而究莫知其为病之源。或头风作眩，目运耳鸣，或口眼蠕动，眉棱耳轮痛痒，或四肢游风肿硬，似痛非痛，或为齿颊痒痛，牙齿浮而痛痒，或嗳气吞酸，心下嘈杂，或痛或哕，或咽嗌不利，咯之不出，咽之不下，其痰似墨，有如破絮桃胶蚬肉之状，或心下如停冰铁，心气冷痛，或梦寐奇怪之状，或足腕酸软，腰背骨节卒痛，或四肢筋骨疼痛，难以名状，并无常处，以致手臂麻痛，状若风湿，或脊上一条如线之寒起者，或浑身习习，如卧芒刺者，或眼粘湿痒，口糜舌烂喉痹等证，或绕项结核，状若瘰疬，或胸腹间如有二气交纽，噎息烦闷，有如烟火上冲，头面烘热，或为失志癫痫，或中风瘫痪，或劳瘵荏苒之疾，或风毒脚气，或心下怔忡，如畏人捕，或喘嗽呕吐，或呕冷涎绿水黑汁，甚为肺痈肠毒，便脓挛跛，内外为病百端，皆痰所致，其状不同，难以尽述。盖津液既凝为痰，不复周润三焦，故口燥咽干，大便秘结，面如枯骨，毛发焦槁，妇人则因此月水不通。若能逐去败痰，自然服饵有效。余用滚痰丸以愈诸疾，不可胜数，特相传于世云。

本方加玄明粉一两，朱砂为衣，治同。本方减大黄、黄芩各六两，加橘红、半夏各二两，甘草一两，竹沥、姜汁为丸，名竹沥达痰丸，治同，力稍和缓。单用礞石一味，治如前法，名夺命丹杨氏，薄荷自然汁蜜调，温服，治小儿急慢惊风，痰涎壅盛，药不得下，命在须臾。

牛黄丸 风痫惊痰

治风痫迷闷，涎潮抽掣。风痫或因母腹中受惊，或因大惊而得。盖小儿神气尚弱，惊则神不守舍，舍空则痰涎归之，以致痰迷心窍；或感风寒暑湿，或饮食不节，逆于脏，气郁而生涎，闭塞诸经，厥而乃成。或数日一发，或一日数发，发则眩仆倒地，昏不知人，瘈疭抽掣，口目㖞邪，或随脏气作六畜之声。

胆星　全蝎去足，焙　蝉蜕各二钱五分　牛黄　白附子　僵蚕洗焙　防风　天麻各钱半　麝香五分　煮枣肉，和水银五分细研，入药末为丸，荆芥、姜汤下。

此手少阴、足太阴、厥阴药也。牛黄清心解热，开窍利痰；天麻、防风、南星、全蝎辛散之味，僵蚕、蝉蜕清化之品，白附头面之药去头面之游风，皆能搜肝风而散痰结；麝香通窍，水银劫痰；引以姜、芥者，亦以逐风而行痰也。按牛黄丸之方颇多，互有异同，然大要在于搜风化痰，宁心通窍，多用冰、麝、牛、雄、金、珠、犀、珀。若中脏者宜之，如中腑、中血脉者，反能引风入骨。此方药味颇简，故姑录之，以概其余也。喻嘉言曰：牛黄丸与苏合丸异治，热阻关窍，宜牛黄丸，寒阻关窍，宜苏合丸。若手撒口开遗尿等死证，急用参附峻补，间有生者，若牛黄苏合，入口即毙。

辰砂散　风痰癫痫　《灵苑》

治风痰诸痫，癫狂心疾。诸痫因惊恐忧怒，火盛于心，痰塞心窍，发时卒倒搐掣，叫吼吐涎，食顷乃醒。身热，脉浮在表者，阳痫，属六腑，易治；身冷，脉沉在里者，阴痫，属五脏，难治。其实痰火与惊而已，癫狂亦出于此。

辰砂光明者，一两　乳香光莹者　枣仁各五钱，炒　温酒调下，恣饮沉醉，听睡一二日勿动，万一惊寤，不可复治。

此手少阴药也。辰砂镇心泻心火，乳香入心散瘀血，枣仁补肝胆而宁心。

本方加人参一两，蜜丸弹丸大，名宁志膏《本事》，每服一丸，薄荷汤下，治同。

白金丸 痰血迷心

治癫狂失心。癫多喜笑，尚知畏惧，证属不足；狂多忿怒，人不能制，证属有余。此病多因惊忧，痰血塞于心窍所致。《难经》曰：诸阳为狂，诸阴为癫。喜属心，怒属肝，二经皆火有余之地也。

白矾三两　郁金七两　薄荷糊丸。

此手少阴药也。白矾酸咸，能软顽痰；郁金苦辛，能去恶血。痰血去，则心窍开而疾已矣。

青州白丸子 风痰

治风痰涌盛，呕吐涎沫，口眼㖞邪，手足瘫痪，小儿惊风皆风痰壅塞经络，及痰盛泄泻。肥人滑泄多属之痰，脉滑责之痰，不食不饥责之痰。

白附子生用　南星生用，各二两　半夏水浸生衣，生用，七两　川乌去皮脐，生用，五钱　为末，绢袋盛之，水摆出粉末尽，再摇再摆，以尽为度，贮磁盆，日暴夜露，春五日，夏三秋七，冬十日，晒干，糯米糊丸如绿豆大，每服二十丸，姜汤下。瘫痪，酒下；惊风，薄荷汤下三五丸。

此足厥阴、太阴药也。痰之生也，由风由寒由湿，故用半夏、南星之辛温以燥湿散寒，川乌、白附子辛热以温经逐风。浸而暴之者，杀其毒也。喻嘉言曰：此治风痰之上药也，然热痰迷窍者非所宜施。

星香散 风痰

治中风痰盛，体肥不渴者。

胆星八钱　木香二钱　为末，服。或加全蝎。

此足厥阴药也。南星燥痰之品，制以牛胆以杀其毒，且胆有益肝胆之功肝胆之经属风木；佐以木香，取其行气以利痰也木香能疏肝气和脾气，肥而不渴，宜燥可知；加全蝎者，以散肝风也。中风体虚有痰者，宜四君子或六君子汤调下此散。

常山饮 劫痰截疟 《局方》

疟久不已者，用此截之。疟初起不宜禁，禁则邪气未尽，变生他证，发久则可截之。

常山烧酒炒，二钱　草果煨　槟榔　知母　贝母各一钱　乌梅二个　姜三片　枣一枚　半酒半水煎，露一宿，日未出时面东空心温服，渣用酒浸煎，待疟将发时先服。一方有良姜、甘草，无槟榔。一方加穿山甲、甘草。

此足少阴、太阴药也。古云无痰不作疟，常山引吐行水，祛老痰积饮，槟榔下气破积，能消食行痰；阴阳不和则疟作阳胜则热，阴胜则寒，知母滋阴，能治阳明独胜之火，草果辛热，能治太阴独胜之寒；贝母清火散结，泻热除痰，乌梅酸敛涩收，生津退热敛阴故退热。合为截疟之剂也。赵以德曰：曾究本草，知母、草果、常山、甘草、乌梅、槟榔、穿山甲皆云治疟。集以成方者，为知母性寒，入足阳明治独胜之热，使退就太阴，草果温燥，治足太阴独胜之寒，使退就阳明，二经和则无阴阳交错之变，是为君药；常山主寒热疟，吐胸中痰结，是为臣药；甘草和诸药，乌梅去痰，槟榔除痰癖，破滞气，是为佐药；穿山甲穴山而居，遇水而入，则是出入阴阳，贯穿经络于荣分，以破暑结之邪，为使药也。惟脾胃有郁痰者，用之收效。李士材曰：常山生用多用则吐，与甘草同用亦必吐。若酒浸炒透，但用钱许，每见奇功，未见其或吐也。世人泥于老人久病忌服之说，使良药见疑，沉疴难起，亦何愚耶？李时珍曰：常山、蜀漆劫痰截疟，须在发散表邪及提出阳分之后用之得宜，得甘草则吐，得大黄则利，得乌梅、穿山甲则入肝，得小麦、竹叶则入心，得秫米、麻黄则入肺，得龙骨、附子则入肾，得草果、槟榔则入脾。盖无痰不作疟，一物之功，亦在驱逐痰水而已。蜀漆，常山苗也。日发为阳分，夜发为阴分。

截疟七宝饮 疟痰 《易简》

治实疟久发不止，寸口脉弦滑浮大者脉弦为肝风，滑为痰，浮为在表，大为阳，若脉沉涩微细者禁用，不问鬼疟食疟，并皆治之。疟有经疟、脏疟、寒疟、风疟、温疟、暑疟、湿疟、痎疟、食疟、瘴疟、鬼疟之别。

常山酒炒　草果煨　槟榔　青皮　厚朴　陈皮　甘草等分　用酒水各一钟煎熟，丝绵盖之，露一宿，于当发之早面东温服。疟正发时，不可服药。经曰：工不能治其已发，为其气逆也。若正发而服药，反能助寒助热。

此足少阴、太阴药也。常山引吐行水，能吐老积饮，槟榔能下食积痰结，草果能消太阴膏粱之痰，陈皮利气，厚朴平胃，青皮伐肝疟为肝邪，皆为温散行痰之品；加甘草入胃，佐常山以吐疟痰也。《玉机微义》曰：上方乃温脾燥烈之药，盖作脾寒治也，用之亦效者，值病人阴阳相并，脾气郁结，浊液凝痰，闭塞中脘，因得燥热，亦以暂开，所以气通而疾止。若中气虚弱，内有郁火之人，复用燥热，愈劫愈虚，咎将谁执？杨仁斋曰：疟有水有血，惟水饮所以作寒热，惟瘀血所以憎寒热。常山能逐水固也，若是血证，当加五灵脂、桃仁为佐，入生姜、蜜同煎。苟无行血之品，何以收十全之功耶？《保命集》云：疟夜发者乃邪气深远而入血分，为阴经有邪，宜加桃仁于桂枝麻黄汤中，发散血中之风寒。按疟昼发属气，夜发属血。

消导之剂

消者，散其积也；导者，行其气也。脾虚不运则气不流行，气不流行则停滞而为积，或作泻痢，或成癥痞，以致饮食减少，五脏无所资禀，血气日以虚衰，因致危困者多矣。故必消而导之，轻则用和解之常剂，重必假峻下之汤丸。盖浊阴不降，则清阳不升，客垢不除，则真元不复，如戡定祸乱，然后可以致太平也。峻剂见攻里门，兹集缓攻平治、消补兼施者，为消导之剂。

平胃散 利湿散满 《局方》

治脾有停湿，痰饮痞膈，宿食不消，满闷呕泻，及山岚瘴雾，不服水土。土湿太过，木邪乘所不胜而侮之，脾虚不能健运，故有痰食留滞中焦，致生痞满诸证。胃寒则呕，湿盛则泻。岚瘴水土之病，亦由胃虚，故感之也。

苍术泔浸，二钱　厚朴姜炒　陈皮去白　甘草炙，各一钱　加姜、枣，煎。伤食，加神曲、麦芽或枳实；湿胜，加五苓；痰多，加半夏；疲倦不思食，加参、芪；痞闷，加枳壳、木香；大便秘，加大黄、芒硝；小便赤涩，加苓、泻；伤寒头痛，加葱、豉取微汗。

此足太阴、阳明药也。苍术辛烈，燥湿而强脾，厚朴苦温，除湿而散满苦降能泻实满，辛温能散湿满，陈皮辛温，利气而行痰；甘草中州主药，能补能和，蜜炙为使，泄中有补，务令湿土底于和平也。

本方加藿香、半夏，名藿香平胃散，又名不换金正气散《局方》，治胃寒腹痛呕吐，及瘴疫湿疟；再加人参、茯苓、草果、生姜、乌梅，名人参养胃汤，治外感风寒，内伤生冷，夹食停痰，岚瘴瘟疫，或饮食伤脾，发为痎疟老疟也。本方合二陈，加藿香，名除湿汤，治伤湿腹痛，身重足软，大便溏泻。本方加藁本、枳壳、桔梗，名和解散《局方》，治四时伤寒，头痛烦躁，自汗咳嗽吐利。本方一两，加桑白皮一两，名对金饮子，治脾胃受湿，腹胀身重，饮食不进，肢酸肤肿。本方除苍术，加木香、草蔻、干姜、茯苓，名厚朴温中汤，治脾胃虚寒，心腹胀满，及秋冬客寒犯胃，时作疼痛散以辛热，佐以苦甘，渗以甘淡，气温胃和，痛自止矣。本方加麦芽、炒曲，名加味平胃散，治宿食不消，吞酸嗳臭。

枳术丸 健脾消食 洁古

消痞除痰，健脾进食。消痞除痰，消也；健脾进食，补也。

白术三两，土蒸 枳实一两，面炒 为末，荷叶包，陈米饭煨干为丸。痞闷，加陈皮；气滞，加木香；伤食，加麦芽、神曲。

此足太阴、阳明药也。李东垣曰：白术甘温，补脾胃之元气，其苦味除胃中湿热，利腰脐间血，过于枳实克化之药一倍；枳实苦寒，泄胃中痞闷，化胃中所伤，是先补其虚而后化其伤，则不峻矣；荷叶中空色青，形仰象震，在人为少阳胆，生化之根蒂也。饮食入胃，营气上行，即少阳甲胆之气也。胃气、元气、谷气、甲胆上升之气一也，食药感此气化，胃气何由不上升乎？烧饭与白术协力，滋养谷气，补令胃厚，不至再伤，其利广矣。王安道曰：劳倦饮食虽俱为内伤，然劳倦伤诚不足矣，饮食伤又当于不足之中分其有余。夫饥饿不饮食者，胃中空虚，此为不足而伤也；饮食自倍，肠胃乃伤者，此不足之中兼有余而伤也。惟其不足，故补益；惟其有余，故消导。亦有物滞气伤，消补兼行者；亦有物滞气不伤，但须消导者；亦有不须消导，但须补益者。枳术丸之类，虽曰消导，固有补益之意焉。若所滞之物非枳术丸之力所能去者，备急丸、煮黄丸、瓜蒂散等，洁古、东垣亦未曾委之而勿用也。

本方作汤，名枳术汤《金匮》，治水饮，心下坚大如盘，边如旋盘心下，上焦阳分也，属气分之水。本方加半夏一两，名半夏枳术丸，治脾湿停痰及伤冷食，淋者加泽泻一两。本方加陈皮、半夏，名橘半枳术丸，健脾消痞化痰。本方加木香一两，名木香枳术丸，治气滞痞满木香平肝行气，使木不克土；再加砂仁名香砂枳术丸，破滞气，消饮食，强脾胃；如加干姜五钱，名木香干姜枳术丸，兼治气寒；再加人参、陈皮，名木香人参干姜枳术丸，开胃进食。本方加神曲、麦芽各一两，名曲柏枳术丸，治内伤饮食，或泄泻。本方加酒炒黄连、黄芩、大黄、炒神曲、橘红各一两，名三黄枳术丸，治伤肉食湿面辛热味厚之物，填塞闷乱不快。本方加茯苓五钱、干姜七钱，名消饮丸，治停饮胸满呕逆。

保和丸 伤食 伤饮

治食积饮停，腹痛泄泻，痞满吐酸，积滞恶食，食疟下痢。伤于食饮，脾不运化，滞于肠胃，故有泄痢食疟等证。伤而未甚，不欲攻以厉剂，惟以平和之品消而化之，故曰保和。李东垣曰：伤饮者，无形之气也，宜发汗利小便，以导其湿；伤食者，有形之物也，轻则消化，或损其谷，重者方可吐下。《脉经》云：大肠有宿食，寒栗发热，有时如疟。轻则消导，重则下之，当求之伤食门。

山楂三两，去核，或云核亦有力　神曲炒　茯苓　半夏各一两　陈皮　莱菔子微炒　连翘各五钱　曲糊丸，麦芽汤下。或加麦芽入药亦可。

此足太阴、阳明药也。山楂酸温收缩之性，能消油腻腥膻之食收缩故食消，神曲辛温蒸罯之物罯，遏合切，能消酒食陈腐之积；莱菔子辛甘，下气而制面，麦芽咸温，消谷而软坚坚积坚痰；伤食必兼乎湿，茯苓补脾而渗湿，积久必郁为热，连翘散结而清热；半夏能温能燥，和胃而健脾，陈皮能降能升，调中而理气。此内伤而气未病者，但当消导，不须补益。大安丸加白术，则消补兼施也。

本方加白术、白芍，去半夏、菔子、连翘，蒸饼糊丸，名小保和丸，助脾进食。本方加白术二两，名大安丸，或加人参，治饮食不消，气虚邪微。本方加白术、香附、黄芩、黄连、厚朴、枳实，治积聚痞块。本方合越鞠丸，扶脾开郁。

健脾丸 脾虚气弱

治脾虚气弱，饮食不消。

人参　白术土炒，各二两　陈皮　麦芽炒，各二两　山楂去核，两半　枳实三两　神曲糊丸，米饮下。

此足太阴、阳明药也。脾胃者，仓禀之官。胃虚则不能容受，故不嗜食；脾虚则不能运化，故有积滞。所以然者，由气虚也。参、术补气，陈皮利气，气运则脾健而胃强矣；山楂消肉食，麦芽消谷食，戊己不足胃为戊土，脾为己土，故以二药助之使化；枳实力猛，能消积化痞，佐以参、术则为功更捷，而又不致伤气也。夫脾胃受伤，则须补益，饮食难化，则宜消导，合斯二者，所以健脾也。

本方去山楂、麦芽，加茯苓、炙甘草，名益气健脾丸，治脾虚食少。本方去山楂、麦芽、陈皮，加当归、芍药、川芎、麦冬、柏子仁，名养荣健脾丸，治脾阴不足，饮食不为肌肤血充然后肉长。本方去人参、枳实、麦芽，加香附、木香、半夏、茯苓、神曲、黄连、当归、芍药一方无芍药，荷叶烧饭丸，名理气健脾丸，治脾胃虚弱，久泻久痢。本方去人参、山楂、麦芽，加神曲、川芎、香附，曲糊丸，名舒郁健脾丸，治脾气郁滞，饮食不消。本方去山楂、麦芽，加半夏、胆星、蛤粉、茯苓，神曲糊丸，名化痰健脾丸，治内伤挟痰。本方去人参、山楂、麦芽，加半夏、山栀、黄连，水丸，名清火健脾丸，治脾虚有火。本方去人参、山楂、麦芽，加木香、槟榔、厚朴、半夏、甘草，名和中健脾丸，治胃虚饥不欲食；再加人参，名妙应丸，治胃虚不能食，脏腑或结或泻。本方去山楂，加半夏、青皮、木香、砂仁、草蔻、干姜、炙甘草、茯苓、猪苓、泽泻，蒸饼丸，名宽中进食丸东垣，补脾胃，进饮食。

枳实消痞丸 痞满 东垣

治心下虚痞，恶食懒倦，右关脉弦。脾虚不运，故痞满恶食；脾主四肢，虚故懒倦；右关属脾，脉弦者，脾虚而木来侮之也。经曰：太阴所至，为积饮痞膈，皆阴胜阳也。受病之脏，心与脾也。因而郁塞为痞者，火与湿也。盖心，阳火也，主血；脾阴土也，主湿。凡伤其阳，则火拂郁而血凝；伤其阴，则土壅塞而湿聚。阴阳之分，施治之法不可同也。

枳实面炒 黄连姜汁炒，各五钱 厚朴姜炒，四钱 半夏曲 麦芽炒 人参 白术土炒 茯苓各三钱 甘草炙 干姜各二钱 蒸饼糊丸。

此足太阴、阳明药也。枳实苦酸，行气破血脾无积血，心下不痞，黄连苦寒，泻热开郁，并消痞之君药；厚朴苦降，散湿满而化食厚肠，麦芽咸温，助胃气而软坚破结，半夏燥痰湿而和胃，干姜去恶血而通关开五脏六腑，通四肢关节，皆所以散而泻之也；参、术、苓、草甘温补脾，使气足脾运而痞自化，既以助散泻之力，又以固本，使不伤真气也。《玉机微义》曰：此半夏泻心汤加减法也，内有枳术、四君、平胃等药，利湿消痞补虚之剂也。

痞气丸 脾积 东垣

治脾积在于胃脘，大如盘，久不愈，令人四肢不收，或发黄疸，饮食不为肌肤。《金匮》云：坚而不移者名积，为脏病；推移不定者名聚，为腑病。按痞病由阴伏阳蓄，气血不运而成，处心下，位中央，填塞痞满，皆土病也，与胀满有轻重之分，痞惟内觉满闷，胀满则外有胀急之形也，前人皆指误下所致。盖伤寒之病，由于误下则里气虚，表邪乘虚入于心下。若杂病，亦有中气虚衰不能运化精微而成痞者，有饮食痰积不能施化而成痞者，有湿热太甚上乘心下而成痞者。古方用黄连、黄芩、枳实之苦以泄之，厚朴、半夏、生姜之辛以散之，人参、白术之甘苦温以补之，茯苓、泽泻之淡以渗之。惟宜上下分消其气，果有内实之证，庶可略施疏导。世人苦于痞塞，喜用利药，暂时通快，药过滋甚，皆不察夫下多亡阴之意也。

黄连八钱 厚朴五钱 吴茱萸三钱 白术土炒 黄芩各二钱 茵陈酒炒 干姜炮 砂仁各钱半 人参 茯苓 泽泻各一钱 川乌炮 川椒炒，五钱 桂 巴豆霜各四分。蜜丸，灯草汤下。

此足太阴、阳明药也。黄连泻热燥湿，治痞君药仲景治痞满诸泻心汤皆用之；厚朴、砂仁行气而散满，茵陈、苓、泻利水以实脾，黄芩清肺而养阴，椒、萸燥脾而逐冷；姜、桂、川乌补命火以生脾土，而姜、桂又能去瘀生新痞多血病，黄连、枳实皆血分药；巴豆能消有形积滞，为斩关夺门之将，藉之以为先驱；加参、术者，以补脾元正气，正旺然后可以祛邪也。洁古曰：养正积自除。李东垣曰：痞满皆血证也。下多亡阴，谓脾胃水谷之阴亡也。心主血，心虚而邪陷于血之分，故致心下痞，宜理脾胃，以血药治之。若全用气药则痞益甚，而复下之，气愈下降，必变为中满鼓胀矣。世有用气药治痞而不效者，盖未明此理也。

本方除吴茱萸、白术、茯苓、泽泻、茵陈、川椒、砂仁，加菖蒲、茯神、丹参、红豆，名伏梁丸，治心积起脐上至心下，大如臂，令人烦心。本方除吴茱萸、砂仁、桂、术、黄芩、泽泻，加柴胡、莪术、皂角、昆布、甘草，名肥气丸，治肝积在左胁下，有头足，令人发咳，痎疟不已。本方除吴茱萸、白术、砂仁、黄芩、茵陈、泽泻，加紫菀、桔梗、天冬、白蔻、陈皮、青皮、三棱，名息贲丸，淡姜汤下，治肺积在右胁下，令人洒淅寒热，咳喘发肺痈，秋冬黄连减半。本方除吴茱萸、白术、砂仁、人参、干姜、川椒、黄芩、茵陈，加菖蒲、丁香、附子、苦楝、延胡索、独活、全蝎，名贲豚丸，淡盐汤下，治肾积发于小腹，上至心下，若豚状，上下无时，令人喘咳骨痿，及男子七疝，女子瘕聚带下。此东垣五积方也，虽有破滞消坚之药，多藉人参之力赞助成功。经曰：大积大聚，其可犯也，衰其大半而止，过者死。吴鹤皋曰：五积丸非东垣之方也，故《医方考》中皆不录。

葛花解酲汤 酒积

专治酒积，或呕吐，或泄泻，痞塞头痛，小便不利。酒大热有毒，又水之所酿成，故热而兼湿，湿热积于肠胃，故见诸证。

葛花　豆蔻　砂仁各一钱　木香一分　青皮　陈皮　人参　白术炒　茯苓各四分　神曲炒　干姜　猪苓　泽泻各三分

此手足阳明药也。过饮无度，湿热之毒积于肠胃，葛花独入阳明，令湿热从肌肉而解，豆蔻、砂仁皆辛散解酒，故以为君；神曲解酒而化食，木香、干姜调气而温中，青皮、陈皮除痰而疏滞；二苓、泽泻能驱湿热从小便出，乃内外分消之剂；饮多则中气伤，故又加参、术以补其气也。人参补气，最能解毒。李东垣曰：酒大热有毒，无形之物也，伤之只当发汗，次利小便，上下分消其湿气。今人或用酒癥丸大热之药下之，或用大黄、牵牛下之，是无形元气受伤，反损有形阴血，阴血愈虚，阳毒大旺，元气消亡，而虚损之病成矣。或曰：葛花解酒而发散，不如枳椇。枳椇一名鸡距，一名木蜜，经霜黄赤而味甘，其叶入酒，酒化为水，门外植此木者，屋内酿酒多不佳。

鳖甲饮　疟母　严氏

治疟久不愈，腹中结块，名曰疟母。疟久不愈为痎疟，多成癖于左胁之下，名曰疟母，乃肝之积也。疟属少阳胆经，胆与肝相表里，久疟属在血分，血亦肝所主也。当以鳖甲为君，随证虚实而施佐使之药。

鳖甲醋炙　白术土炒　黄芪　川芎　白芍酒炒　槟榔　草果面煨　厚朴　陈皮　甘草等分。姜三片、枣一枚、乌梅少许煎。

此足少阳、厥阴、太阴药也。久疟必由脾虚，白术补脾气，黄芪补肺气，使气足脾运，方能磨积也；川芎补肝而行血中气滞，芍药助脾而散肝经火邪，二药并和厥阴荣气，荣血调则阴阳和矣阴阳争故发寒发热；槟榔下气而攻积，草果暖胃而祛寒，厚朴破血而散满，陈皮理气而消痰，甘草和中而补土；鳖甲咸平属阴，色青入肝，专能益阴补虚，消热散结，故为痎疟之君药也。

收涩之剂

滑则气脱，脱则散而不收，必得酸涩之药敛其耗散，而后发者可返，脱者可收也。如汗出亡阳，精滑不禁，泄痢不止，大便不固，小便自遗，久嗽亡津，此气脱也；若亡血不已，崩中暴下，诸大吐衄，此血脱也。《十剂》曰：涩可去脱，牡蛎、龙骨之属是也。气脱兼以气药，血脱兼以血药，亦兼气药，气者血之帅也。阳脱者见鬼，阴脱者目盲，此神脱也，当补阳助阴，非涩剂所能收也。

赤石脂禹余粮汤 止利 仲景

治伤寒服汤药下利不止，心下痞硬，服泻心汤已，复以他药下之，利不止，医以理中与之，利益甚。理中者理中焦，此利在下焦，赤石脂禹余粮汤主之下焦主分别清浊。复利不止者，当利其小便。利小水，所以实大肠也。

赤石脂　禹余粮等分杵碎，煎。

此手阳明药也。涩可去脱，重可达下，石脂、余粮之涩以止脱，重以固下，甘以益气李先知曰：下焦有病人难会，须用余粮赤石脂。

桃花汤 少阴下利　仲景

治少阴病二三日至四五日，腹痛，小便不利，下利不止，便脓血者。成氏曰：阳明下利，便脓血者，协热也；少阴下利腹痛，便脓血者，下焦不约而里寒也。凡下利便脓血，身冷脉小者易治，身热脉大者难治。

赤石脂一斤　干姜一两　粳米一升

此足少阴药也。李时珍曰：赤石脂之重涩，入下焦血分而固脱；干姜之辛温，暖下焦气分而补虚；粳米之甘温，佐石脂、干姜而润肠胃也。朱丹溪曰：桃花汤主下焦血虚且寒，非干姜之温、石脂之重涩，不能止血，用粳米之甘以引入肠胃。《准绳》曰：便脓血，热势下流也，成氏释为里寒非也。桃花汤虽用干姜，然分两最微，石脂、粳米居多，以调正气，涩滑脱，佐以干姜，用辛以散之之义，诸便脓血皆传经之热邪也。吴鹤皋曰：少阴肾水主禁固，二便为火所灼，克伐大肠庚金，故下利脓血。石脂寒能胜热，涩可收脱；用干姜者，假其辛热以从治；用粳米者，恐石脂性寒损胃也。聊摄之明而犹昧此，况其下乎？成无己，聊摄人。程郊倩曰：此证终是火衰不能生土，未可指为传经之热邪也。不知此而漫云渗泄，肾防一彻，前后泄利而阳神陷矣。昂按：成氏生于千载之后，而能昌明仲景之书，使后学有所循入，其功非小。奈何后起之士动辄非之？成氏之死已久，安能起而辨其是非乎？如此证成氏以为寒，而王肯堂、吴鹤皋皆以为热。窃谓便脓血者固多属热，然岂无下焦虚寒，肠胃不固而亦便脓血者乎？若以此为传经热邪，仲景当用寒剂以散其热，而反用石脂固涩之药，使热闭于内而不得泄，岂非关门养盗，自贻伊戚也耶？观仲景之治协热利，如甘草泻心、生姜泻心、白头翁等汤，皆用芩、连、黄柏，而治下焦虚寒不利者，用赤石脂禹余粮汤。比类以观，斯可见矣。此证乃因虚以见寒，非大寒者，故不必用热药，惟用甘辛温之剂以镇固之耳。本草言石脂性温，能益气调中固下，未闻寒能损胃也。若《准绳》则执凡传经者皆属热邪一语，遂以为热耳。程郊倩每以直中为寒邪，传经为热邪。古今相传，二语觉未尽，然不为无见。若学未深造，而轻议古人，多见其不知量也矣。

诃子散 泄泻脱肛　东垣

治虚寒泄泻，米谷不化，肠鸣腹痛，脱肛及作脓血，日夜无度。

御米壳去蒂，蜜炒，五分　诃子煨，去核，七分　干姜炮，六分　橘红五分　上末，空心服。

此手足阳明药也。御米壳酸涩微寒，固肾涩肠，诃子酸涩苦温，收脱住泻；炮姜辛热，能逐冷补阳，陈皮辛温，能升阳调气。以固气脱，亦可收形脱也。泄泻为气脱，脱肛为形脱。

河间诃子散：诃子一两，半生半煨，木香五钱，甘草一钱，黄连三钱，为末，每服二钱，用白术芍药汤调下，治泻久腹痛渐已，泻下渐少，以此止之。如不止，加厚朴一两，竭其余邪。木香、黄连，香连丸也，行气清火，止痢厚肠，甘草、芍药，甘芍汤也，甘缓酸收，和中止痛；加诃子涩以收脱，加白术补以强脾；厚朴除湿散满，平胃调中，故更藉之以去余邪也。

真人养脏汤 泻痢脱肛　谦甫

治泻痢日久，赤白已尽，虚寒脱肛。肛门为大肠之使，大肠受热受寒，皆能脱肛。大肠者传导之官，肾者作强之官，酒色过度，则肾虚而泄母气，肺因以虚，大肠气无所主，故脱肛。小儿血气未壮，老人血气已衰，皆易脱肛。亦治下痢赤白，脐腹痛，日夜无度。

罂粟壳去蒂，蜜炙，三两六钱　诃子面裹煨，一两三钱　肉豆蔻面裹煨，五钱　木香二两四钱　肉桂八钱　人参　白术炒　当归各六钱　白芍炒，一两六钱　生甘草一两八钱　每服四钱。脏寒甚，加附子。一方无当归。

此手足阳明药也。脱肛由于虚寒，故用参、术、甘草以补其虚，肉桂、肉蔻以祛其寒；木香温以调气，当归润以和血，芍药酸以收敛，诃子、罂壳则涩以止脱也。此虚寒脱肛之剂，宜大补元气，或加芎、归调血，及升、柴以升提之。又有气热、血热而肛反挺出者，宜用芩、连、槐、柏，或四物加升麻、柴胡、秦艽、防风之类。

附丹溪脱肛方：人参、黄芪、当归、川芎、升麻。此治气血两虚而脱肛者。

当归六黄汤 血汗

治阴虚有火，盗汗发热。心之所藏于内者为血，发于外者为汗，汗乃心之液也。五脏六腑，表里之阳，皆心主之，以行其变化，随其阳气所在之处而生津，亦随其火扰所在之处泄而为汗，是汗尽由心出也。醒而出汗曰自汗，属阳虚；睡而出汗曰盗汗，属阴虚。汗者心之阳，寝者肾之阴。阴虚睡熟，卫外之阳乘虚陷入阴中，表液失其固卫，故濈濈然汗出，觉则阳气复而汗止矣。因热邪乘阴虚而出者，汗必热；因寒邪乘阳虚而出者，汗必冷。有火者，谓有面赤、口干、唇燥、便赤、音重、脉数诸证。凡伤风、伤湿、中暑、风温、柔痓、气虚、血虚、脾虚、胃热、亡阳、痰饮、惊怖、劳役、房室、痈疡、产蓐等证，皆能令人出汗。经又云：饮食饱甚，汗出于胃；惊而夺精，汗出于心；持重远行，汗出于肾；疾走恐惧，汗出于肝；摇体劳苦，汗出于脾。凡头汗，左颧属肝，右颧属肺，鼻属脾，颐属肾，额属心。津液自胃腑旁达于外为手足汗，有胃热胃寒二证。自汗亦有属实者，故外感初证多自汗。

当归　生地黄　熟地黄　黄芩　黄柏　黄连等分　黄芪加倍。

此手足少阴药也。盗汗由于阴虚，当归、二地所以滋阴；汗由火扰，黄芩、柏、连所以泻火湿无热不作汗，湿得热蒸，则令人汗出；汗由腠理不固，倍用黄芪，所以固表。李时珍曰：当归六黄汤加麻黄根，治盗汗甚捷，盖其性能行周身肌表，引诸药至卫分而固腠理也。按此盗汗与伤寒盗汗不同。伤寒盗汗，邪在半表半里，故以和表为主，古法小柴胡加桂主之。此属阴虚，故以补阴为主。李士材曰：阴虚则元气有降而无升，而复用此苦寒肃杀之剂，得无犯虚虚之戒乎？惟火实气强者宜之，不然苦寒损胃，祸弥深耳。《准绳》曰：阴虚阳必凑，故发热盗汗，当归六黄汤加地骨皮；阳虚阴必乘，故发厥自汗，黄芪建中汤，甚者加附子，或芪附汤。有湿热合邪，汗出不休，以风药胜其湿，苦药泄其热，羌活胜湿汤；有痰证冷汗自出，宜理气降痰，痰去则汗自止。有用固涩药汗愈不收止，可理心血，汗乃心之液，心失所养，不能摄血，故溢而为汗，宜大补黄芪汤加酸枣仁，有微热者更加石斛下灵砂丹。王海藏曰：晋郎中童子盗汗七年，诸药不效，予与凉膈散、三黄丸，三日病已。盖肾主五液，化为五湿，肾水上行乘心之虚，心火上炎而入肺，欺其不胜，皮毛以是而开为汗出也。先以凉膈散泻胸中相火，次以三黄丸泻心火以助阴，则肾水还本脏，玄府闭而汗自止矣。玄府，汗孔也。

附扑汗法：白术、藁本、川芎各二钱半，米粉两半，为末，绢袋盛，周身扑之，治汗出不止。又方：龙骨、牡蛎、糯米等分，为末，扑之。

牡蛎散 阳虚自汗

治阳虚自汗。

牡蛎煅，研　黄芪　麻黄根各一钱　浮小麦百粒

煎服。

此手太阴、少阴药也。陈来章曰：汗为心之液，心有火则汗不止，牡蛎、浮小麦之咸凉去烦热而止汗；阳为阴之卫，阳气虚则卫不固，黄芪、麻黄根之甘温走肌表而固卫。

柏子仁丸 阴虚盗汗

治阴虚盗汗。

柏子仁炒研，去油，二两　人参　白术　半夏　五味子　牡蛎　麻黄根各一两　麦麸五钱　枣肉丸，米饮下五十丸，日三服。

此手足太阴、少阴药也。陈来章曰：心血虚则睡而汗出。柏子仁之甘辛平，养心宁神，为君；牡蛎、麦麸之咸凉，静燥收脱，为臣；五味酸敛涩收，半夏和胃燥湿，为佐湿能作汗；麻黄根专走肌表，引人参、白术以固卫气，为使。

茯菟丹 遗精白浊 《局方》

治遗精白浊，及强中消渴。心肾为水火之脏，法天施地生之道。心神伤则火动，火动不已则肾水受伤，肾主藏精，所受五脏六腑输至之精，皆不得藏而时下矣，故为遗精梦泄。戴氏曰：遗精有用心过度，心不摄肾，以致失精者，有因思色欲不遂，致精失位，输泄而出者，有色欲太过，滑泄不禁者，亦有年壮气盛，久无色欲，精满而泄者。赤浊属血，由心小肠，属火也；白浊属气，由肺大肠，属金也。又曰：赤浊为心虚有热，因思虑而得；白浊由肾虚有寒，由嗜欲而得。渴证下消者名强中，肾水亏，心火亢也。

菟丝子十两　五味子八两　石莲肉　白茯苓各三两　山药六两　将菟丝用酒浸，浸过余酒煮山药糊为丸，漏精盐汤下，赤浊灯心汤下，白浊茯苓汤下，消渴米饮下。

此手足少阴药也。菟丝辛甘和平，强阴益阳，能治精寒遗泄，五味滋肾生津，石莲清心止浊，山药健脾利湿，皆涩精固气之品也；茯苓能通心气于肾，利小便而不走气，取其淡渗于补正中，能泄肾邪也。

治浊固本丸 赤白浊

治胃中湿热，渗入膀胱，下浊不止。淋病在溺窍，属肝胆部；浊病在精窍，属肾膀胱部。或由湿热，或由虚寒，大抵热者多而寒者少。赤属血，白属气。或由败精瘀血，壅塞窍道，痛涩异常，非是热淋，不可用淋药治。

莲须 黄连炒，各二两 黄柏 益智仁 砂仁 半夏姜制 茯苓各一两 猪苓二两 甘草炙，三两

此足少阴、太阳、太阴药也。精浊多由湿热与痰，黄连泻心火，黄柏泻肾火，所以清热，二苓所以利湿，半夏所以除痰；湿热多由于郁滞，砂仁、益智辛温利气，又能固肾强脾，既以散留滞之气，且少济连、柏之寒；甘草利中而补土；惟莲须之涩，则所以固其脱也。朱丹溪曰：《巢氏源病候论》曰：白浊者，由劳伤肾，肾气虚冷故也。历代宗其说，不惟白浊之理不明，所治之法亦误。不思《内经》本无白浊之名，惟言少阴在泉，客胜溲便变；少阳在泉，客胜则溲白。又言思想无穷，入房太甚，发为白淫，与脾移热于肾出白。二者皆随溲而下，夫非白浊之源乎？《原病式》因举《内经》谓诸病水液浑浊皆属于热，言天气热则水浑浊，寒则清洁，可谓发圣人之旨，以正千载之误矣。予尝闻先生论赤白浊，多因湿热下流膀胱而成，即《灵枢》所谓中气不足，溲便为之变是也。必先补中气，使升举之，而后分其脏腑、气血、赤白、虚实以治。与夫其他邪热所伤者，固在泻热补虚。设肾气虚甚，或火热亢极者，则不宜过用寒凉之剂，必以反佐治之，在权衡轻重而已矣。叶氏曰：遗滑多作肾虚，补涩之而罔效。不知此因脾胃湿热所乘，饮酒厚味痰多之人多有此疾。肾虽藏精，其精本于脾胃，饮食生化而输于肾。若脾胃受伤，湿热内郁，使中气淆而不清，则所输皆浊气，邪火扰动，水不得而安静，故令遗滑也。

水陆二仙丹 滑浊

治遗精白浊。精与浊所出之窍不同。便浊即是膏淋，肝胆之火也；精浊乃精气滑出，不便亦然，此肾水不足，淫火薰蒸，故精离其位也。

金樱膏取半黄者，熬膏一斤，熟则全甘而失涩味　芡实一斤，蒸熟为粉　和丸，盐酒下。

此足少阴药也。金樱、芡实甘能益精，润能滋阴，涩能止脱。一生于水，一生于山，故名水陆二仙丹。

金锁固精丸 滑精

治精滑不禁。精滑者，火炎上而水趋下，心肾不交也。

沙苑蒺藜炒　芡实蒸　莲须各二两　龙骨酥炙　牡蛎盐水煮一日一夜，煅粉，各一两　莲子粉为糊丸，盐汤下。

此足少阴药也。蒺藜补肾益精，莲子交通心肾，牡蛎清热补水，芡实固肾补脾，合之莲须、龙骨，皆涩精秘气之品，以止滑脱也。治遗精大法有五：心神浮越者，辰砂、磁石、龙骨之类镇之；痰饮迷心者，猪苓丸之类导之；思想伤阴者，洁古珍珠粉丸、黄柏、蛤粉等分，滋阴降火；思想伤阳者，谦甫鹿茸、苁蓉、菟丝等补阳；阴阳俱虚者，丹溪作心虚治，用珍珠粉丸、定志丸补之。附《本事》猪苓丸：猪苓末二两，先将一半炒半夏令黄，取半夏为末，糊丸，更用猪苓末一半同炒微裂，砂瓶养之，申未间空心酒盐汤任下。释曰：半夏有利性，猪苓导水，盖肾闭导气使通之意也。定志丸见目门。

人参樗皮散 脏毒久痢

治脏毒挟热下血，久痢脓血不止。挟热者，谓挟客热及饮酒煎炙之热也。久痢不止，气虚也。

人参、樗根白皮东引者，去粗皮，醋炙等分　为末，米饮或酒调下。

此手足阳明药也。人参之甘以补其气，樗皮之苦以燥其湿，寒以解其热，涩以收其脱，使虚者补而陷者升，亦劫剂也。初起勿用。

桑螵蛸散 便数　寇氏

治小便数而欠数，便频也；欠，便短也。溺虽出于膀胱，然泌别者小肠也，小肠虚则便数，小肠热则便短，能安神魂，补心气，疗健忘。

人参　茯苓一用茯神　远志　石菖蒲盐炒　桑螵蛸盐水炒　龙骨煅　龟版酥炙，一方用鳖甲醋炙　当归等分　为末，临卧服二钱，人参汤下。

此足少阴、手足太阴药也。虚则便数，故以螵蛸、龙骨固之螵蛸补肾，龙骨涩精，热则便欠，故以当归、龟版滋之；人参补心气，菖蒲开心窍；茯苓能通心气于肾，远志能通肾气于心，并能清心解热。心者，小肠之合也，心补则小肠不虚，心清则小肠不热矣。

杀虫之剂

关尹子曰：人之一身，内包蛲蛔，外蒸虮虱，万物有依，人身以为生者，是吾身一小天地也。蛲蛔为人所当有之虫，倘寒侵火迫，则不安其位，亦能为病。若饮食不慎，气血虚衰，又能变生诸虫，不可名状，如发癥、鳖瘕、劳瘵、传尸之类，至于杀身灭门，虫之为患若斯其酷也，是以先贤以法杀之。苟人不能杀虫，则虫必且杀人矣。

乌梅丸 蛔厥 仲景

治伤寒厥阴证，寒厥吐蛔。伤寒脏厥者死。脏厥者，脉微而厥，至七八日，肤冷发躁，无暂安时也。蛔厥者，蛔上入膈则烦，须臾复止，得食则呕而又烦，蛔闻食臭复出也。此为脏寒，当自吐蛔，与乌梅丸温脏安蛔。亦治胃腑发咳，咳而呕，呕甚则长虫出，亦主久痢。

乌梅三百个　细辛　桂枝　人参　附子炮　黄柏各六两　黄连一斤　干姜十两　川椒去汗　当归各四两　苦酒醋也　浸乌梅一宿，去核蒸熟，和药蜜丸。

此足阳明、厥阴药也。蛔得酸则伏，故以乌梅之酸伏之；蛔得苦则安，故以连、柏之苦安之；蛔因寒而动，故以桂、附、姜、椒温其中脏，而以细辛、当归润其肾肝；人参用以助脾，乌梅兼以敛肺。吐蛔为胃寒之故，则成蛔厥，宜理中汤加炒川椒五粒、槟榔五分，吞乌梅丸。程郊倩曰：乌梅丸于辛酸入肝药中，微加苦寒，纳上逆之阳邪而顺之使下也。名曰安蛔，实是安胃，故并主久痢，见阴阳不相顺接而下利之证，皆可以此方括之也。经曰：凡阴阳不相顺接，便为厥。方中行曰：经曰，手之三阴从腹走手，手之三阳从手走头，足之三阳从头走足，足之三阴从足走腹。是三阴三阳俱相接于手足者也。阳气内陷，不与阴气相顺接，故手足逆冷也。

集效丸 虫痛 《三因》

治虫啮腹痛，作止有时，或耕起来往。腹痛有作止者，虫啮则痛，不啮则止也。气耕往来者，虫不安于胃也。

大黄炒，两半　鹤虱炒　槟榔　诃子皮　芜荑炒　木香　干姜炒　附子各七钱五分　蜜丸，食前乌梅汤下，妇人醋汤下。

此手足阳明药也。虫喜温恶酸而畏苦，故用姜、附之热以温之，乌梅、诃皮之酸以伏之，大黄、槟榔、芜荑、鹤虱之苦以杀之；木香辛温，以顺其气也。

雄槟丸 虫痛

治腹痛胃痛，干痛有时。干痛者，不吐不泻而但痛也；

有时者，淡食而饥则痛，厚味而饱则否，此为虫也。

雄黄　槟榔　白矾等分　饭丸，每五分，食远服。

此手足阳明药也。雄黄之辛毒，槟榔之苦降，白矾之酸涩，皆杀虫之品也，故合用以治之。

化虫丸 肠胃诸虫

治肠胃诸虫为患。肠胃之中，无物不容。所以变生诸虫者，缘正气虚衰，或误食生虫之物，或湿热蒸郁而成，亦犹物必先腐而后虫生之义也。

鹤虱　胡粉炒　苦楝根东引未出土者　槟榔各一两　芜荑　使君子各五钱　枯矾二钱五分　为末，酒煮面糊作丸，量人大小服之，一岁儿可五分。

此手足阳明药也。数药皆杀虫之品也，单用尚可治之，类萃为丸，而虫焉有不死者乎？吴鹤皋曰：古方杀虫如雷丸、贯众、干漆、蜡尘、百部、铅灰之类，皆其所当用者也。有加附子、干姜者，壮正气也；加苦参、黄连者，虫得苦而伏也；加乌梅、诃子者，虫得酸而软也；加藜芦、瓜蒂者，欲其带虫吐出也；加芫花、黑丑者，欲其带虫泻下也。用雄黄、川椒、蛇床、樟脑、水银、槟榔者，治疮疥之虫也；用胡桐泪、莨菪子、韭子、蟾酥者，治龋齿之虫也；用川槿皮、海桐皮者，治风癣之虫也；用青葙子、覆盆叶者，治九窍䘌蚀之虫也；用败鼓心、桃符板、虎粪骨、死人枕、獭爪、鹳骨者，驱劳瘵之虫也。

使君子丸 虫积

治蛊胀腹痛，及食劳发黄，喜食茶米炭土等物。饮食停滞，湿热蒸郁则生诸虫，至胀满嘈痛，或发黄身肿，喜食生米茶叶土炭者，虫之所嗜也。

使君子去壳，二两　南星姜制　槟榔各一两　上药合炒，如喜食生米用麦芽一斤炒，喜食茶叶用茶叶炒，喜食炭土用炭土炒，取药为末，蜜丸，每晨砂糖水下。

此手足阳明药也。使君子之甘，南星之毒，槟榔之苦，皆能杀虫；炒以诸药物，因其所嗜；引以砂糖，诱之以甘也。

獭肝丸　传尸劳虫　《肘后》

治鬼疰传尸劳瘵。此五疰之一，其证使人寒热，沉沉默默，不知所苦，而无处不恶，死后传人，乃至灭门。

獭肝一具，须从獭身取下，不尔多伪　阴干为末，水服三钱，日三次。

此三阴药也。吴鹤皋曰：獭肝治鬼疰，此何以故？凡物恶人而僻处，昼伏而夜出者，皆阴类也，故假之以治阴疾。独用其肝者，肝为厥阴，藏魂之脏也。昂按：物之恶人僻处，昼伏夜出者，狐鼠皆然，不独獭也。本草云诸肝皆有叶数，惟獭肝一月一叶，其间又有退叶，独异于他兽，此其所以能治鬼证也欤。

消渴杀虫方　消渴有虫　《夷坚志》

治消渴有虫。

苦楝根，取新白皮一握，切焙，入麝香少许煎，空心服。虽困顿不妨，取下虫三四条，类蛔而色红，其渴乃止。

此阳明药也。消渴一证，有虫耗其精液而成者，盖饮醇食炙，积成胃热，湿热生虫，理固有之，临病宜谛审也。

明目之剂

目之在人，特五宫之一耳，而古人立有专科，盖以余窍各主一脏，或兼二脏，目虽为肝窍，而五脏六腑之精气皆上注于目而为之精，精之窠为眼，骨之精为瞳子，筋之精为黑眼，血之精为络，气之精为白眼，肉之精为约束裹撷，筋骨气血之精而与脉并为系，上属于脑，后出于项中，此则眼具五脏六腑也，故其证多而方亦广。兹集限于篇章，故略录专治目疾者数方，以备采用。其疏风、燥湿、泻火、养血之剂可以通用者，则散见于各门。目有五轮，白睛为气轮，属肺金，故独坚；青睛为风轮，属肝木，内包膏汁，涵养瞳神；目角大小眦为血轮，大眦属心君火，大眦赤者为实火，小眦属心包相火，小眦赤者为虚火；两脾为肉轮，属脾土，土藏万物，故包四轮，开动为阳为应用，闭静为阴则睡矣。目中有神膏，此由胆中渗润精汁积而成者，能涵养瞳神；有神水，先天真气所化，润泽之水也；有神光，原于命门，通于胆，发于心，是火之用也；有真血，肝中升运，滋目经络之血也；有真气，目之经络中往来生用之气，先天之元阳也；有真精，先后天元气所化精汁，起于胃，施于胆，而及瞳神也。目有坚壳数重，真血滋神水，神水包神膏。膏中一点青莹，乃胆肾所聚之精华，惟此一点，鉴照万物，空阔无穷，为水轮，属肾水。人之邪正寿夭贵贱，皆可验目而得之，岂非人身之至宝乎？

滋阴地黄丸 滋阴升阳，一名熟地黄丸 东垣

治血弱气虚，不能养心，心火旺盛，肝木自实，瞳子散大，视物不清。肝为心母，子能令母实，故心火旺则肝木自实。肝主风，心主火，瞳子散大，乃风火摇动之征也。水不能制火，则清和之气乖乱，而精液随之走散矣，精液走则光华失，故视物不清也。《纲目》曰：心脉挟目系，肝脉连目系，手足少阳之脉络于目外小眦，风热从此道上攻头目，致偏头痛肿，瞳子散大，视物昏花，血虚阴弱故也。宜凉血养血，收火散火而除风热。

熟地黄一两 生地黄一方两半，一方七钱半 柴胡八钱 黄芩酒炒 当归酒洗，各五钱 天门冬 地骨皮 五味子 黄连酒炒，各三钱 人参 甘草炙 枳壳麸炒，各二钱 蜜丸，茶清下，日二服。忌食辛热之物助火，寒冷之物损胃，使药不上行。

此手足少阴、足厥阴、少阳药也。熟地、当归养血，生地、地骨凉血；黄芩泻肺火，黄连泻肝火；天冬清肺而滋肾，柴胡散肝而升阳，五味收耗而敛散；人参、甘草以益气补中，枳壳以利气行滞也。本草云枳实、枳壳皆能明目，故目疾方多用之。

加减驻景丸 补肝肾 《易简》

治肝肾气虚，两目昏暗。目为肝窍，瞳子神光属肾，故肝肾虚则目昏暗也。

枸杞子　五味子　车前子炒，各二两　楮实　川椒炒，各一两　熟地黄　当归各五两　菟丝子八两，酒浸　蜜丸，酒下。本方除当归、五味、楮实、川椒，名驻景丸，治同。

此足少阴、厥阴药也。熟地、枸杞补肝滋肾，菟丝、楮实益精强阴；五味敛耗散而助金水五味子酸咸居多，能敛肺金，滋肾水，收瞳人散大，当归和气血而益肝脾肝藏血，脾统血，目得血而能视；川椒补火，以逐下焦虚寒，车前利水，而泻肝肾邪热也。车前子清肝明目，利小便而不走气，得此泻邪，则补药更为得力。张子和曰：目赤肿是厥阴肝经风热，利小便能去肝经风热。

定志丸　不能远视　《局方》

治目不能远视能近视者王海藏曰：目能近视，责其有水，不能远视，责其无火，法宜补心，常服益心强志，能疗健忘。

远志　菖蒲各二两　人参　茯苓各一两　蜜丸，朱砂为衣。张子和方无菖蒲，加茯神、柏子仁、酸枣仁，亦名定志丸，酒糊丸，姜汤下，安魂定惊。

此手少阴药也。人参补心气，菖蒲开心窍；茯苓能交心气于肾，远志能通肾气于心；朱砂色赤，清肝镇心。心属离火，火旺则光能及远也。

地芝丸　不能近视　东垣

治目能远视不能近视。王海藏曰：目能远视，责其有火；不能近视，责其无水。法当补肾。

生地黄焙　天冬各四两　枳壳炒　甘菊花去蒂，各二两　蜜丸，茶清或酒下。用茶者，欲火热之下降；用酒者，欲药力之上行。

此足少阴药也。生地凉血生血，天冬润肺滋肾，枳壳宽肠去滞，甘菊降火除风。

人参益胃汤 内障

治劳役饮食不节，内障目病。内障者睛里昏暗，与不病之眼无异，唯瞳人内有隐隐青白者。李东垣曰：五脏六腑之精气，皆禀受于脾胃而上贯于目。脾者诸阴之首也，目者血气之宗也，故脾虚则五脏之精气皆失所司，不能归明于目矣。心者君火也，主神，宜静而安，相火代行其令。相火者，包络也，主百脉，皆荣于目。既劳役运动，势乃妄行，及因邪气所并，而损其血脉，故诸病生焉。医者不理脾胃及养血安神，治标不治本，不明至理也。

黄芪　人参各一两　甘草炙，八钱　白芍药炒　黄柏酒炒四次，各三钱　蔓荆子二钱　每四钱，日二服。本方加升麻、葛根，名益气聪明汤别见补门。

此足太阴、阳明药也。参、芪、甘草大补中气以强脾胃，蔓荆升清阳而通九窍，白芍入厥阴而和荣血目得血而能视，黄柏除湿热而滋肾水肾水足则目明，使精气足而清阳升，则脏腑和而障翳退矣。楼全善曰：治目不明，气虚而未脱，可于参、芪中微加连、柏。若气已脱，连、柏等凉药不可施矣。

消风养血汤 阳证赤肿

治目赤肿痛。风热伤血则赤，风热作实则肿，风热攻注则痛。目外向面者为外眦，在内近鼻者为内眦，上为外眦，下为内眦。目痛，赤脉从上下者，为太阴证，宜温之散之；从下上者，为阳明证，宜寒之下之；从外走内者，为少阳证，宜和解之。

荆芥　蔓荆子　菊花　白芷　麻黄　防风　桃仁去皮尖　红花酒炒　川芎各五分　当归酒洗　白芍酒炒　草决明　石决明　甘草各一钱

此足太阳、厥阴药也。荆芥、防风、麻黄、白芷、甘菊、蔓荆轻浮上升，并能消风散热，桃仁、红花、川芎、归、芍辛散酸收，并能养血去瘀；两决明皆除肝经风热，专治目疾。瘀去血活则肿消，风散热除则痛止。又目为肝窍，搜风养血，皆以和肝，加甘草者，亦以缓肝而止痛也。《保命集》云：目病在腑则为表，当除风散热；在脏则为里，当养血安神。暴发者为表，易疗；久病者在里，难治。

洗肝散 风毒赤肿 《局方》

治风毒上攻，暴作赤肿，目痛难开，隐涩眵泪。凡目赤者，或六腑秘，脉实有力者，为有里证，宜微利之，泻青丸、洗肝散之类是也。眵音鸱，眼脂。

薄荷　羌活　防风　当归　川芎　栀子　大黄　炙甘草等分　为末，每服二钱。无里证者，除栀子、大黄。

此足厥阴、阳明药也。肝属木而主目，木喜条达，风热郁于内，故用薄荷、羌、防以升之散之，肝藏血，故用当归、川芎以和之养之；大黄泻胃火而通燥结，栀子降心火而利小便二便利，则热毒下降而赤肿消，甘草缓肝气而和中州。

补肝散 肝虚目痛 《局方》

治肝虚目痛，筋脉疼痛，冷泪不止，羞明怕日，及夜则痛甚，点苦寒之药反剧。目白珠属阳，白珠痛者则昼甚；黑珠属阴，黑珠痛者则夜甚。

夏枯草五钱　香附一两　每服五钱，腊茶下。丹溪方夏枯草、香附各二两，加甘草五钱。

此足厥阴药也。夏枯草遇夏至阴生则枯，盖禀纯阳之气，有补养厥阴血脉之功，夜痛及用苦寒药反甚者，夜与寒皆阴也，夏枯草能治之者，阳胜阴也；香附行气散肝，和中解郁，推陈致新，故用以为佐。

拨云退翳丸 风热障翳 皇统间医官刘昌世传

治风热障翳。翳膜有气血虚实，或挟痰挟湿，阴虚火动，七情六淫，种种不同。

当归两半　川芎　地骨皮　白蒺藜　密蒙花　甘菊花　羌活　荆芥　木贼各一两　天花粉　蔓荆子　薄荷　枳实　甘草炙，各五钱　川椒七钱五分　黄连　蛇蜕　蝉蜕各三钱　蜜丸，每两作十丸，每服一丸，日三，翳者米泔下，睛暗当归汤下，内障木香汤下。

此足太阳、厥阴药也。羌活、荆芥、蔓荆、薄荷以升阳散风，当归、川芎以和肝养血，黄连、地骨、花粉清火热，枳实破滞气，川椒温下焦，木贼、蛇蜕、蝉蜕以退翳，密蒙、蒺藜、甘菊目家专药，以润肝补肾，泻火清金，炙草补中以和诸药也。

石膏羌活散 一切目疾 《宣明》

治久患双目不明，远年近日，内外气障风昏，拳毛倒睫，一切目疾。

羌活 荆芥 白芷 藁本 细辛 川芎 苍术 甘菊 密蒙花 菜子 麻子 木贼 黄芩 石膏 甘草等分 为末，每服一二钱，食后临卧，蜜水调下，或茶清、米泔亦得。

此足太阳、阳明、厥阴药也。原文曰：羌活治脑热头风，藁本治正偏头痛，白芷清头目，川芎疗头风，荆芥治目中生疮，密蒙治羞明怕日，苍术明目暖水脏，木贼退障翳，麻子起拳毛，细辛、菜子起倒睫，黄芩、石膏洗心退热，甘菊降火除风，甘草调和诸药。

防风饮子 倒睫拳毛

治倒睫拳毛。倒睫拳毛，由目急皮缩之故也。盖伏热内攻，阴气外行，当去其内热并火邪，使眼皮缓则眼毛立出。

黄连炒 甘草炙 人参各一钱 当归钱半 葛根

防风五分　细辛　蔓荆子三分　食后服。避风寒湿热。

此足太阴、阳明药也。参、甘以补其气，归身以濡其血；黄连以清其火，防、葛以散风热；细辛入少阴而润肾，蔓荆走头面而升阳。

本方除人参、当归、黄连，加黄芪，名神效明目汤东垣，治前证兼赤烂昏痛，冷泪多眵。

又法：摘去拳毛，以虱血点数次，即愈。

羊肝丸 内障 《类苑》

治目疾内障。倪仲贤曰：经曰：心者五脏之专精，目者其窍也，又为肝窍，肾主骨，骨之精为神水，故肝木不平，内挟心火为势妄行，火炎不制，神水受伤，上为内障，此五脏病也；诸脉皆属于目，相火者心包络也，主百脉，上荣于目，火盛则百脉沸腾，上为内障，此虚阳病也；膀胱、小肠、三焦、胆脉俱循于目，其精气亦上注为目之精，四腑一衰，则精气尽败，邪火乘之，上为内障，此六腑病也。神水黑眼，皆发于阴；白眼赤脉，皆发于阳。阴齐阳侔，故能为视，阴微不立，阳盛即淫。经曰：壮火食气，壮火散气。上为内障，此弱阴病也，四者皆为阴弱不能配阳也。

夜明砂淘净　蝉蜕　木贼去节　当归各一两，酒洗　羊肝四两，煮或生用　以羊肝去筋膜，水煮捣烂，和丸。

此足厥阴药也。蚊食血之虫，夜明砂皆蚊眼也，故能散目中恶血而明目蝙蝠食蚊而眼不化，其矢为夜明砂；木贼轻扬而善磨木，故能平肝散热而去障；蝉性善蜕，故能退翳；当归能入厥阴，养血而和肝；用羊肝者，羊性属火，取其气血之属能补气血，引诸药入肝以成功也。羊肝丸之方颇多，兹量录其一二。

《济生》羊肝丸：黄连一两，羯羊肝一具，去筋膜，生用，捣烂和丸，《本事方》煮烂捣，用治肝经有热，目赤睛痛，及内障青盲。《纲目》云：但是目疾及障翳青盲皆治。忌猪肉冷水。楼全善曰：诚哉河间之言！目盲耳聋，鼻不闻臭，舌不知味，手足不能运用者，皆由玄府闭塞，而神气出入升降之道路不通利也。经曰：玄府者，汗空也。故先贤治目昏花，如羊肝丸用羊肝引黄连等药入肝，解肝中诸郁，盖肝主目，肝郁解，则目之玄府通利而明矣。黄连之类，解热郁也；椒目之类，解湿郁也；茺蔚之类，解气郁也；芎、归之类，解血郁也；木贼之类，解积郁也；羌活之类，解经郁也；磁石之类，解头目郁，坠邪气，使下降也；蔓菁下气通中，理亦同也。凡此诸剂，皆治气血郁结目昏之法。河间之言，信不诬矣。至于东垣、丹溪用参、芪补气血亦能明者，盖目主气血，盛则玄府得利，出入升降而明，虚则玄府无以出入升降而昏，此则必用参、芪、四物等剂，助气血运行而明也。蔓菁子蒸，为末，酒调服，或加入药中。

兔矢汤 疮疹入眼

治疮疹入眼及昏暗障翳。

兔矢二钱，茶清调下，或吞服。须待疮疹瘥后服之。

此足厥阴、阳明药也。兔者明月之精，得金之气，其矢名明月砂，能解毒杀虫，故专能明目，又可兼治劳肝也。

二百味草花膏 赤痛流泪 赵谦

治目赤流泪，或痛或痒，昼不能视，夜恶灯光。血热则目赤，肝热则多泪。热微则痒，热甚则痛。赤肿昏眊，故昼不能视；阳盛，故夜恶火光。

羯羊胆 蜂蜜 入蜜胆中，蒸熟候干，细研为膏，每含少许，或点目中。又法：腊月入蜜胆中，纸笼套住，悬屋檐下，待霜出，扫取点眼。

此足少阳、厥阴药也。羊胆苦寒，益胆泻热；蜂蜜甘润，补中缓肝。曰二百味草花膏者，以羊食百草，蜂采百花也。李时珍曰：肝开窍于目，胆汁减则目暗。目者肝之外候，胆之精华也，故诸胆皆治目疾。点、服，说云病有内外，治各不同。内疾既发，非服不除；外疾既成，非点不退。内疾始盛，治流不如塞源，伐枝不如去根，不服药而除者，未之见也；外障既成，如物污须濯，镜垢须磨，不点而去者，未之有也。若内障不服而外点，反激其火，动其血气，无益反损；若外障已成，虽服药不发不长，而所结不除。当内外夹攻，方尽其妙。

点眼方 阳证目疾 丹溪

治目中百病属阳证者。

黄连 人乳 浸点，或煎点。或加朴硝。

此足厥阴药也。《衍义》曰：人心主血，肝藏血，目受血而能视，盖水入于经，其血乃成。又曰：上则为乳汁，下则为月水。故知乳汁即血也，用以点目，岂有不相宜者哉？昂按：加黄连者，以清心肝之火也。

百点膏 外翳 东垣

治翳遮瞳人，如云气障隔。

黄连二钱，以水一碗煎至半碗，再入后药 当归 甘草各六分 防风八分 蕤仁去皮尖，研，三分 同熬，滴水不散，去渣，入蜜少许，再煎少时，要病人净心点之，至目微痛为度，一日五七点，使药力相续，故曰百点，临卧点尤妙。

此足厥阴药也。黄连泻火，防风散风，甘草和中，当归养血；蕤仁消风散热，益水生光。

圆明膏 内障生翳 东垣

治内障生翳及瞳子散大，因劳心过度，饮食失节。

柴胡 麻黄 黄连 生地各五钱 归身三钱 甘草 诃子皮湿纸裹煨，各二钱 以水二碗，先煮麻黄至一碗，去沫，入后药，同熬至滴水不散，去渣，入蜜少许再熬，点之。

此足少阳、厥阴药也。柴胡、麻黄发表散邪，当归、生地和肝养血；黄连清肝火，甘草和中州；瞳子散大，故加诃子以收之也。

飞丝芒尘入目方 芒尘入目

陈墨 浓磨点之。

痈疡之剂

朱丹溪曰：痈疽皆因阴阳相滞而生。盖气阳也，血阴也，血行脉中，气行脉外，相并周流。寒与湿搏之，则凝滞而行迟，为不及；热与火搏之，则沸腾而行速，为太过。气得邪而郁，津液稠粘，为痰为饮，积久渗入脉中，血为之浊，此阴滞于阳也；血得邪而郁，隧道阻滞，或滞或结，积久渗出脉外，气为之乱，此阳滞于阴也。百病皆由于此，不止痈疽而已也。《内经》曰：荣气不从，逆于肉理，乃生痈肿。又曰：诸痛痒疮，皆属心火。外科方证至为繁多，兹取可通用者量录数方，以备缓急。其余各证，各有专方，不能多录。若夫泻热解毒、活血托里之剂，多散见于诸门，唯在用者之圆神而已。

真人活命饮 消痈散毒

治一切痈疽肿毒初起未消者。

金银花三钱　陈皮去白　当归酒洗，各钱半　防风七分　白芷　甘草节　贝母　天花粉　乳香各一钱　没药二味另研，候药熟下　皂角刺各五分　穿山甲三大片，剉，蛤粉炒，去粉用　用好酒煎，毒在上饱服，在下饥服，善饮者多饮酒，以行药势。忌酸物铁器。酸性收敛，凡药多忌铁。

此足阳明、厥阴药也。金银花散热解毒，痈疽圣药，故以为君；花粉清痰降火，白芷除湿祛风，并能排脓消肿，当归和阴而活血，陈皮燥湿而行气，防风泻肺疏肝，贝母利痰散结，甘草化毒和中，故以为臣；乳香调气托里护心能使毒气外出，不致内攻，没药散瘀消肿定痛，故以为佐；穿山甲善走能散，皂角刺辛散剽锐，皆厥阴、阳明正药，能贯穿经络，直达病所而溃壅破坚，故以为使。加酒者，欲其通行周身，使无邪不散也。此药当服于未溃之先，未成者散，已成者溃，若已溃后不可服。

金银花酒 痈疽初起

治一切痈疽恶疮，不问发在何处，或肺痈肠痈，初起便服，奇效。痈疽之生，始于喜怒忧乐之不时，饮食居处之不节，或金石草药之发动，寒暑燥湿之不调，致阴阳不平而蕴结，荣卫凝涩而腐溃，轻者起于六腑，浮达而为痈，重者发于五脏，沉涩而为疽。浅者为疖，实者为痈，深则为疽矣。发于外者，为背疽、脑疽、眉鬓等疽；发于内者，为肝痈、肺痈、肠脐等痈。外证易识，内证难明。太阳经虚，从背而出；少阳经虚，从鬓而出；阳明经虚，从髭而出；督脉经虚，从脑而出。

金银花五两，干者亦可，不及生者力速　甘草一两　水二碗煎一碗，再入酒一碗略煎，分三服，一日一夜服尽，重者日二剂，服至大小肠通利则药力到。外以生者捣烂，酒调，敷毒四围。

此足太阴、阳明药也。金银花寒能清热解毒，甘能养血补虚，为痈疮圣药，甘草亦扶胃解毒之上剂也。

本方用金银花二两，甘草一两，加黄芪四两，酒一升，重汤煮服，名回毒金银花汤，治痈疡色变紫黑者。

附忍冬膏：金银花一名忍冬藤，四月采鲜花，捣汁熬膏，茶酒任点服，养阴退阳，补虚疗风，尤宜于火热炽盛之人，永无疔疽之患。窨酒亦佳，花叶同功，而花香尤胜。

蜡矾丸 托里护心　李迅

治一切疮痈恶毒，先服此丸护膜托里，使毒不攻心，或为毒虫蛇犬所伤，并宜服之。

黄蜡二两　白矾一两　先将蜡熔化，候少冷，入矾和匀为丸，酒下，每服十丸二十丸，渐加至百丸则有力，疮愈后服之亦佳。加雄黄，名雄矾丸，治蛊毒、蛇犬虫咬毒。

此手少阴药也。心为君主，不易受邪。凡患痈疽及蛇犬所伤，毒上攻心，则命立倾矣。黄蜡甘温，白矾酸涩，并能固膜护心，解毒定痛，托里排脓，使毒气不致内攻，故为患诸证者所必用也。

托里散 托里内消

治一切恶疮发背疔疽便毒始发，脉弦洪实数，肿，甚，欲作脓者。脉弦洪实数，乃实热坚满之证，故宜下之。

金银花　当归各一两　大黄　朴硝　花粉　连翘　牡蛎　皂角刺各三钱　黄芩　赤芍各一钱　每五钱，半酒半水煎。

此足阳明、厥阴药也。金银花清热解毒，疮痈主药；当归、赤芍调荣血，大黄、芒硝荡胃热；黄芩清肺火，牡蛎软坚痰；连翘、花粉散结排脓，角刺锋锐，直达病所而溃散之也。李东垣曰：疮疡及诸病面赤，虽伏火热，禁不得攻里，为阳气拂郁，邪气在经，宜发表以去之，故曰火郁则发之。虽大便数日不见，宜多攻其表，以发散阳气，少加润燥药以润之。如见风脉风证，只宜发表风药，便可以通利大便。若止干燥秘涩，尤宜润之，慎不可下。九窍不利，疮疡郁冒，皆不可下，汗之则愈。《纲目》曰：大便秘实，不知其气不降也，便以为实而行大黄；些少寒热，不知其血气不和也，便以为有外感而行表散。如此害人甚速。

救苦胜灵丹方

少阳阳明经毒，一名救苦化坚汤　东垣

治瘰疬马刀挟瘿，从耳下或耳后下颈至肩，或入缺盆中，乃手足少阳经分。其瘰疬在颈下或至颊车，乃足阳明经分，受心脾之邪而作也。今将三证合而治之。一切杂病皆有六经所见之证，外科亦然。

黄芪护皮毛，实元气，活血生血，疮家圣药　连翘能散诸经血凝气聚，十二经疮药中不可无也　漏芦　升麻各一钱　葛根五分，此三味足阳明本经药也　丹皮去肠胃中留滞宿血　当归　生地　熟地此三味和血凉血生血　白芍药各三分，酸寒能补中益肺，治腹痛必用之，夏月倍之，冬寒则不可用　防风　羌活　独活各一钱，此三味必关手足太阳证，脊痛项强，腰似折，项似拔者用之。防风辛温，若疮在膈已上，虽无太阳证，亦当用之，为能散上部风邪，去病人拘急也　柴胡八分，功同连翘，如疮不在少阳经去之　鼠粘子解毒，无肿不用　人参各三分，补肺气，如气短不调反喘者加之　甘草炙五分，能调中和诸药，泻火益胃气，亦去疮邪　肉桂二分，能散结积，阴证疮疡当少用之，此寒因热用之意，又为阴寒覆盖其疮，用大辛热以消浮冻之气，烦躁者去之　黄连以治烦闷　黄柏炒各三分，如有热或腿脚无力加之，如烦躁欲去衣者，肾中伏火也，更宜加之，无此不用　昆布二分，咸能软坚，疮坚硬者宜用　三棱煨，二分　莪术煨，三分，此二味疮坚甚者用之，不坚不用　益智二分，唾多者，胃不和也。病人吐沫吐食，胃寒者加之　麦芽一钱，治腹中缩急，兼消食补胃　神曲炒，能化食　厚朴一钱二分，腹胀加之，否则勿用　蒸饼为丸，每服三钱。如气不顺，加陈皮、木香；大便不通，加酒制大黄；血燥，加桃仁、大黄；风燥，加麻仁、大黄、秦艽、皂角子煨用。

此足阳明、手足少阳药也。解照东垣注各药下。东垣立此法，以听用者之进退，倘能随证加减，实能统治诸疡，亦嘉惠后人无穷之心也。

散肿溃坚汤　消坚散肿　东垣

治同前证。

黄芩八钱，半酒炒，半生用　知母　黄柏酒炒　龙胆

草酒炒　花粉酒洗　桔梗　昆布各一钱　柴胡四钱　升麻　连翘　甘草炙　三棱酒洗　广术酒洗炒，各三钱　葛根　归尾酒洗　芍药各二钱　黄连一钱　每服六七钱，先浸半日，煎，食后热服，服后仰卧，取药在上膈。别将半料蜜丸，留药汤吞之，量虚实服。

此手足少阳、足阳明药也。柴胡、连翘清热散结，升麻、葛根解毒升阳；花粉、桔梗清肺排脓，归尾、芍药润肝活血；甘草和中化毒，昆布散瘀溃坚；三棱、莪术破血行气三棱破血中之气，莪术破气中之血，黄芩、柏、连、龙胆、知母大泻三焦之火，而桔梗又能载诸药而上行也。

飞龙夺命丹　以毒攻毒

治一切疔肿痈疽恶疮初发，或发而黑陷，毒气内攻也。

天南星　雄黄　巴豆去油，各一钱　黄丹　乳香　硇砂　信石各五分　斑蝥十六个，去头足，炒　麝香少许　为末，蟾酥和，为丸如麦米大，每服十丸或十四五丸，量人虚实，好酒送下，疮在上者食后服，疮在下者食前服。忌油腻鱼肉荤辛之物。

此十二经通行之药也。毒气内攻，疮疡黑陷，非平剂所能胜。南星、雄黄、黄丹味辛性燥，能杀毒破痰，巴豆、硇砂大毒大热，能祛寒化积；斑蝥、蟾酥辛寒至毒，能拔疔肿，下恶物斑蝥能泻毒从小便出，巴豆能泻毒从大便出；信石燥烈劫痰，麝香香窜通窍；乳香能使毒气外出，不致内攻，引之以酒，使行经络，无毒不泻也。此乃厉剂，所谓药不瞑眩，厥疾不瘳，此类是也。《玉机微义》曰：此方世俗多用之。然香窜燥毒之剂，盖无经不至者，备汗吐下三法，病因食一切禽兽毒发及疮，脉沉细紧数，毒蕴在里并湿毒，用之神效。若大热大渴，毒气焮发，脉浮洪在表，及膏粱积热之人，不宜轻用。世人多不分此，又有以半夏代雄黄者，殊不知雄黄治诸疮及百节中大风中恶者之意也。

雄黄解毒丸 缠喉风痹 丹溪

治缠喉急痹。咽在后主食，喉在前主气，十二经中惟足太阳主表，别下项，余经皆内循咽喉，尽得以病之，而缠在君相二火。喉主天气，属肺金，变动为燥，燥则涩而闭，咽主地气，属脾土，变动为湿，湿则肿而胀，皆火郁上焦，致痰涎气血结聚于咽喉。肿达于外，麻痒且痛，为缠喉风；肿于两旁，为喉痹。

雄黄一两　郁金二钱　巴豆十四粒，去皮油　醋糊为丸，每服五分，津咽下。或用巴豆油蘸纸捻上燃火，吹息，带烟刺入喉中，出紫血恶涎即宽，此以热攻热、热则流通之义也。

此手足少阴、少阳药也。吴鹤皋曰：缠喉急痹，缓治则死。雄黄能破结气，郁金能散恶血，巴豆能下稠涎。丹溪生平不用厉剂，此盖不得已而用者乎。单蛾双蛾、木舌子舌、胀缠喉风、走马喉风，病同于火，故不分也，惟缠喉走马杀人最速。张子和曰：治喉痹用针出血，最为上策。《内经》火郁发之，发谓发汗，出血者乃发汗之一端也。

皂角丸 肺痈 《金匮》

治肺痈咳逆上气，时时唾浊，但坐不眠。肺者，五脏之华盖也，处于胸中，主气，候在皮毛。劳伤血气，腠理虚而风邪乘之，内感于肺，汗出恶风，咳嗽短气，鼻塞项强，胸膈胀满，久久不瘥，则成肺痿。风伤皮毛，热伤血脉，风热相搏，气血稽留，蕴结于肺，则成肺痈。多唾涎沫而无脓者，肺痿也；口干喘满，咽燥而渴，甚则四肢微肿，咳吐脓血，胸中隐痛者，肺痈也。痿为正气虚，痈为邪气实。

皂角刮去皮弦，酥炙 为末，蜜丸，以枣膏和，汤服三丸。

此手太阴药也。喻嘉言曰：火热之毒，结聚于肺，表之里之，温之清之，曾不少应，坚而不可攻者，令服此丸，庶几无坚不入，聿成洗荡之功，不可以药之微贱而少之也。

《千金方》用桂枝汤去芍药，加皂角，名桂枝去芍药加皂角汤，治肺痿吐沫。本方加蛤粉等分为末，名皂蛤丸，治妇人风邪客于乳房而成乳痈，每服二钱，酒下。此药能导其汗，散其风邪，汗出而病自愈矣。

托里十补散 解表托里 《局方》。即《外科精要》十宣散

治痈疮初发或已发，邪高痛下，疮盛形羸，脉无力者。若痈疽不因膏粱丹毒火热，胃虚劳气郁者，止宜补形气，调经脉，自当消散，不待汗之下之也。

黄芪　人参　当归　川芎　桂心　白芷　防风　厚朴　桔梗　甘草各一钱　每服二钱，加至六钱，热酒调下。本方加芍药、连翘、木香、乳香、没药，亦名托里散，治发背疔疮。

此手足太阴，足厥阴、阳明药也。参、芪补气，芎、归活血，甘草解毒，桂枝、白芷、桔梗排脓，厚朴泻实满，防风散风邪，为表里气血之药，共成助阳内托之功也。朱丹溪曰：若冬月肿疡用之，可转重就轻。若溃疡夏月用之，以桂、朴之温散，佐以防风、白芷，吾恐虽有参、芪，难为倚仗，世人不分冬夏，无论经络，不能无误也。《机要》曰：治疮须用托里、疏通脏腑、调和荣卫三法。内之外者，其脉沉实，发热烦躁，外无焮赤，痛深于内，其邪深矣，当疏通脏腑，以绝其源；外之内者，其脉浮数，焮肿在外，形证外显，恐邪气极而内行，当先托里；内外之中者，外无焮恶之气，内亦脏腑宣通，知其在经，当和荣卫。用此三者，虽未即瘥，必无变证。

托里黄芪汤　溃后补虚　《总录》

治诸疮溃后，脓多内虚。溃后脓血出多，阴阳两竭，宜大补气血。

黄芪　人参　当归　桂心　茯苓　远志　麦冬　五味子炒，等分　每服五钱，食远服。

此手足太阴、足阳明药也。人参、黄芪补气固卫，当归、桂心活血生肌；茯苓渗湿健脾，麦冬清热补肺；远志辛散，专理痈疽散郁补精，长肌肉，助筋骨，五味酸温，善收肿大。丹溪曰：痈疽溃后，补气血，理脾胃，实为切要，否则数月半年之后虚证仍见，转成他病也。

托里温中汤 疮疡内陷　孙彦和

治疮疡为寒，变而内陷，脓出清稀，皮肤凉，心下痞满，肠鸣切痛，大便微溏，食则呕逆，气短呃逆，不得安卧，时发昏愦此孙彦和治王伯禄臂疡方也。六脉沉微，色变肤凉，加以呃逆，胃中虚寒极矣，遂于盛夏用此大辛热之剂，盖舍时从证之变法也。

附子炮，四钱　干姜炮　羌活各三钱　木香钱半　茴香　丁香　沉香　益智仁　陈皮　甘草炙，各一钱　加生姜五片，煎。

此足阳明、三阴药也。《卫生宝鉴》曰：经曰：寒淫于内，治以辛热，佐以苦温。附子、干姜大辛热，温中外，发阳气，自里之表，为君；羌活味苦辛温，透关节，炙甘草温补脾胃，行经络，通血脉；胃寒则呕吐呃逆，不下食，益智、沉香、丁香大辛热以散寒邪，为佐；疮气内攻，聚而为满，木香、茴香、陈皮、辛苦温，治痞散满，为使。

止痛当归汤 止痛　《总录》

治脑疽背疽，穿溃疼痛。

当归　生地黄　芍药　黄芪　人参　甘草炙　官桂各一两。

此足阳明、厥阴药也。当归、生地活血凉血，人参、黄芪益气补中；官桂解毒化脓毒化成脓，则痛渐止；芍药和脾，酸以敛之，甘草扶胃，甘以缓之，则痛自减矣。齐德之曰：世人皆谓乳、没珍贵之药，可住疼痛，不知临病制宜，殊非一端。热痛凉之，寒痛温之，风痛除其风，湿痛导其湿，燥痛润之，塞痛通之，虚痛补之，实痛泻之，脓郁而闭者开之，恶肉败溃者引之，阴阳不和者调之，经络闭涩者利之，不可执一而无权也。

生肌散 敛疮长肉

敛疮长肉。疮初起者禁之。

寒水石煅　滑石各二两　龙骨　海螵蛸各一两　密陀僧　枯矾　定粉即铅粉　干胭脂各五钱　共为细末，掺疮口上。

此阳明药也阳明主肌肉。疮口不敛，盖因脓水散溢而溃烂也。石膏亦名寒水石。李时珍曰：唐宋诸方，寒水石即石膏、滑石解肌热，龙骨、枯矾善收涩，胭脂活血解毒，螵蛸、陀僧、定粉收湿燥脓，故能敛疮而生肉也。

又方：槟榔　枯矾各一两　陀僧　黄丹　血竭各一钱　轻粉五分　亦名生肌散。张子和方：黄连三钱　密陀僧五钱　胭脂　绿豆粉各二钱　雄黄　轻粉各一钱，亦名生肌散。治同。

灸法

治一切痈疽恶疮。

凡人初觉发背，欲结未结，赤肿焮痛，以湿纸覆其上，先干处即痈头也。取独头大蒜切片，安于头上，用艾灸之，三壮换一蒜片，痛者灸至不痛，不痛者灸至痛时方住，最要早觉早灸为上。若有十数头者，即用蒜研作饼，铺头上，聚艾于头上烧之。若初发赤肿一片，中间有黄粟米头子，便用独蒜片安于头上，着艾灸十四壮或四十九壮，使毒气外出则易愈。李迅曰：痈疽用灸，胜于用药，三壮一易，百壮为率。但头顶以上切不可用，恐引气上，更生大祸也。史源曰：有灸至八百壮者，约艾二筛，初坏肉不痛，直灸至好肉方痛，至夜火焮满，背高阜，头孔百数，则毒外出，否则内通五脏而危矣。《纲目》曰：《精要》谓头上发毒不得灸，此言过矣。头为诸阳所聚，艾炷宜小，壮数宜少，小 者如椒粒，少者三五壮而已。按东垣灸元好问脑疽，以大艾炷如两核许者灸至百壮，始觉痛而痊。由是推之，则头上发毒灸之，痛者艾炷宜小，壮数宜少，若不痛者，艾炷大，壮数多，亦无妨也。

芙蓉外敷法

一切痈疽肿痛，用芙蓉花或叶或根皮捣烂，或干研末，蜜调，涂四周，中间留头，干则频换。初起者即觉清凉，痛止肿消，已成者即脓出，已溃者则易敛。疡医秘之，名为清凉膏、清露散、铁箍散，皆此物也。或加赤小豆末，或苍耳烧存性，为末，加入亦妙。芙蓉辛平，性滑涎粘，清肺凉血，散热止痛，消肿排脓。

经产之剂

妇人之病与男子同，惟行经、妊娠则不可以例治，故取胎产经带数方，以备采用。诸方男女可通用者，兹不重出。

表实六合汤　妊娠伤寒　海藏

治妊娠伤寒，头痛身热，无汗脉紧，太阳经病。

四物汤四两，每味一两　麻黄　细辛各五钱

此足太阳药也。凡妇人伤寒，六经治例皆同。有怀妊者则以安胎为主，药中有犯胎者则不可用也。海藏皆以四物为君，养血安胎，余同伤寒例，分证而治。麻黄、细辛发汗解表，故加用之，治表实无汗者。

四物四两，加桂枝、地骨皮各七钱，名表虚六合汤，治妊娠伤寒，表虚自汗，身热恶寒，头痛项强，脉浮而弱地骨皮凉血，故能退热止汗。四物四两，加防风、苍术各七钱，名风湿六合汤，治妊娠伤寒，中风湿气，肢节烦痛，头痛身热，脉浮。四物四两，加升麻、连翘各七钱，名升麻六合汤，治妊娠伤寒，下后过经不愈，湿毒发斑如锦纹者。四物四两，加柴胡、黄芩各七钱，名柴胡六合汤，治妊娠伤寒，胸胁满痛而脉弦，少阳经证。四物四两，加大黄五钱，桃仁十枚麸炒，名大黄六合汤，治妊娠伤寒，大便秘，小便赤，气满而脉沉数，太阳、阳明本病也，急下之大黄、桃仁妊娠所忌，然伤寒间有用之者，谓药病相当也。经曰：妇人重身，毒之如何？岐伯曰：有故无殒，亦无殒也。此之谓欤。四物四两，加人参、五味各五钱，名人参六合汤，治妊娠伤寒，汗下后咳嗽不止。四物四两，加厚朴、枳实麸炒各五钱，名朴实六合汤，治妊娠伤寒后虚痞胀满，阳明本虚者本，胃腑也。四物四两，加栀子、黄芩各五钱，名栀子六合汤，治妊娠伤寒汗下后不得眠。四物四两，加石膏、知母各五钱，名石膏六合汤，治妊娠伤寒，大渴而烦，脉长而大。四物四两，加茯苓、泽泻各五钱，名茯苓六合汤，治妊娠伤寒，小便不利，太阳本病本，膀胱腑也。四物四两，加阿胶、艾叶各五钱，名胶艾四物汤一方加甘草，一方加甘草、黄芪、干姜，治妊娠伤寒汗下后血漏不止，损动胎气者。四物四两，加附子、肉桂各五钱，名附子六合汤，治妊娠伤寒，四肢拘急，身凉微汗，腹中痛，脉沉迟者，少阴病也桂、附亦辛热动胎之药，间有不得已而用之者。四物四两，加生地、大黄酒浸各五钱，名四物大黄汤，治妊娠伤寒，蓄血证歌曰：妇人妊娠若蓄血，抵当桃仁莫妄施。要救母子俱无损，大黄四物对分之。抵当汤、桃仁承气汤皆治蓄血。吴绶曰：产后伤寒，不可轻易发汗。盖有产时伤力发热，有去血过多发热，有恶露不尽发热，有三日乳蒸发热，或早起劳动，饮食停滞，亦皆发热，状类伤寒，要须详辨。大抵产后大血空虚，若汗之则变筋惕肉瞤，或昏迷不醒，或搐搦不定，或大便闭塞，其害非轻。凡有发热，且与四物汤，芎、归为君最多，白芍须炒过，酒蒸熟地黄佐之，加软苗柴胡、干姜、人参主之，最效。盖干姜辛热，能引血药入血分，气药入气分，且能去恶生新，有阳生阴长之道，以热治热，深合《内经》之旨。如恶露不尽者，益母丸、黑神丸必兼用之。胃虚食少者加白术、茯苓，有痰呕逆者加陈皮、半夏，其余六经治例皆同，必以四物为主，乃养血务本之要也。刘河间曰：大抵产病天行从增损柴胡，杂证以增损四物，宜详察脉证而用之。

胶艾汤 半产漏下 《金匮》

治妇人漏下，或半产后下血不绝，或妊娠下血腹痛，为胞阻。漏下者，怀妊而经来，以阳不足，谓之激经；半产者，四五月而坠胎，坠胎必伤其血海，血因续下不绝也。亦治损伤冲任，月水过多，淋沥不断此即崩证。

阿胶　川芎　甘草各二两　艾叶　当归各三两　芍药四两　干地黄原方未注分两　水五升、酒三升煮取三升，纳阿胶烊化，服。一方加干姜三两胡氏治胎动无干姜。严氏治胎动经漏，腰痛腹满，抢心短气，加黄芪。《千金翼》治从高坠下，损伤五脏，吐血，及金疮经肉绝者，加干姜。

此足太阴、厥阴药也。四物以养其血，阿胶以益其阴，艾叶以补其阳，和以甘草，行以酒势，使血能循经养胎，则无漏下之患矣。

又方：阿胶一斤蛤粉炒，艾叶数茎，亦名胶艾汤

《良方》，治胎动不安，腰腹疼痛，或胎上抢心，去血腹痛。《指迷方》加秦艽。妇人受胎一月，形如露珠，乃太极动而生阳，天一生水，谓之胚，足厥阴脉主之，经水即闭，饮食稍异。二月，如桃花瓣，乃太极静而生阴，地二生火，谓之䏙，足少阳脉所主，若吐逆思食，名曰恶阻，有孕明矣，或偏嗜一物，乃一脏之虚，如爱酸物，乃肝经只能养胎而虚也。三月，如清鼻涕，先成鼻与雌雄二器，乃分男女，手厥阴相火所主，胎最易动。四月，始受水精，以成血脉，形像具，手足顺成，手少阳脉所主。五月，始受火精，筋骨四肢已成，毛发始生，足太阴脉所主。六月，始受金精以成筋，口目皆成，足阳明脉所主。七月，始受木精以成骨，游其魂能动左手，手太阴脉所主。八月，始受土精以成皮肤，九窍皆成，游其魄能动右手，手阳明脉所主。九月，始受石精，百节毕备，三转其身，足少阴脉所主。十月，神气备，足乃生，足太阳脉所主。惟手少阴、太阳无所主者，君主之官，无为而已。堕胎须防三五七月，宜服清热凉血安胎之药。

钩藤汤 瘛疭胎动 《良方》

治瘛疭胎动不安。瘛疭，手足抽掣也。热为阳，风主动，肝风相火为病也。

钩藤钩　当归　茯神　人参各一钱　桔梗钱半　桑寄生五分　风热，加黄芩、栀子、柴胡、白术；风痰，加半夏、南星、竹沥；风胜，加全蝎、僵蚕。

此足厥阴药也。钩藤之甘寒，以除心热而散肝风；柴胡、桔梗之辛凉，黄芩、栀子之苦寒，以平少阳、厥阴之风热，风热去则瘛疭止矣；人参、茯神以益气而宁神，当归、寄生以养血而安胎也。

羚羊角散 子痫 《本事方》

治妊娠中风，涎潮忽仆，目吊口噤，角弓反张，名子痫。阴主静，阳主动。风，阳邪也，诸风眩掉，皆属肝木，故有搐搦眩冒反张之证。

羚羊角屑，一钱 独活 防风 川芎 当归 枣仁炒 茯神 杏仁 薏仁各五分 木香 甘草二分半 加姜煎。一方有五加皮。

此足厥阴药也。羚角之辛凉以平肝火，防风、独活之辛温以散肝邪；茯神、酸枣以宁神，当归、川芎以活血，杏仁、木香以利气，薏仁、甘草以调脾也。扶土所以抑木，故薏仁亦治筋急拘挛之证。

紫苏饮 子悬 严氏

治胎气不和，凑上胸腹，腹满头痛，心腹腰胁痛，名子悬。由下焦气实，相火旺盛，举胎而上，上逼心胸也。

苏叶一钱 当归七分 川芎 芍药 人参 陈皮 大腹皮各五分 甘草二分 加姜煎，空心服。心腹痛者，加木香、延胡索。

此手足太阴、厥阴药也。陈来章曰：芎、归、芍药以和其血，苏、橘、大腹以顺其气，气顺血和则胎安矣；既利其气，复以人参、甘草养其气者，顺则顺其邪逆之气，养则养其冲和之气也。

天仙藤散 子气 陈景初

治子气。妇人冲任素受血风，因妊娠而足肿喘闷妨食，甚则脚趾出黄水，病名子气，非水也。

天仙藤即青木香藤，微炒 香附炒 乌药 陈皮 甘草炙，等分 加紫苏三叶，木瓜、生姜各三片，空心煎服；或为末，盐汤调下，日三服。

此手足太阴药也。天仙藤之苦温疏气活血，能解血中之风气；香附、乌药、陈皮之辛温以行郁气，紫苏、生姜之辛温以疏表气，甘草之甘缓以和正气；少加木瓜以除湿热，利筋骨，调荣卫也。

白术散 子肿 《全生》

治子肿，面目肢体虚浮如水状。胎中挟湿，水与血搏，湿气流溢，故令面目肢体浮肿，亦名胎水。原因烦渴引饮过多，或泄泻损伤脾胃，脾虚不能治水，五六个月多有之。

白术一钱 姜皮 陈皮 茯苓皮 大腹皮各五分 为末，米饮下。《指迷方》有桑白皮，无白术此即五皮饮。丹溪除姜皮、腹皮，加川芎、木通，补中导水行气。此证有服鲤鱼汤、鲤鱼粥者。

此足太阳、太阴药也。水病当令上下分消，姜皮、橘皮辛而能散，使水从毛窍出，腹皮、苓皮淡而能泄，使水从溺窍出；水盛由于土衰，故用白术之甘温以扶脾土而堤防之，不致泛滥也。

竹叶汤 子烦

治妊娠心惊胆怯，终日烦闷，名子烦。受胎四五个月，相火用事，或盛夏君火大行，俱能乘肺以致烦躁，胎动不安。亦有停痰积饮，滞于胸膈，以致烦躁者。

麦冬钱半　茯苓　黄芩各一钱　人参五分　淡竹叶十片　一方茯苓为君，无人参，有防风。一方无人参，有防风、知母。如有痰者，加竹沥。

此手太阴、少阴药也。竹叶清烦，黄芩消热，麦冬凉肺心火乘肺，故烦出于肺，茯苓宁心，人参补虚。妊娠心烦，固多虚也。如相火盛者单知母丸，君火盛者单黄连丸，心神不安者朱砂安神丸，切不可作虚烦，用栀豉等药治之。

紫菀汤 子嗽 《良方》

治子嗽。

紫菀　天冬各一钱　桔梗五分　甘草炙　桑白皮　杏仁各三分　竹茹二分　入蜜，温服。

此手太阴药也。子嗽由于火邪，当以清火润肺为务。桔梗、桑皮之凉以泻之，天冬、竹茹之寒以清之，紫菀、炙草之温，杏仁、白蜜之泽以润之也。

安荣散 子淋 《本事方》

治子淋心烦闷乱。子淋，膀胱小肠虚热也。虚则不能制水，热则不能通利，故淋。心与小肠相表里，故烦闷。亦有因房劳内伤，胞门冲任虚者，宜八珍汤或肾气丸。

人参　细辛各一两　当归　甘草　灯草各五钱　木通　滑石　麦冬各三钱　为末，每二钱，麦冬汤调下。

此手太阴、足太阳、少阴药也。陈来章曰：虚热宜补，故用人参、甘草之甘，淋闷宜通，故用木通、灯草之渗，滑石之滑；肺燥则天气不降，而麦冬能清之，肾燥则地气不升，而细辛能润之经曰：地气上为云，天气下为雨。上下交，阴阳和，而后便得通也，血燥则沟渎不濡，而当归能滋之也。

参术饮　转胞　丹溪

治妊娠转胞。转胞者，胎逼及胞，压在一边，胞系转戾，脐下急痛，溲数或闭也。因气血虚弱，痰饮壅滞以致之。

当归　熟地黄　川芎　芍药　人参　白术　陈皮留白　半夏　甘草炙　加姜煎，空心服。此即八珍汤而去茯苓，加陈皮、半夏以除痰也。

此足太阴、厥阴药也。脾虚补以四君，血虚补以四物，痰饮消以二陈，使气得升举而胞自通也。丹溪曰：转胞之病，妇之禀受弱者、忧闷多者、性躁急者、食味厚者多有之。古方用滑利药鲜效，因思胞不自转为胎所压，胎若举起，胞系自疏，水道自通矣。近吴宅宠人患此，脉似涩，重则弦。予曰：此得之忧患，涩为血少气多，弦为有饮。血少则胎弱不能举，气多有饮，中焦不清而溢，则胎知所避而就下。乃以上药与服，随以指探喉中，吐出药汁，候气定又与之，八贴而安。此恐偶中，后治数人皆效。丹溪治下部不通，每用吐法。仲景云：妇人本肥盛，今反羸瘦，胞系了戾，但利小便则愈，宜服肾气丸，以中有茯苓故也。地黄为君，功在补胞。昂按：治下部不通，每用吐法。

又法：将孕妇倒竖，胎转而小便自通矣。

附丹溪参术膏：人参二钱五分，白术二钱，黄芪钱半，茯苓、陈皮、桃仁各一钱，炙甘草五分，用猪羊胞煮汤，入药煎服，治产后胞损成淋沥证。丹溪曰：收生不谨，以致损胞而得淋沥。有徐氏妇壮年患此，因思肌肉破伤在外者且可补完，胞虽在内，恐亦有治。诊其脉虚甚，因悟曰：难产之人多是气虚，难产之后血气甚虚。因用峻补，以参术膏煎以猪羊胞，极饥时与之，每剂二两，一月而安。盖令血气骤长，其胞可完，若稍迟缓，恐难成功。

黑神散 行血下胎 《局方》

治产后恶露不尽，攻冲作痛，及胞衣不下，胎死腹中。由血滞不行也。

熟地黄　归尾　赤芍　蒲黄炒　桂心　干姜炒　甘草各四两　黑豆炒去皮，半升　每服二钱，酒、童便各半煎。《便产须知》有生地黄。

此足太阴、厥阴药也。前证皆因血瘀不行，熟地、归、芍之润以濡血，蒲黄、黑豆之滑以行血昂按：行血则蒲黄当生用，桂心、干姜之热以破血干姜辛热，能去恶生新，故产后发热必用之；用甘草者，缓其正气，用童便者，散其瘀逆；加酒者，引入血分，以助药力也。产后恶露不行，坐蓐劳伤者，以前四味悉能治之。若挟宿冷，气滞血凝，胞衣不下，则宜全用，快行之也。《纲目》曰：寒多及秋冬宜之，若性急形瘦有火及夏月当审用。此丹溪之论。

古黑神散：百草霜、白芷等分，每二钱煎，入童便、醋少许，和服。治横生逆产，及胎前产后虚损崩漏等证。

失笑散 血痛 《局方》

治恶露不行，心包络痛，或死血腹痛。恶血阻而不行，上冲于包络，下阻于腹中，皆闷而作痛。

蒲黄　五灵脂等分　为末，煎膏，醋调服。

此手足厥阴药也。生蒲黄性滑而行血，五灵脂气臊而散血气臊入肝，皆能入厥阴而活血止痛，故治血痛如神。

本方各一两，加木通、赤芍各五钱，每四钱，入盐少许服，名通灵散，治九种心痛。

清魂散 产后昏晕 严氏

治产后恶露已尽，忽昏晕不知人。产后气血虚弱，又感风邪也。

泽兰叶　人参各三分　川芎五分　荆芥一钱　甘草炙，三分　为末，温酒调下。更宜烧漆器，焠醋炭于床前，使闻其气。

此足厥阴药也。气血虚弱，故以川芎、泽兰养其血，人参、甘草补其气；外感风邪，故以荆芥疏其风。风邪去，气血生，则神清矣。肝藏魂，故曰清魂。荆芥最散血中之风，故以为君。

返魂丹 调经利产，即益母草膏丸《产宝》

治月经不调，赤白带下，胎前产后一切诸病。

益母草花正开时，连根采收，阴干，用花叶及子，石臼捣末，蜜丸，或捣汁于砂锅内，文武火熬成膏，服。忌铁。如胎动腹痛，下血不止，当归汤下；横生逆产，胞衣不下，炒盐汤下；产后血晕，口渴狂言，产后中风，失音口噤，及血结奔痛，时发寒热，面赤心烦，或鼻衄，舌黑口干，并童便和酒下；产后喘嗽，恶心吐酸，胁痛无力，酒下；产后泻血，枣汤下；产后痢疾，米汤下；产后崩漏，糯米汤下；产后带下，胶艾汤下；产后二便不通，烦躁口苦，薄荷汤下。凡产后，以童便化下一丸，能安魂魄，调经络，破血痛，经不调者服之则调，久无子者服之则孕。

此手足厥阴药也。益母草功擅消水行血，去瘀生新，利大小便，故为经产良药，而又能消疔肿，散乳痈也。益母草一名充蔚。李时珍曰：益母草根茎花叶实皆可用。若治血分风热，明目调经，用子为良，若胎产疮肿，消水行血，则可并用，盖根茎花叶专于行，子则行中有补也。

当归羊肉汤 蓐劳

治产后发热自汗，肢体疼痛，名曰蓐劳。

黄芪一两　人参　当归各七钱　生姜五钱　用羊肉

一斤煮汁去肉，入前药煎服。如恶露不尽，加桂辛热行血；恶露下多，加川芎；有寒，加吴茱萸；有热，加生地汁；有气，加细辛。

此手足太阴、厥阴药也。参、芪补气而固卫，当归养血而调荣；生姜辛温，引气药入气分而生新血，羊肉甘热，用气血之属以补虚劳，热退而汗收矣。

本方除人参、黄芪，用羊肉一斤，姜五两，归三两，名当归生姜羊肉汤《金匮》，治产后腹中㽲痛，及寒疝腹痛，虚劳不足。㽲，音鸠，又音绞，急痛也。

当归散 养血安胎 《金匮》

妇人妊娠宜常服之。妇人血少有热，胎动不安，及数半产难产者，并宜服之。胎无疾苦，临盆易产，产后百病，悉皆主之。

当归　川芎　芍药　黄芩各一斤　白术半斤　为末，酒调服，日二。

此足太阴、厥阴、冲、任药也。冲任血盛，则能养胎而胎安，芎、归、芍药能养血而益冲任；又怀妊宜清热凉血，血不妄行则胎安，黄芩养阴退阳能除胃热；白术补脾燥湿，亦除胃热胎气系于脾，脾虚则蒂无所附，故易落，脾胃健则能运化精微，取汁为血以养胎，自无恶阻呕逆之患矣。故丹溪以黄芩、白术为安胎圣药也。

《易简方》加山茱萸，治经三四月不行，或一月再至数月不行者，血少也，滋之以芎、归、芍药，补之以白术、山茱；一月再至者，脾虚有热，白术能补脾，黄芩能凉血，山茱能固经。

启宫丸 体肥不孕

治子宫脂满，不能孕育。妇人肥盛不孕者，以子宫脂满壅塞，故不能受胎也。

川芎　白术　半夏曲　香附各一两　茯苓　神曲各五钱　橘红　甘草各一钱　粥丸。

此足太阴、厥阴药也。橘、半、白术燥湿以除其痰，香附、神曲理气以消其滞；川芎散郁，以活其血，则壅者通，塞者启矣；茯苓、甘草亦以去湿和中，助其生气也。肥而不孕，多由痰盛，故以二陈为君而加气血药也。

达生散 易产，亦名束胎散　丹溪

妇人妊娠八九月，服数十剂，易生有力。《诗》云：诞弥厥月，先生如达。达，小羊也，其生甚易。产难多因气血虚弱，荣卫滞涩，服此则易生如达矣。

当归酒洗　芍药酒炒　人参　白术土炒　陈皮　紫苏各一钱　甘草炙，二钱　大腹皮三钱　入青葱五叶、黄杨脑子七个，煎黄杨木主产难。或加枳壳、砂仁，或春加川芎，夏加黄芩，冬如本方。或有别证，以意消息。

此足太阴、厥阴药也。当归、芍药以益其血，人参、白术以益其气，腹皮、陈皮、紫苏、葱叶以疏其壅，气血不虚不滞，则临产自无留难之患矣。朱丹溪曰：产难往往见于郁闷安乐之人，富贵奉养之室，若贫贱者鲜有之。古方有瘦胎饮，为湖阳公主而作，恐非至到之言。予族妹苦于难产，遇胎则触而去之，予甚悯焉。视其形肥而勤于女工，知其气血久坐不运，儿因母气虚，亦不能自运耳。当补母气，则儿健易产。令其有孕五六月以《大全良方》紫苏饮加补气药与之数十贴，得男甚快。因以其方随母之性禀与时令加减，服无不应，因名曰达生散。云昔湖阳公主难产，方士进瘦胎饮，用枳壳四两炒，甘草二两炙，五月后日服一钱。洁古改以枳、术，名束胎丸。寇宗奭明其不然，盖孕妇全赖血气以养胎，血气充实，胎乃易生。彼公主奉养太过，气实有余，故可服之，若一概滥施，误之甚矣。按瘦胎饮又名枳壳散，治胎肥难产，临月服之。张氏加香附行气宽膈，姜汤下。许学士云：大率妊娠惟在抑阳助阴，其方甚多，亦恶群队。枳壳散所以抑阳，四物汤所以养阴。然枳壳散差寒，宜以内补丸佐之，即当归一两、地黄二两为丸也。

猪蹄汤　通乳　《灵苑》

治乳少。

猪蹄一双　通草即木通，一两　煮食。

此足阳明药也。猪蹄咸能润下，通草淡能通窍。

《广济方》用猪蹄四双煮汁，加土瓜根、漏芦、木通各三两土瓜、漏芦并通经下乳，著少米、葱、豉，煮稀粥食，治同。或以猪蹄汤调益元散服，以木梳梳乳房，乳汁自下。又穿山甲、王不留行皆通乳之药，俗曰：穿山甲、王不留，妇人服之乳长流。

人参荆芥散　血风劳　《妇宝》

治血风劳。血风劳者，血脉空疏，感受风邪，寒热盗汗，展转不已，乃成劳也。

人参　白术　熟地黄　酸枣仁炒　鳖甲童便炙　羚羊角　枳壳　柴胡　荆芥各五分　防风　甘草　川芎　当归　桂心各三分　加姜煎。

此足太阴、厥阴、手少阴药也。陈来章曰：血中之风，荆芥、防风散之；木盛生风，羚角、柴胡平之；阴虚发热，地黄、鳖甲滋之；血气痛滞，月水不调，川芎、当归、桂心、枳壳调之；烦怠食少，盗汗心忡，人参、白术、炙草、枣仁补而收之。

柏子仁丸　血少经闭　《良方》

治经行复止，血少神衰。女子善怀，每多忧思，忧多则伤心，心伤则不能生血而血少，血少则肝无所藏而冲任之脉枯，故经闭不行也。经曰，月事不来者，胞脉闭也。胞脉者，属心而络于胞中。今气上逼肺，心气不得下降，故月事不来也。

柏子仁去油　牛膝酒浸　卷柏各五钱　泽兰　续断各二两　熟地黄一两　蜜丸，米饮下。

此手足少阴、厥阴药也。柏子仁安神而养心；地黄、续断、牛膝补肝肾而益冲任，卷柏、泽兰活血脉而通经闭。卷柏生用破血，炙用止血。李梴曰：妇人以血为主，天真气降，血脉流行，一月一见，其来有常，故曰月经。或外被风寒燥湿暑热，或内伤生冷，或七情郁结，为痰为瘀，凝滞于内，曰血滞；或用力太过，入房太甚，或服食燥热，以致火动，邪气盛而津液衰，曰血枯。若经后被惊，血气错乱而妄行，逆上则出于口鼻，水血相搏则为水肿，怒极伤肝，则有眩晕呕血、瘰疬疮疡等病，湿热相搏则为崩带，凝结于内则为癥瘕，变证百出，不出血滞与血枯而已。血滞经闭宜破者，原因饮食热毒，或暴怒凝滞积痰，直须大黄、干漆之类推陈致新，俾旧血消而新血生矣。若气旺血枯，起于劳役忧思，却宜温补。或兼痰火湿热，尤宜清之凉之。每以肉桂为佐者，热则血行也。但不可纯用峻药，以亏阴道。至于耗气益血之说，虽女科要法，但气为血配，气热则热，气寒则寒，气升则升，气降则降，气行则行，气滞则滞，如果郁火气盛于血者，方可用单香附散、抑气散，加木香、槟榔、枳壳，行气开郁。若气乱则调，气冷则温，气虚则补。男女一般，阳生则阴自长，气耗则血亦涸，岂可专耗其气哉？

芎归六君子汤 痰阻经迟

治经水后期，其来涩少，形体肥盛。体肥而经水后期涩少者，气虚而痰滞于经络也。

当归　川芎　人参　白术　茯苓　甘草　橘红　半夏　加姜煎。

此足太阴、厥阴药也。二陈治其痰滞，参、术补其气虚气行则痰行，芎、归活其经血。

连附四物汤 热郁经迟　丹溪

治经水过期，紫黑成块。紫，血热也；黑，热甚也。过期而成块，气滞也，或风冷乘之也。若淡白者，虚也，或挟痰停水以混之也。如烟尘、豆汁、屋漏水，混浊模糊者，湿痰也。

四物汤见血门加香附、黄连。

此手少阴、足厥阴药也。四物以益阴养血，加黄连以清血热，香附以行气郁。

四物加芩术汤亦名温六合汤，治经水过多黄芩抑阳，白术补脾，脾能统血。四物加芩连汤，治经水适断，五心烦热，经来色黑，或如豆汁或如豆汁，热兼湿也。芩、连苦燥湿而寒胜热。四物加栀、连为热六合汤，加姜、附为寒六合汤，加陈、朴为气六合汤，加羌、艽为风六合汤，皆妇病与经产通用之药也。

固经丸 血热崩漏 《良方》

治经行不止，及崩中漏下，紫黑成块。冲任为经脉之海，若无损伤，则阴阳和平，血气调适矣。其劳动过度，损伤脏腑，冲任之气虚，不能约制经血，故经多漏下。或由阴虚阳搏，为热所乘，致伤冲任，血得热则妄行也。脉数疾小为顺，大者为逆。紫黑成块者，热甚而反兼水化，非寒也。《玉机微义》曰：血得寒则凝，既行而紫黑，故知非寒也。

龟版炙，四两　芍药酒炒　黄柏酒炒，各三两　黄芩炒，二两　香附童便、酒炒　樗皮炒，各两半　酒丸。

此足少阴、厥阴药也。经多不止者，阴虚不足以制包络之火，故越其常度也。崩中漏下者，虚而挟热也。紫黑成块者，火极似水也。黄芩清上焦之火，黄柏泻下焦之火；龟板、芍药滋阴而养血，皆壮水以制阳光也；香附辛以散瘀，樗皮涩以止脱。

升阳举经汤 劳伤崩漏 东垣

治崩漏身热，自汗短气，倦怠懒食。此由劳伤所致。

补中益气汤见气门加白芍、黑栀子，姜三片、枣三枚煎。

此足太阴、阳明药也。补中汤以益气升阳，退热收汗；加芍药以和血敛阴，黑栀以清热止血。

又东垣《兰室秘藏》升阳举经汤：黄芪 当归 白术各三钱 羌活 防风 藁本各二钱 独活 附子炮 甘草炙，各钱半 人参 熟地 川芎各一钱 细辛六分 桃仁十个，去皮尖，研 红花 肉桂盛夏勿用 芍药各五分 每服三钱，渐加至五钱，治经水不止。原文曰：如右尺脉按之空虚，是气血俱脱，大寒之证。轻手其脉数疾，举指弦紧或涩，皆阳脱之证，阴火亦亡，见热证于口鼻眼，或渴，此皆阴躁，阳欲先亡也，当温之举之，升之燥之，当大升浮气血，切补命门之下脱也。

如圣散 止崩漏

治崩漏不止。凡非时血行，淋沥不已，谓之漏下；忽然暴下，如山崩然，谓之崩中。有五色以应五脏。

棕榈烧 乌梅各一两 黑姜两半 为末，每服二钱，乌梅汤下。

此足厥阴药也。涩能止血，故用棕榈，酸能收敛，故用乌梅，温能守中，故用干姜；黑能止血水胜火也，故并煅用。

牡丹皮散　血瘕　《良方》

治血瘕。瘕者，瘀血凝聚而成也。伏于隐僻之处，盘结胶固，非攻伐之不易平也。

丹皮　桂心　归尾　延胡索各三分　牛膝　赤芍药　莪术各六分　三棱四分　水酒各半煎。

此足厥阴药也。桂心、丹皮、赤芍、牛膝以行其血，三棱、莪术、归尾、延胡以行其血中气滞、气中血滞，气血周流，则结者散矣。

正气天香散　气滞经阻　《绀珠》

治一切诸气，气上凑心，心胸攻筑，胁肋刺痛，月水不调。女人多忧郁，故气病为多。气为血配，气滞则血亦不能行，故月候不调也。

香附八钱　乌药二钱　陈皮　苏叶各一钱　干姜五分　每五六钱煎。

此手太阴、足厥阴药也。乌药、陈皮专入气分而理气，香附、紫苏能入血分而行气；引以干姜，使入气分，兼入血分。用诸辛温以解郁散肝，令气调而血和，则经行有常，自无痛壅之患。

抑气散 气盛于血 严氏

治妇人气盛于血，变生诸证，头晕膈满。凡人血气和平，则无诸疾。苟血少气多，壅于胸膈则满，上攻于头则晕矣。

香附四两 陈皮二两 茯神 甘草炙，各一两 为末，每服二钱。

此手太阴、少阳药也。经曰：高者抑之。香附能散郁气，陈皮能调诸气，茯神能安心气，甘草能缓逆气，气得其平，则无亢害之患矣。若郁甚者，当于理气门中诸方选用，不必泥此。昂按：气盛于血，固当抑气。若过用行气之药，则真气耗散，阴水愈盛，而成气血两虚矣。是方平和，为可常用。或用滋血之药，使阴血充足而阳火自平，亦正治一法。盖补其不足，即所以制其有余也。

固下丸 湿热带下 子和

治赤白带下。带下起于风寒湿热所伤，入于胞中，或中经脉，流入脏腑，阴虚阳竭，荣气不升，卫气下陷，滞于下焦奇经之分，因带脉而得名，故曰带。赤者属血，白者属气。其状如涕相连而下，言带者亦病形也。有湿热流滞下焦者，有肝肾阴淫湿胜者，有惊恐而木乘土位浊液下流者，或思想无穷而为白淫者，或余经湿热屈滞于小腹之下者，病本虽殊，皆为气血虚损，荣卫累滞而成，其标则一也。

樗皮两半 白芍五钱 良姜煅黑 黄柏煅黑、三钱粥丸，米饮下。

此足少阴、厥阴药也。陈来章曰：樗皮苦燥湿，寒胜热，涩固下，故赤白带因于湿热者，用之为君古方有苍柏樗皮、侧柏樗皮、芩柏樗皮、芩术樗皮等丸，随证加香、芎、归、芍、姜、芷及星、夏等药；芍药之酸，敛阴气，收下溜，为臣；良姜之热以散寒湿，黄柏之寒以祛热湿，并炒黑以止血收脱，为佐使也。

当归煎丸 虚热带下 严氏

治赤白带下，腹中痛，不饮食，羸瘦。此血虚有热之证，法当凉补。《脉诀》云：崩中日久为白带，漏下多时骨髓枯。崩久则血少，复亡其阳，故白滑之物下漏不止。

当归 熟地黄 阿胶炒 续断 白芍药炒 赤芍药炒 牡蛎煅粉，各一两 地榆炒黑，二钱 醋糊丸，米饮下。

此足少阴、厥阴药也。归、芍、熟地、续断、阿胶补肝滋肾，以治血虚，牡蛎、地榆清热收脱，以止带下；赤芍酸寒，能散恶血，去瘀所以生新，散之所以收之也。

白芷散 风湿带下 《良方》

治赤白带，滑脱不禁。《良方》曰：带下由于风寒湿热所伤。伤肝经者，色青如泥；伤心经者，色赤如津；伤肺经者，色白如涕；伤脾经者，黄如烂瓜；伤肾经者，黑如衃血。

白芷一两　海螵蛸二个，煅　胎发一钱，煅　为末，酒调下二钱。

此足阳明、少阴、厥阴药也。白芷辛湿，燥湿而祛风，乌鲗即海螵蛸咸温，收湿而和血；发者血之余，补阴消瘀，煅黑又能止血也。

救急良方

人之以疾病死而得终其天年者，虽不幸犹幸也。乃有暴横之遭，大如缢溺砒蛊蛇犬之伤，小如骨哽刀斧汤火之害，坐视其转死而莫之能救者多矣。兹取简便良方，以备缓急。倘用此而救活一命，于人心独无恔乎？

暴　死

凡人涎潮于心，卒然倒仆，急扶入暖室，扶策正坐，用火炭沃醋，使醋气冲入病人鼻中，良久自醒。或捣韭菜汁灌鼻中，或用皂角末吹入鼻中，得嚏则醒。仓卒无药，急于人中穴及两足大踇指离甲一韭叶许各灸三五壮，即活。凡人卒然昏倒，身冷无痰，此名气厥亦名中气。若气温有痰者则名中风，但扶正坐，气顺即安。或用皂角末吹鼻令嚏，亦佳。凡冬月中寒卒倒，身强口噤，手足厥冷，如无医药，当浓煎姜汤灌之。冻死有气者，以灰炒热，盛囊中，熨其心头，冷即易之。若遽以火烘，冷与火争必死，浴以热汤亦死。或用姜汁热酒各半温服。凡暑月道中中热卒死，以路上热土围脐，令人尿其中，即活。姜汤、童便乘热皆可灌之。或用热土、大蒜等分捣，水灌之。或置日中，或令近火，以热汤灌之，即活。切勿饮以冷水，反卧冷地，正如冻死人若遽近火即死。

缢　　死

急令手裹衣物，紧塞谷道，抱起解绳，安放正平，揪发向上，揉其项痕，捻圆喉管，脚踹两肩，以两管吹气入耳内，或刺鸡冠热血滴口中，男用雌，女用雄，鼻即气转。或再屈伸其手足，将手摩之，或气不接，将腰打三四拳，或以皂角末搐鼻。切不可割断绳索，虽旦至暮，身冷犹可活。

溺　　死

急倒提出水，用牛一头令横卧，以腹合牛背上，牵牛徐行，令吐出腹中之水，以老姜擦牙，即活。口噤者搅开，横一箸于牙间，使水得出。如无牛，以锅覆地，将溺人脐对锅脐俯卧，以手托其头，水出即活。或俯卧凳上，脚后稍高，蘸盐擦脐中，待其水自流出，或用皂角末绵裹纳下部，出水即活。切忌火烘，逼寒入内，不救。

魇　　死

如原有灯即得，切忌火照，但痛咬其脚跟，或咬大拇指而唾其面，或以皂角末吹入鼻中，得嚏即醒。

中　　毒

凡中蛊毒，令尝白矾不涩，食黑豆不腥，即是中毒。可浓煎石榴皮汁饮之，或热茶化胆矾半钱，探吐出恶毒，或米饮调郁金末三钱令下。凡中砒霜毒，急饮以人溺及人粪汁，或捣乌柏树根叶汁或蓝汁令服，或刺羊血热服，或取生螺研冷水服。中盐卤毒，纵饮生豆腐浆解之。中诸菌蕈毒及虫蜞入腹，黄土和水饮下之。绿豆汤、甘草汤，能解百毒。

服　铅　粉

以麻油调蜂蜜，加饴糖，与服。

蛇虫犬咬伤

凡毒蛇伤,急于伤处上下紧缚,使毒不散走,随浸粪缸内,食蒜饮酒令饱,使毒不攻心。或矾石、甘草等分,冷水服二三钱,更捣蒜敷患处,加艾圆灸之,此法兼治百虫毒赦。又方:五灵脂一两,雄黄五钱,酒调服,滓敷患处。又方:贝母为末,酒调,尽醉饮之,顷久酒自伤处为水流出,候水尽,以药渣敷疮上,垂死可活。凡蜈蚣伤,取大蜘蛛放伤处,吸去其毒,即投蜘蛛于水中,令吐毒,以全其命。又方:生鸡血敷之。又法:盐水洗净,鸡涎或粪涂之。壁虎咬,用桑柴灰,水煎数沸,滤浓汁,调白矾末涂之。蝎子螯，用白矾、半夏等分，醋调涂之《外台》曰：凡遇一切毒螯之物，不得起恶念向之，亦不得杀之。若辄杀之，后必遭螯，慎之。凡疯狗咬伤，急用番木鳖半个碎切，斑蝥七个去头翅足，若过一日加一个，糯米一撮，慢火炒脆，去斑蝥，取米研末，好酒调服，取下恶物。多日凶者，头上有红发三根，拔去之；若仍凶，腹内有狗声者，再加木鳖一个，斑蝥廿一枚，如前制法与服，后以黄连、甘草解之。三月不可听锣鼓声，再发则难治，终身不得食羊犬肉。稍轻者，急于无风处捏去恶血，孔干者针刺出血，用小便或盐汤洗净，捣葱贴上。若常犬咬者，洗净血水，用虎骨煅研，敷患处，或烂嚼杏仁敷之。

汤泡伤

鸡子清调大黄末，涂之。炒黄柏末亦可。一法以冷烧酒浇淋，甚妙。

刀斧伤

刬海螵蛸末，敷之，血立止。古圹石灰为末，敷之，亦佳。金疮血出不止，用蚕蛾炒，为末，敷之。

骨哽

凡鱼骨哽，食橄榄即下。如无鲜者，用橄榄核磨水，饮之橄榄木作舟楫，鱼触着即死，物之相畏有如此者。又，猫涎亦能下鱼骨哽。凡鸡骨哽，用野苎根捣烂如龙眼大，鸡汤化下。如鱼骨哽，鱼汤化下。猪骨哽，用犬吊一足，取其涎，徐徐咽下。或用硼砂井华水洗化下，或醋煎威灵仙咽下或加砂糖，或鸡冠子煎汤咽下。凡治哽之法，可以类推。如鸬鹚獭掌治鱼哽，磁石治针哽，发灰治发哽，虎犬治骨哽，亦各从其类也。

误吞铜铁金银

但多食肥肉，自随大便而出。吞针者，煮蚕豆同韭菜食，针与菜自从大便出。误吞铜者，食荸荠、茨菇即化。

吞发绕喉不出

取自乱发烧灰，白汤调下一钱。

颊车开不能合

醉之，睡中用皂角末吹其鼻，嚏透自合。

呃逆不止

用纸捻刺鼻中，得嚏即止。

舌胀满口

刺鸡冠血浸纸捻，蘸蓖麻油燃薰。又法：以生蒲黄涂之，或加干姜末。

乳蛾喉痹

凡乳蛾水浆不入者，先用皂角末点破，再取杜牛膝汁和醋含咽。又法：艾叶捣汁，口含良久，肿自消。冬月无叶，掘根用之。又喉闭者，取山豆根汁含咽，即开。有药不能进者，急取病人两臂捋数十次，使血聚大指上，以发绳扎住拇指，针刺指甲缝边出血，如放痧一般，左右手皆然，其喉即宽。

霍乱绞肠痧

以针刺其手指近甲处一分半许，出血即安，仍先自两臂捋下，令恶血聚于指头后刺之。

鼻衄不止

乱发烧灰存性，细研，水服，并吹入鼻中。又：白及末，新汲水调下。又：纸数十层水浸湿，安顶中，以火熨之，纸干立止。又：用线扎中指中节，左孔出血扎左指，右孔出血扎右指，两孔出血则俱扎之。又：以大蒜捣饼，贴足心。

虫入耳中

用猫尿滴耳中，虫即出。以生姜插猫鼻，猫即尿。

跌打损伤

韭汁和童便饮，散其瘀血。骨折者，蜜和葱白捣匀，厚封，酒调白及末二钱，服。

产妇血晕

扶坐，烧炭沃醋，或烧旧漆器，令烟入其口鼻，即醒。

产后子肠不收

醋三分、冷水七分和，噀产妇面，一噀一缩，三噀即收。又法：以蓖麻子十四粒去壳捣膏，涂顶心，即收，收即去之。又法：皂角末吹鼻中，嚏作立止。

勿药元诠

人之有生，备五官百骸之躯，具圣知中和之德，所系非细也，不加葆摄，恣其戕伤，使中道而夭横，负天地之赋畀，辜父母之生成，不详孰大焉？故《内经》曰：圣人不治已病治未病。夫病已成而后药之，譬犹渴而穿井，斗而铸兵，不亦晚乎？兹取养生家言浅近易行者，聊录数则，以听信者之修持，又将饮食起居之禁忌撮其大要，以为纵恣者之防范，使人知谨疾而却病，不犹胜于修药而求医也乎？

上古天真论

《内经·上古天真论》曰：上古之人，法于阴阳，和于术数保生之法，食饮有节，起居有时，不妄作劳，故能形与神俱，而终尽其天年，度百岁乃去。今时之人不然也，以酒为浆，以妄为常，醉以入房，以欲竭其精，以耗损其真，不知持满恐倾之意，不时御神，务快于心，逆于生乐，起居无节，故半百而衰也。夫上古圣人之教下也，虚邪贼风，避之有时，恬淡虚无，真气从之，精神内守，病安从来？

调　息

调息一法，贯彻三教，大之可以入道，小用可以养生，故迦文垂教，以视鼻端，自数出入息，为止观初门。庄子《南华经》曰：至人之息以踵。《大易·随卦》曰：君子以响晦入宴息。王龙溪曰：古之至人有息无睡，故曰响晦入宴息。宴息之法，当向晦时，耳无闻，目无见，四体无动，心无思虑，如种火相，似先天元神元气停育相抱，真意绵绵老子曰绵绵若存，开合自然，与虚空同体，故能与虚空同寿也。世人终日营扰，精神困惫，夜间靠此一睡，始彀一日之用，一点灵光尽为后天浊气所掩，是谓阳陷于阴也。

调息之法，不拘时候，随便而坐，平直其身，纵任其体，不倚不曲，解衣缓带腰带不宽则上下气不流通，务令调适，口中舌搅数遍，微微呵出浊气。不得有声，鼻中微微纳之，或三五遍，或一二遍，有津咽下，叩齿数通，舌抵上腭，唇齿相著，两目垂帘，令胧胧然，渐次调息，不喘不粗，或数息出，或数息入，从一至十，从十至百，摄心在数，勿令散乱，如心息相依，杂念不生，则止勿数，任其自然，坐久愈妙。若欲起身，须徐徐舒放手足，勿得遽起。能勤行之，静中光景，种种奇特，直可明心悟道，不但养身全生而已也。调息有四相：呼吸有声者风也，守风则散；虽无声而鼻中涩滞者喘也，守喘则结；不声不滞而往来有形者气也，守气则劳；不声不滞，出入绵绵，若存若亡，神气相依，是息相也，息调则心定真气往来，自能夺天地之造化，息息归根，命之蒂也。

苏子瞻《养生颂》曰：已饥方食，未饱先止。散步逍遥，务令腹空，当腹空时，即便入室。不拘昼夜，坐卧自便。惟在摄身，使如木偶。常自念言：我今此身，若少动摇，如毫发许，便堕地狱，如商君法，如孙武令，事在必行，有死无犯。又用佛语及老聃语，视鼻端，自数出入息，绵绵若存，用之不勤，数至数百，此心寂然，此身兀然，与虚空等，不烦禁制，自然不动，数至数千。或不能数，则有一法，强名曰随，与息俱出，复与俱入，随之不已。一旦自住，不出不入，忽觉此息从毛窍中，八万四千，云蒸雨散，无始以来，诸病自除，诸障自灭，自然明悟定能生慧，譬如盲人忽然有眼，此时何用求人指路，是故老人言尽于此。

小周天

先要止念身心澄定，面东跏坐平坐亦可，但前膝不可低，肾子不可著物，呼吸平和，用三昧印掐无名指，右掌加左掌上，按于脐下，叩齿三十六通，以集身神，赤龙搅海，内外三十六遍赤龙，舌也。内外，齿内外也，双目随舌转运，舌抵上腭，静心数息，三百六十周天毕，待神水满，漱津数遍，用四字诀撮抵闭吸也，撮提谷道，舌抵上腭，目闭上视，鼻吸莫呼，从任脉撮过谷道到尾闾，以意运送，徐徐上夹脊中关，渐渐速些，闭目上视，鼻吸莫呼，撞过玉枕颈后骨，将目往前一忍，直转昆仑头顶，倒下鹊桥舌也，分津送下重楼，入离宫心也而至气海坎宫丹田。略定一定，复用前法连行三次，口中之津分三次咽下，所谓天河水逆流也。静坐片时，将手左右擦丹田一百八下，连脐抱住，放手时将衣被围住脐轮，勿令风入古云：养得丹田暖暖热，此是神仙真妙诀，次将大指背擦热，拭目十四遍去心火，擦鼻三十六遍润肺，擦耳十四遍补肾，擦面十四遍健脾。双手掩耳鸣天鼓，徐徐将手往上，即朝天揖，如此者三，徐徐呵出浊气四五口，收清气，双手抱肩，移筋换骨数遍，擦玉枕关二十四下，擦腰眼一百八下，擦足心各一百八下。

道经六字诀 呵呼呬嘘吹嘻

每日自子至巳为六阳时，面东静坐，不必闭窗，亦不令风入，叩齿三十六通，舌搅口中，候水满时，漱炼数遍，分三口啯啯咽下，以意送至丹田，微微撮口念呵字，呵出心中浊气，念时不得有声，反损心气。即闭口鼻吸清气以补心，吸时亦不得闻吸气，但呵出令短，吸入令长。如此六次，再念呼字六遍以治脾，再念呬字六遍以治肺，再念嘘字六遍以治肝，再念嘻字六遍以治三焦客热，再念吹字六遍以治肾，并如前法，谓之三十六小周天也。诗曰：春嘘明目木扶肝，夏至呵心火自闲。秋呬定收金气润，冬吹惟要坎中安。三焦嘻却除烦热，四季长呼脾化食。切忌出声闻口耳，其功尤胜保神丹。

一秤金诀

《一秤金诀》曰：一吸便提，气气归脐；一提便咽，水火相见。不拘行住坐卧，舌搅华池，抵上腭，候津生时，漱而咽下，咽咽有声人一身之水皆咸，惟舌下华池之水甘淡。又曰：咽下咽咽响，百脉自调匀，随于鼻中吸清气一口，以意目力同津送至脐下丹田，略存一存，谓之一吸，随将下部轻轻如忍便状，以意目力从尾间提起，上夹脊双关，透玉枕入泥丸脑宫，谓之一呼，周而复始，久行精神强旺，百病不生。

金丹秘诀

《金丹秘诀》曰：一擦一兜，左右换手，九九之功，真阳不走。戌亥二时，阴盛阳衰之候，一手兜外肾，一手擦脐下，左右换手，各八十一，半月精固，久而弥佳。

李东垣论

李东垣曰：夜半收心，静坐片时，此生发周身元气之大要也。

精气神

积神生气，积气生精，此自无而之有也；炼精化气，炼气化神，炼神远虚，此自有而之无也。

十六字事宜

发宜多梳，面宜多擦，目宜常运，耳宜常弹闭目弹脑，名鸣天鼓，舌宜抵腭，齿宜数叩，津宜数咽，浊宜常呵，背宜常暖，胸宜常护，腹宜常摩，谷道宜常撮，肢节宜常摇，足心宜常擦，皮肤宜常干沐浴即擦摩也，大小便宜闭口勿言。

诸　伤

久视伤血，久卧伤气，久坐伤肉，久立伤骨，久行伤筋，暴喜伤阳，暴怒伤肝，穷思伤脾，极忧伤心，过悲伤肺，多恐伤肾，善惊伤胆，多食伤胃，醉饱入房伤精，竭力劳作伤中。春伤于风，夏为飧泄；夏伤于暑，秋为痎疟；秋伤于湿，冬必咳嗽；冬伤于寒，春必病温。夜寝语言，大损元气，故圣人戒之。

风寒伤：沐浴临风，则病脑风痛风；饮酒向风，则病酒风漏风；劳汗暑汗当风，则病中风暑风；夜露乘风，则病寒热；卧起受风，则病痹厥。衣凉冒冷，则寒外侵；饮冷餐寒，则寒内伤。人惟知有外伤寒，而不知有内伤寒，讹作阴证，非也。凡冷物不宜多食，不独房劳为然也。周扬俊曰：房劳未尝不病阳证，头痛发热是也，但不可轻用凉药耳。若以曾犯房劳，便用温药，杀人多矣。昂按：诸书从未有发明及此者，世医皆罕知之，周子此论可谓有功于世矣。早起露首跣足，则病身热头痛；纳凉阴室，则病身热恶寒；多食凉水、瓜果，则病泄痢腹痛；夏走炎途，贪凉食冷，则病疟痢。

湿伤：坐卧湿地，则病痹厥疠风；冲风冒雨，则病身重身痛；长著汗衣，则病麻木发黄；勉强涉水，则病脚气挛痹；饥饿澡浴，则病骨节烦痛；汗出见湿，则病痤疿痤，疖也，音坐，平声。

饮食伤：经曰：饮食自倍，肠胃乃伤。膏粱之变，足能也生大疔。膏粱之疾，消瘅痿厥。饱食太甚，筋脉横解，肠澼为痔。饮食失节，损伤肠胃，始病热中，末传寒中。怒后勿食，食后勿怒，醉后勿饮冷引入肾经，则有腰脚肿痛之病，饱食勿便卧。饮酒过度，则脏腑受伤，肺因之而痰嗽，脾因之而倦怠，胃因之而呕吐，心因之而昏狂，肝因之而善怒，胆因之而忘惧，肾因之而烁精，膀胱因之而溺赤，二肠因之而泄泻，甚则劳嗽失血，消渴黄疸，痔漏痈疽，为害无穷。咸味能泻肾水，损真阴，辛辣大热之味皆损元气，不可多食。

色欲伤：男子二八而天癸至，女人二七而天癸至，交合太早，断丧天元，乃夭之由；男子八八而天癸绝，女人七七而天癸绝，精血不生，入房不禁，是自促其寿算。人身之血，百骸贯通，及欲事作，撮一身之血至于命门，化精以泄人之受胎，皆禀此命火以有生。故庄子曰：火传也，不知其尽也。夫精者，神倚之如鱼得水神必倚物，方有附丽。故关尹子曰：精，无人也；神，无我也。《楞严经》曰：火性无我，寄于诸缘，气依之如雾覆渊，不知节啬，则百脉枯槁，交接无度，必损肾元。外虽不泄，精已离宫，定有真精数点随阳之痿而溢出，如火之有烟焰，岂能复还于薪哉？

方剂索引

四画

五画

六画

七画

八画

九画

十画

十一画

十二画

十三画

十四画以上

28